JN196308

これですぐ始められる！

GLIMで低栄養診断 徹底解説

ちゅうざん病院 副院長
沖縄大学健康栄養学部 客員教授
金城大学 客員教授

吉田貞夫 著

徹底解説

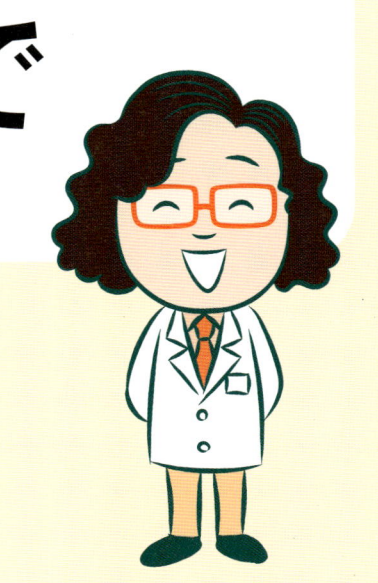

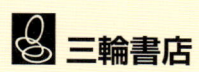

三輪書店

はじめに

「え？　どうしていきなり GLIM なの？」という声を、2024 年、いろいろなところで聞きました。令和 6 年の診療報酬改定で、さまざまな医療機関で GLIM 基準を導入せざるを得ない状況になったのです。それまで GLIM 基準を使用していなかった医療施設も多く、書式を準備し、電子カルテと連動させて、誰が評価を行うか決め、マニュアルを準備し……、と慌ただしく導入した施設も多いようです。

GLIM 基準は、Global Leadership Initiative on Malnutrition の略で 2018 年に発表された国際的な低栄養の診断基準です。

GLIM 基準では、栄養スクリーニングを行ってから診断を行うという、2 ステップ法が推奨されています。栄養スクリーニングも行って GLIM 基準による診断も……となると、いままでのマンパワーでは到底行えないということになり、他職種の応援をお願いするような事態も発生しているかもしれません。

「GLIM 基準を導入するのに、ふくらはぎ周囲長のカットオフ値はどうしたらいい？」といった、そんなカットオフ値のことばかりを心配している方もいました。カットオフ値のことばかりを心配して、低栄養診断の運用ができなかったら本末転倒です。カットオフ値を低く設定しすぎて、『低栄養の見逃し』が多く発生する可能性もあります。

この書籍では、ひとりの医療従事者の立場から、GLIM 基準をどう現場で生かしていくべきかを徹底的に考えました。せっかく導入するのであれば、形骸的にやるのではなくきちんと臨床的な意味を考え、活用していただきたいと思ったからです。

GLIM 基準には、運用していくうえでいくつかの課題、疑問点があります。こうした点を、読者の皆さんと一緒に考えながら GLIM 基準を、皆さんがこれまで行ってきた栄養ケアにうまく浸透させていこうというコンセプトです。

日本では、NST（栄養サポートチーム）が多くの施設で稼働しています。各施設で、MNA®–SF や SGA などで栄養アセスメントを行ってきたと思います。こうしたツールを使いこなして、『低栄養を見逃さない』ためのアセスメントのカルチャーが作られてきたと思います。

GLIM 基準が導入されることによって、これまで築いてきたカルチャーが色褪せてしまい『見逃される低栄養』が増えてしまうようなことのないよう、これまで作り上げてきたもののなかにうまく GLIM 基準を追加していただく……、この書籍はそのための 1 冊です。

いますぐ GLIM 基準を導入して運用したいという方は、冒頭の『GLIM 基準とは？』などはいったん飛ばして、『2 章-1 GLIM 基準を始めてみよう！』から読んでいただくのがよいと思います。以下、本書の使い方をまとめます。

本書の使い方

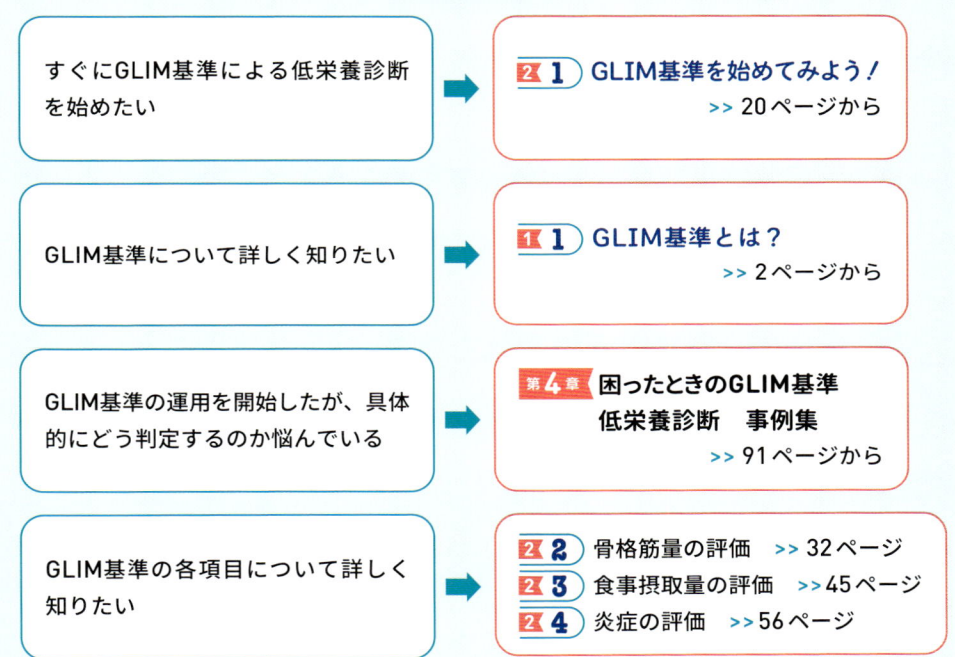

すぐにGLIM基準による低栄養診断を始めたい → **2 1** GLIM基準を始めてみよう！ >> 20 ページから

GLIM基準について詳しく知りたい → **1 1** GLIM基準とは？ >> 2 ページから

GLIM基準の運用を開始したが、具体的にどう判定するのか悩んでいる → **第4章** 困ったときのGLIM基準 低栄養診断 事例集 >> 91 ページから

GLIM基準の各項目について詳しく知りたい → **2 2** 骨格筋量の評価 >> 32 ページ / **2 3** 食事摂取量の評価 >>45 ページ / **2 4** 炎症の評価 >>56 ページ

※GLIM 基準の診断フォームは、Excel を使用しある程度自動で入力可能なシートを作成することができます。以下よりダウンロードしてご使用いただけます。
https://shop.miwapubl.com/products/detail/2824

　では、ワタクシと一緒に、GLIM 基準による低栄養診断を始めましょう！

Here we go！

令和 6 年初秋

ちゅうざん病院 副院長／沖縄大学健康栄養学部 客員教授

吉田 貞夫

これですぐ始められる！
GLIMで低栄養診断
徹底解説

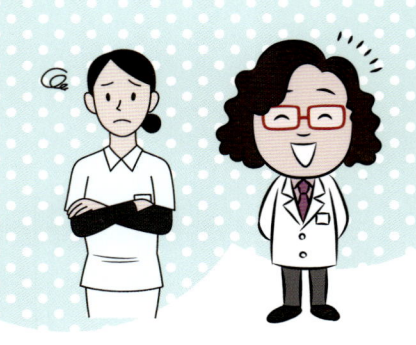

Contents

GLIM基準について知ろう！

1 GLIM基準とは？

1 国際的な低栄養の診断基準（GLIM基準）の登場

GLIM基準は、Global Leadership Initiative on Malnutrition の略です。2016年、低栄養の診断基準を決めるために、ヨーロッパ、米国、アジア、南米の栄養に関する学会の代表が集まりました（表1）。この中には、もちろん日本の学会の代表も含まれていました。余談ですが、日本代表の日本静脈経腸栄養学会（当時）は、世界の栄養の学会で最大の会員数を誇っています。現在は、日本栄養治療学会と改称しています。この集会で提唱され、発表されたのがGLIM基準、というわけで、GLIM基準のGlobalは、世界の学会が集まって作ったという意味です。

Leadership、Initiative という言葉は、しばしば合わせて使われる言葉です。ともに、世界の流れを統率していこうといった意味合いです。

GLIM基準は、「低栄養を診断するための中核となる診断基準の世界的なコンセンサスを築く」という目的で作成されました。低栄養のなかでも、臨床現場における成人の低栄養に焦点を当てています。数回の協議を経て、2018年に、『Clinical Nutrition（欧州臨床栄養代謝学会の雑誌）』[1]、『JPEN（米国静脈経腸栄養学会の雑誌）』[2]、『J Cachexia Sarcope-

表1 GLIM基準作成のために参加した団体

ESPEN	欧州臨床栄養代謝学会（The European Society for Clinical Nutrition and Metabolism）
ASPEN	米国静脈経腸栄養学会（The American Society for Parenteral and Enteral Nutrition）
PENSA	アジア静脈経腸栄養学会（The Parenteral and Enteral Nutrition Society of Asia）
JSPEN	当時の日本静脈経腸栄養学会（The Japanese Society for Parenteral and Enteral Nutrition）、現在の日本栄養治療学会
FELANPE	南米栄養治療・臨床栄養代謝学会（Federación Latino Americana de Nutrición Enteral y Parenteral）

nia Muscle（サルコペニア、カヘキシア、消耗性疾患学会；the Society on Sarcopenia, Cachexia and Wasting Disorders の雑誌）』[3]に発表されました。最終的に刊行されたのは2019年なので、文献の刊行年は2019年となっていますが、先行的に発表されたので、発表年は2018年です。

2 GLIM基準の対象者

　GLIM基準は、臨床現場における成人の低栄養に焦点を当てています。主な対象となるのは、さまざまな疾患のために入院した成人の入院患者です。したがって、小児は対象ではありません。健康な状態で生活している一般の人々も対象ではない可能性があります。したがって、住民健診や、コホート研究などでは使用できないかもしれません。

　上記の点を考慮すると、施設などで安定した生活をしている高齢者なども対象者とはいいきれない部分もあります。しかし、すでにご存じのとおり、令和6年（2024年）の診療報酬改定で、「GLIM基準を用いることが望ましい」と記載されたり[4]、介護保険の「栄養マネジメント強化加算」や「個別機能訓練・栄養・口腔に係る実施計画書」の書式に、GLIM基準による診断結果を記載する欄が追加されたため、今後、医療・介護など分野で、GLIM基準が広く用いられていくのかもしれません。

3 GLIM基準で診断するのは、低栄養のみ

　GLIM基準の「M」は、Malnutrition の略です。Malnutrition は「栄養不良」と訳されます。Malnutrition には、何通りかの定義があります。低栄養と過栄養を合わせて栄養不良と定義することもありますが、GLIM基準で診断するのは低栄養のみで、過栄養に関する内容は含まれていないことに注意が必要です。

4 GLIM基準の構成

1 診断の流れ（図1）

　低栄養の最終的な診断を行う前に、確立された方法による栄養アセスメントを行います（2ステップモデル）。診断を行う前に、栄養スクリーニング・栄養アセスメントを行う2段階の流れになることに関して、参加した委員の強いコンセンサスが得られたと記載されています。さまざまな栄養スクリーニング・栄養アセスメントや、GLIM基準による診断と栄養スクリーニング・栄養アセスメントの違いについては、1章-3（p.10）で詳細に解説します。

栄養スクリーニング・アセスメント

低栄養、または、
低栄養のリスク

低栄養の診断

表現型
・意図しない体重減少
・低体重
・骨格筋量の減少

病因
・食事摂取量の低下、
　消化吸収障害
・疾患、炎症

表現型1項目以上、病因1項目1以上該当すれば、低栄養と診断

低栄養と診断

低栄養の重症度の診断

図1　GLIM基準による低栄養の診断の流れ

表2　GLIM基準で低栄養の診断に使用する評価項目

表現型	病因
・意図しない体重減少 ・低体重 ・骨格筋量の減少	・食事摂取量の低下、消化吸収障害 ・疾患、炎症

　栄養スクリーニング・栄養アセスメントで「低栄養、あるいは、低栄養のリスクがある」と判定された症例は、低栄養の診断へと進みます。低栄養の診断に使用する評価項目は、**表2**に示す5項目です。**表現型**で1項目以上、**病因**で1項目1以上該当すれば、低栄養と診断されます。

　診断については、2章-1(p.20)で詳細に解説します。診断のための5つの評価項目は、さまざまな栄養スクリーニング・栄養アセスメントツールを参考に、参加した委員の協議によって選ばれました。さまざまな栄養スクリーニング・栄養アセスメントツールの評価項目とGLIM基準の評価項目の関係は、コラム「栄養スクリーニング・栄養アセスメントツールの特徴と使い方」(p.178)の**表8**を参照してください。また、病因の評価項目は、2010年に発表された『病因に基づく成人の低栄養の診断』という、国際的なステートメント[5)6)]がもとになっています。

　低栄養と診断された症例では、**低栄養の重症度**を診断します。低栄養と診断するだけで

なく、低栄養の重症度の判定までが GLIM 基準の一連の流れです。低栄養の重症度は、表現型の 3 項目を用いて判定します。重症度の判定については、2 章-1 などで詳細に解説します。

5 GLIM 基準が作られたプロセス

近年のガイドラインは、さまざまな研究データ、とくに、ランダム化比較研究（RCT；Randomized Controlled Trial）や、ランダム化比較試験をいくつか集めて解析したメタ解析結果などをもとに作成されます。エビデンスの強さをもとに、推奨するかしないか、推奨の強さなどが決定されます。

しかし、低栄養の診断に関しては、エビデンスとして確立されているものはそれほど多くありません。多数の研究があっても、対象や方法などに統一性がなく、メタ解析なども行いにくいのが現状です。そこで、GLIM 基準を作成するためには、エキスパートの委員による協議、同意によるコンセンサスを集積するという方法が用いられました。

以上から、GLIM 基準の要点をまとめると、下記のようになります。

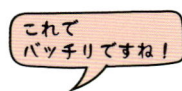

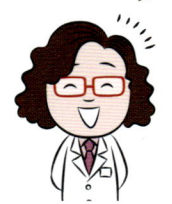

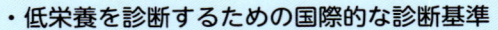

- 低栄養を診断するための国際的な診断基準
- 栄養スクリーニング・栄養アセスメントとの 2 ステップモデル
- 表現型 3 項目、病因 2 項目から低栄養を診断する
- 低栄養と診断された症例は重症度も判定する
- エキスパートの委員によるコンセンサスに基づき作成された

これで、「GLIM って何？」と聞かれたら、即座に説明ができるようになりましたね？

参考文献

1) Cederholm T, Jensen GL, Correia MITD, et al：GLIM criteria for the diagnosis of malnutrition—a consensus report from the global clinical nutrition community. *Clin Nutr* 2019；**38**：1-9.
2) Jensen GL, Cederholm T, Correia MITD, et al：GLIM Criteria for the Diagnosis of Malnutrition；a consensus report from the global clinical nutrition community. *JPEN J Parenter Enteral Nutr* 2019；**43**：32-40.
3) Cederholm T, Jensen GL, Correia MITD, et al：GLIM criteria for the diagnosis of malnutrition—a consensus report from the global clinical nutrition community. *J Cachexia Sarcopenia Muscle* 2019；**10**：207-217.
4) 厚生労働省：令和6年度診療報酬改定項目の概要. 令和6年3月5日版.（https://www.mhlw.go.jp/content/12404000/001252076.pdf）
5) Jensen GL, Mirtallo J, Compher C, et al：Adult starvation and disease-related malnutrition；a proposal for etiology-based diagnosis in the clinical practice setting from the International Consensus Guideline Committee. *JPEN J Parenter Enteral Nutr* 2010；**34**：156-159.
6) Jensen GL, Mirtallo J, Compher C et al：Adult starvation and disease-related malnutrition；a proposal for etiology-based diagnosis in the clinical practice setting from the International Consensus Guideline Committee. *Clin Nutr* 2010；**29**：151-153.

2 なぜGLIM基準が作られたの？

1 なぜ国際的な基準が必要だったのか？

　低栄養はさまざまな弊害を起こします。とくに、さまざまな疾患のために入院した患者では、治療中の合併症併発や治療のアウトカム低下につながります。低栄養を早期に発見し、改善するための対策を行うことがとても重要です。

　しかし、入院患者の低栄養に関心をもつ医療従事者は、これまであまり多くなかったのが現状です。日本では、栄養サポートチーム（NST；Nutrition Support Team）が活動している病院も少なくありませんが、まだまだ十分普及しているとはいえません。栄養管理というと、医療のメインストリームではないかのようなイメージがあるのかもしれません。

　栄養管理を行っている立場からすると、医療従事者のみなさんに、低栄養についてもっと関心をもってもらいたい、低栄養を改善するためのケアをもっと広めたいという思いがあります。

　GLIM 基準を作成した中心メンバーの先生方も同じ思いだったようです。GLIM 基準を作成するにあたり、目標にしたのは、「臨床的な低栄養を病名にする」ことでした。

　具体的にいうと、世界保健機関（WHO）の『疾病及び関連保健問題の国際統計分類（ICD；International Statistical Classification of Diseases and Related Health Problems）』の「低栄養（Malnutrition、あるいは、Undernutrition）」という項目の診断基準として、GLIM 基準を採択してもらい、低栄養の診断から治療への流れを定着させることでした。現行版の ICD-11 は毎年、若干の改訂が行われています。現行版では、低栄養は「軽度（Mild）」、「中等度（Moderate）」、「重度（Severe）」の 3 段階に分類されるなど、GLIM 基準に近い表記もみられるようになっています（図 1）。

　しかし、飢餓（Starvation）や消化管の吸収障害（Intestinal malabsorption）は低栄養には含まれないなど、GLIM 基準とは一致しない部分も少なくありません。次回、ICD が改訂される際、GLIM 基準が採択されるかどうか、とても楽しみです。

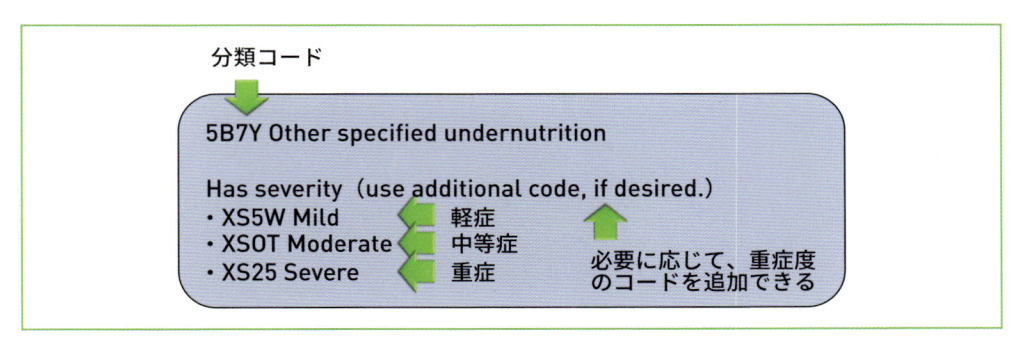

分類コード

5B7Y Other specified undernutrition

Has severity（use additional code, if desired.）
・XS5W Mild　　軽症
・XSOT Moderate　中等症
・XS25 Severe　　重症

必要に応じて、重症度のコードを追加できる

図 1　ICD-11の低栄養の項目

2　なぜいままで国際的な基準がなかったのか？

　低栄養は、人類の歴史始まって以来の問題です。現代医学の大系が確立していく間に、低栄養の診断法が確立することはなかったのでしょうか？

　漢方では、「医食同源」といいます。食べ物によって、気（エネルギー）や血が補われる。ひいては、人間の体は食べ物でできているという考え方があります。フランスの英雄、ナポレオン・ボナパルトは、軍隊の士気をあげるためには新鮮で豊富な食物が重要だと考えました。このことが、缶詰め食品が作られるきっかけになったといわれています。看護の基礎を築いたフロレンス・ナイチンゲールは、1859年に出版された『看護覚え書き』[1]のなかで、患者の食事には最大限の注意をはらうべきであると記しています。

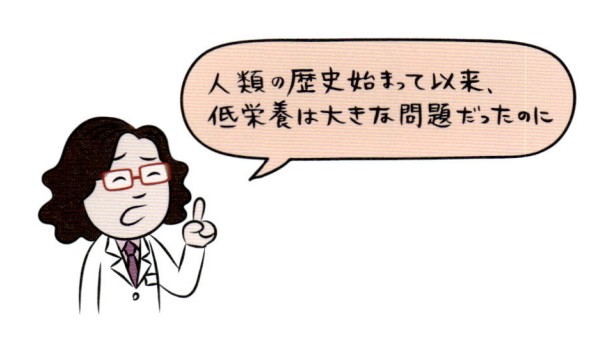

人類の歴史始まって以来、低栄養は大きな問題だったのに

　しかし、低栄養が、治療中の合併症併発や治療のアウトカム低下につながるという認識が広まったのは、1970年以降のことでした。この頃から、入院患者の低栄養が、大きな問題であるということが専門的に論じられるようになりました。「**病院のクローゼットの骸骨（The Skeleton in the Hospital Closet）**」という言葉が提唱されたのもこの頃です[2]。

　入院患者は、輸液などをしていても重度の低栄養状態で、まるで骸骨のようになってい

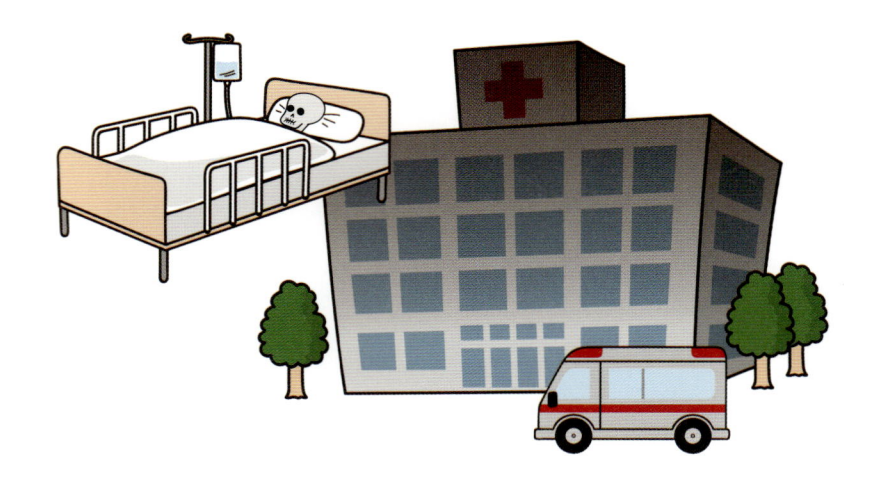

　るが、そうした現実はあまり認識されていないということへの警鐘でした。輸液、いわゆる点滴をしていれば大丈夫と思っていても、当時は末梢静脈からの輸液のみで、アミノ酸を含まない糖と電解質などの輸液しかありませんでした。治療が長期になると、多くの患者が低栄養状態となっていました。

　こうした入院患者の低栄養を防ぐため、米国のいくつかの病院で、栄養サポートチーム（NST）が発足しました。当時、普及しつつあった中心静脈栄養（TPN；Total Parenteral Nutrition）や、経腸栄養なども駆使して、低栄養を防止、栄養状態を改善するための専門家集団です。当時、最先端のチーム医療でした。NST で広く用いられた低栄養のアセスメントが、主観的包括的評価（SGA；Subjective Global Assessment）です（コラム④「栄養スクリーニング・栄養アセスメントツールの特徴と使い方」、p.178 参照）。

　SGA の弱点は、いくつかの指標を参考にはするものの、最終的な判定は **主観** で行うということです。評価者は、適切な判定が行えるようなトレーニングが必要です。また、トレーニングを行ったとしても、評価者によって、結果にばらつきが生じるおそれがあります。

　その後、対象者に応じて、MNA®、MUST、NRS2002 など、さまざまなアセスメントツールが使用されるようになりました（コラム④参照）。しかし、どの国でもどのような対象者にも、幅広く使用できる決定版の評価法というものは見い出されることがなかったのです。

③　揺らぐ低栄養の定義

　具体的に、どのような状態を低栄養と定義すべきなのでしょうか？　低 BMI なら低栄養なのでしょうか？　体重減少も伴うべきなのでしょうか？　食事をどのくらい食べていなかったら、低栄養なのでしょうか？　血清アルブミン値が低下している場合は低栄養と考えていいのでしょうか？

　低栄養の定義は、依然、対象者によってそれぞれ異なるのが現状です。がん患者では、PG-SGA（コラム④参照）を低栄養判定の標準としています。地域在住の高齢者などでは、早期に低栄養を検出し、フレイルへの移行やサルコペニアの進行を防ぐ必要があるため、より軽度の症例も含めて、低栄養と考える傾向があります。

　GLIM基準が作られる際、各国の専門家によって、どのような状態を低栄養と定義すべきかが話し合われました。その結果、さまざまな栄養アセスメントツールを参考に、診断のための5つの評価項目が選ばれました（1章-1、**表2**参照）。表現型の3項目のほか、低栄養になる原因として、病因の2項目が選ばれたのは、低栄養と診断するためには、「エネルギー・たんぱく質の摂取不足、あるいは、エネルギー・たんぱく質の代謝が亢進した状態が併存するべきである」という、低栄養の定義を確立するための強いメッセージなのではないでしょうか。

　今後、低栄養の定義がどのように確立されていくのか、注目していく必要があります。

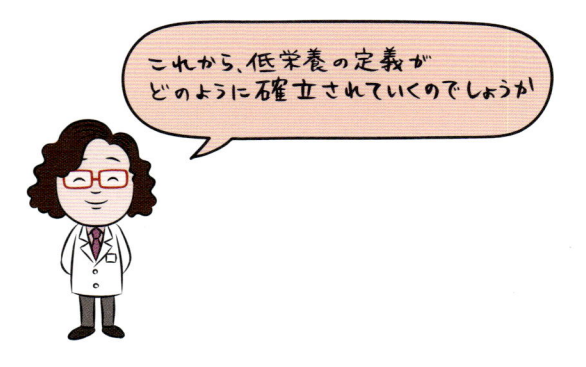

これから、低栄養の定義がどのように確立されていくのでしょうか

✂ 参考文献

1）フロレンス・ナイティンゲール（著），小玉香津子，尾田葉子（訳）：看護覚え書き 本当の看護とそうでない看護．日本看護協会出版会，2012年．
2）Butterworth, CE. Jr.：The skeleton in the hospital closet. *Nutrition Today* 1974；**9**：4-8.

3 いままでの栄養アセスメントとの違いは？

　いままで、みなさんの施設では、低栄養のアセスメントをどのように行っていましたか？　主観的包括的評価（SGA；Subjective Global Assessment）や簡易栄養状態評価票（MNA®；Mini Nutritional Assessment、MNA®-SF；Mini Nutritional Assessment-Short Form）などを用いたり、介護保険で指定されたシートを用いていたという方も多いと思います。

　2024（令和6）年の診療報酬、介護報酬の改定で、これらに加えて、**GLIM 基準による低栄養診断を盛り込むことが望ましい**ということが記載されました。診療報酬、介護報酬で指定する書式にも、GLIM 基準による低栄養診断の欄が追加されています。

　いままで行ってきた栄養アセスメントと、GLIM 基準による低栄養診断はどう違うのでしょうか？　また、栄養スクリーニングという言葉を聞いたことがある方もいるかもしれません。栄養スクリーニング、栄養アセスメント、栄養診断は、どこが違うのでしょうか？本章では、そうした皆さんのモヤモヤを解決したいと思います。

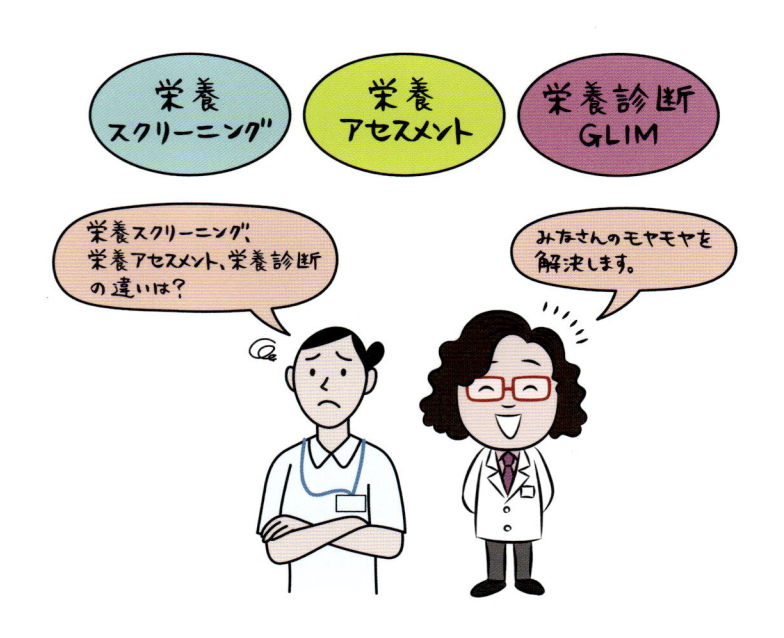

1 栄養スクリーニング

　数の多い集団から、栄養不良のリスクのある症例を探し出すのが、栄養スクリーニングです（図1）。

　例えば、毎日、何十人も新しい患者さんが入院されるような大きな病院で、新規入院患者さんのなかから、低栄養のリスクのある患者さんを探し出すという業務は、栄養スクリーニングといっていいかもしれません（図2）。

栄養スクリーニング

多数の集団から、低栄養リスクのある症例を探す
（量的アプローチ）

簡便なツールを用いて、短時間、低コストで多数の症例を評価することが必要

図1 栄養スクリーニング

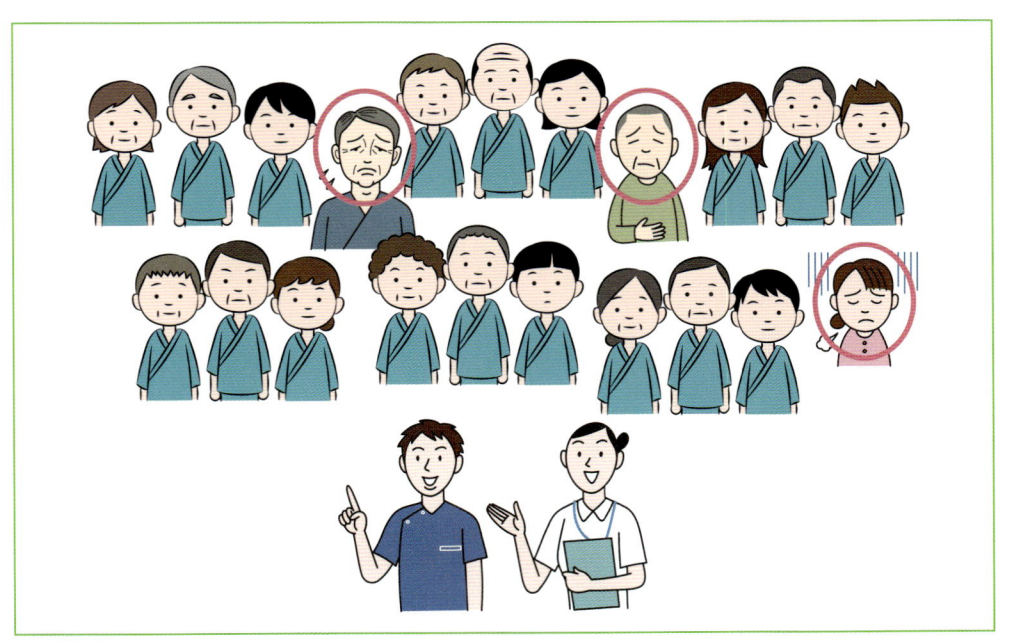

図2 新規入院患者の栄養スクリーニング

多くの患者さんのなかから、低栄養のリスクのある患者さんを漏らさずに探し出す。

大きな病院にはたくさんの診療科があり、なかには低栄養の患者さんのいる率が低い診療科もあるかもしれません。入院目的によっても、低栄養リスクのある患者さんの率が高くない場合もありますね。

　例えば、手指の手術のために入院する患者さん、スポーツ外傷で関節の手術をする患者さん、胆のう結石で胆のう摘出術を行う患者さん、白内障の手術で入院する患者さん、頭痛の検査のために入院する患者さんなどは、栄養状態には問題ない方も少なくありません。

　しかし、なかには、併存疾患があったり、食欲低下があったり、さまざまな理由で低栄養状態の患者さんがいる可能性があります。栄養スクリーニングを行うことによって、そうした患者さんを漏らさずに探し出すことができます。

　ここで、少し臨床の現場を離れて、ある地域の住民のなかから、低栄養の方を探し出すという業務を考えてみてください（図 3）。数千人、数万人のなかから、数百人程度の低栄養の方を探し出す場合、1 人あたりに、あまり多くの時間と手間をかけるわけにはいきません。

　そこで、なるべく簡便に、短時間で行える方法が必要となります。特別な検査を行うなどして、1 人あたり分のコストが発生すると、数千人、数万人の評価を行うためには、人

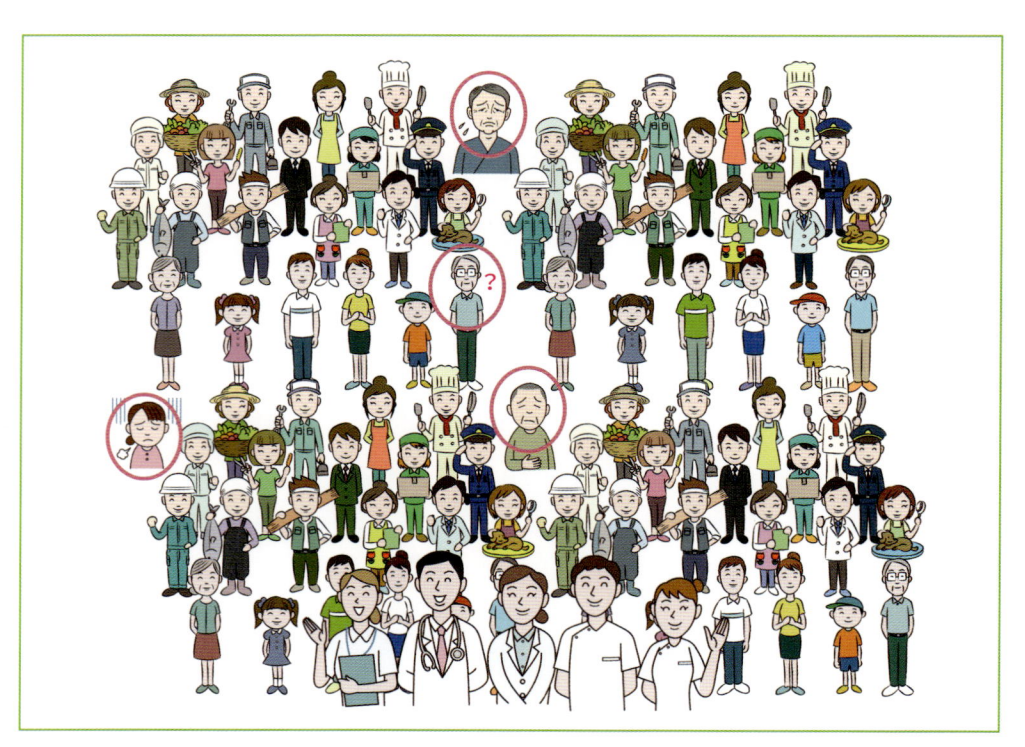

図 3　地域住民の栄養スクリーニング

一見問題なさそうでも、少しでも心配がある場合はリスクありと判定できる検出感度が必要。マンパワーも必要。

数分の多額の費用が必要となります。低コスト、できることなら、ゼロ円で行える方法が望ましいということになります。多くの人数を評価するためには、マンパワーも必要です。

数千人、数万人を評価する場合、どうしても精度の高い評価は難しくなります。その代わり、一見問題なさそうでも、少しでも心配がある場合はリスクありと判定できるよう、高い検出感度が必要となります。数の多い集団から、効率よく低栄養リスクのある方を探し出すためには、いくぶん精度は犠牲にしても、高い検出感度の方法を用いるのがよいと考えられます。そうした意味から、栄養スクリーニングは「質より量」、つまり、「**量的アプローチ**」であるといえます。

2 栄養アセスメント

低栄養の可能性があると判断された症例で、その症例が実際に低栄養といえるのかどうか、低栄養だとすると、どのような原因で、どの程度栄養状態に問題があるのかを評価するのが、栄養アセスメントです（図4）。

> **栄養アセスメント**
> 低栄養の可能性があると判断された症例で、どのような原因で、どの程度栄養状態に問題があるのかを評価する
> （質的アプローチ）
>
> より多くの指標を用いて、精度の高い評価が必要

図 4 栄養アセスメント

例えば、入院されたAさんが低栄養の可能性があるとした場合、体重減少があったのかどうか、食事摂取量が減少していたかどうか、疾患など低栄養の原因となるものはあるかなど、さまざまな情報を確認します。それらの情報を総合し、基準と照らしあわせて、低栄養かどうかを判定します（図5）。低栄養、または、低栄養のリスクと判定された場合は、低栄養を改善する、または、低栄養を防ぐための対策が開始されます。

低栄養を改善する、または、低栄養を防ぐための対策を適切に行っていくためには、低栄養かどうかを正確に判定する必要があります。つまり、アセスメントの精度が重要です。そうした意味で、栄養アセスメントは「量より質」、つまり、「**質的アプローチ**」です。

体調不良の原因が低栄養ではない患者さんに、低栄養を改善するケアを行っても、体調は改善しません。場合によっては、さらに体調が悪化してしまう可能性があります。こうしたことを防ぐためにも、できるだけ多くの指標を用いて、多方面から評価を行うことが望ましいと考えられます。

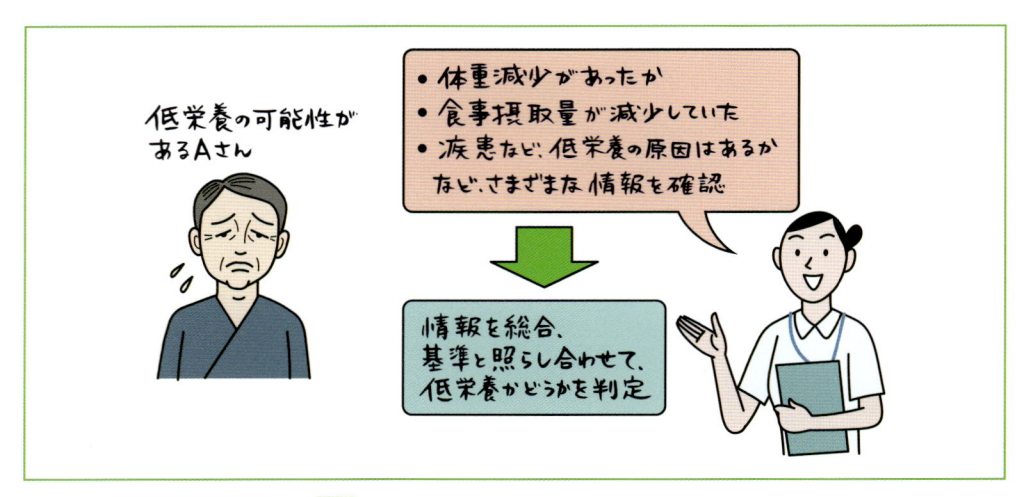

図 5 入院患者の栄養アセスメント

　栄養アセスメントを行うには、低栄養を判定するための基準が必要です。これまで、栄養アセスメントを行うためのさまざまな基準が提案されました。MNA® などのアセスメントツールもそうした基準の一つです。コラムで詳しく紹介していますのでご参照ください（コラム④「栄養スクリーニング・栄養アセスメントツールの特徴と使い方」、p.178 参照）。

3　低栄養診断（GLIM 基準）

　低栄養に対する治療やケアを開始するためには、栄養アセスメントの結果を踏まえ、**低栄養の診断**を行うことが必要です。「え？　栄養アセスメントで低栄養と判定されたら、自動的に診断がつくはずではないの？」と思われる方もいるかもしれません。実はそうではないのです。「栄養アセスメント結果＝栄養診断」というわけではありません（図 6）。

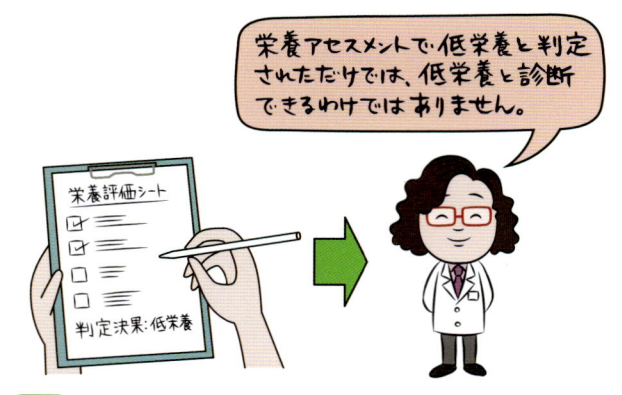

図 6　「栄養アセスメント結果＝栄養診断」ではない

さまざまな栄養アセスメントツールがありますが、これらがあらゆる症例を適切に判定できるわけではありません。例えば、以前、血清アルブミン値がアセスメント項目として使用されていました。しかし、ネフローゼ症候群の症例や、重症感染症の症例は、仮に低栄養ではなかったとしても、血清アルブミン値が低下することがあります。

ネフローゼ症候群では、たんぱく尿のため、血清中のアルブミンが尿中に漏出するほか、炎症性サイトカインの影響で、肝臓でのアルブミン産生も抑制されるのではないかと考えられています（**図7**）[1]。コラム⑩（p.218）で詳しく解説しますが、アセスメントツールが、症例や疾患の特性とうまく適合せず、エラーが生じる可能性があるのです。

低栄養の診断は、栄養アセスメントの結果を踏まえ、医師や管理栄養士などの専門職による判断によって行われます。栄養アセスメントの結果にエラーが含まれていないか、さまざまな病態と矛盾していないか、まぎれもなく低栄養と考えられ、低栄養に対する治療・ケアが必要なのかなどを総合的に判断します。

しかし、低栄養の診断は非常に難しく、ともすると、低栄養が見逃されることも少なくありませんでした。==低栄養を見逃すことなく、適切に診断する基準として提案されたのがGLIM基準==なのです。

低栄養と診断された症例は、==適切な治療、ケア==を行う必要があります。細菌性肺炎と診

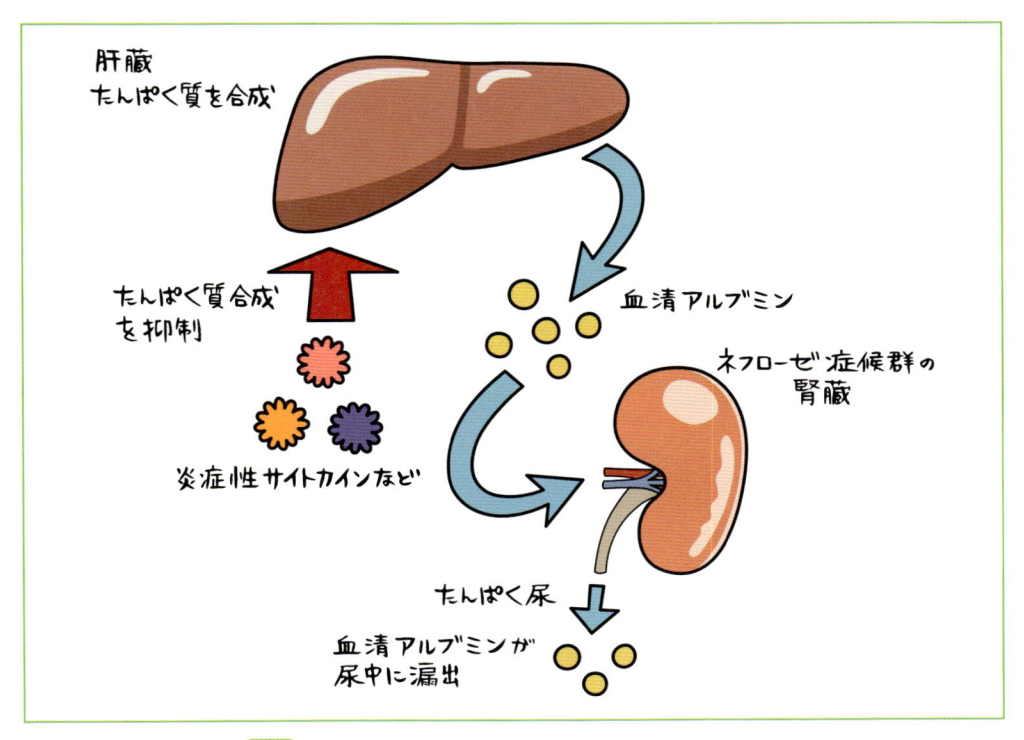

図7 ネフローゼ症候群での低アルブミン血症

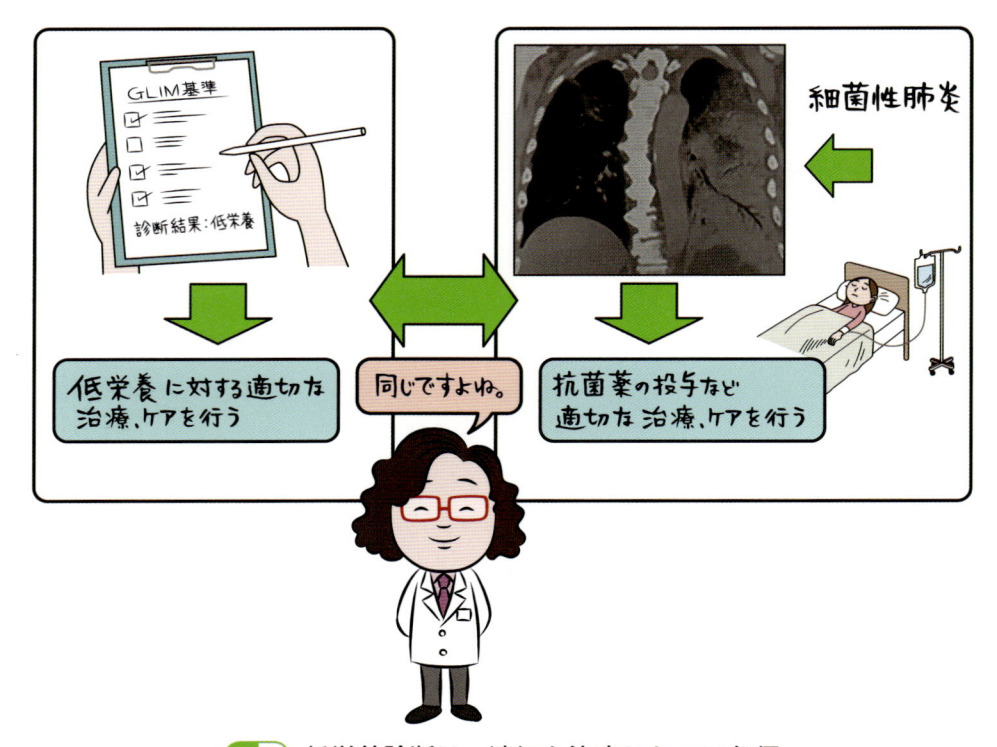

図 8 低栄養診断は、適切な治療とケアに必須

断されたら、抗菌薬などによる治療を開始するのと同じですね（図 8）。現在のところ、国際的な疾病分類である ICD 分類[2)3)]と、GLIM 基準による低栄養診断は連携していません。しかし、GLIM 基準による低栄養診断が普及することによって、低栄養を疾患名として治療を行う時代がくるかもしれません。

4 段階的なアプローチのメリット

　栄養スクリーニング、栄養アセスメント、栄養診断（GLIM 基準）といった段階的なアプローチを行うことによって、多数の対象者のなかから、低栄養のリスクのある方を漏れなく探し出し、詳しくアセスメントを行い、適切に診断し、必要な方には治療・ケアを行うというシステムを作り上げることができます。

　こうしたシステムを作ることによって、仮に対象者が多くても効率よく運用ができ、必要な方には、確実に治療・ケアを提供することが可能になります。

　前述のように、栄養スクリーニングは「量的アプローチ」、つまり、「質より量」が大切です。簡便に行うことができるスクリーニングツールを使用し、専門的な知識がないスタッフでもエラーなく行えるよう、マニュアルを整備するといった配慮が必要です。

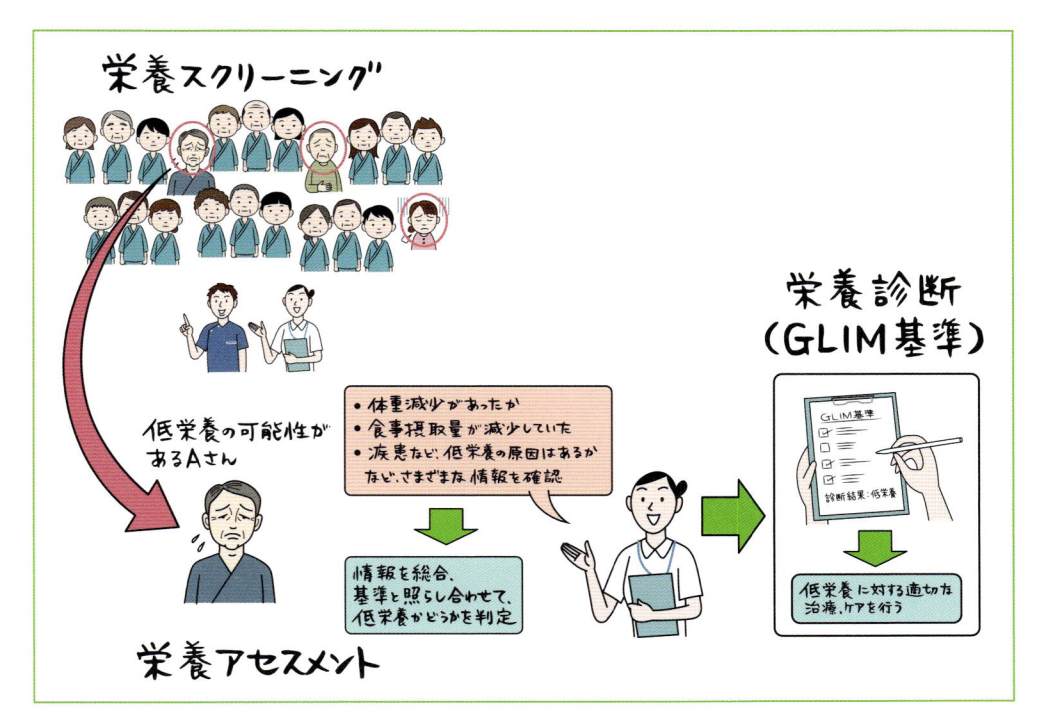

図 9　段階的アプローチ

　栄養スクリーニングにより、対象者を絞り込むことによって、「質的アプローチ」である栄養アセスメントを、しっかり時間をかけて慎重に行うことができます（図 9）。つまり、「質」が確保されます。栄養アセスメントで、より多くの情報を得られる可能性もあります。こうした情報、病態などをもとに、正確な栄養診断が行われるのです。

✂参考文献

1）成田一衛（監），厚生労働科学研究費補助金難治性疾患等政策研究事業（難治性疾患政策研究事業）難治性腎障害に関する調査研究班（編）：エビデンスに基づくネフローゼ症候群診療ガイドライン2020．東京医学社，2020．
2）世界保健機関（WHO）：疾病及び関連保健問題の国際統計分類第10回改訂版（ICD-10）；International Statistical Classification of Diseases and Related Health Problems（2013）．
3）世界保健機関（WHO）：国際疾病分類第11回改訂版（ICD-11）；International Classification of Diseases 11th Revision（2018）．https://icd.who.int/

GLIM基準を
使えるように
なろう！

1 GLIM基準を始めてみよう！

　ここまで読んで、GLIM基準で低栄養の診断を行うことが、日常のケアにとって、とても大切であることは十分おわかりいただけたと思います。読者のみなさんが、ケアを提供する患者さん、利用者さんたちのなかには、いますぐにでも低栄養を診断して、ケアを開始しないといけない状態の方もいるかもしれません。善は急げ！　すぐに診断を始めないと！

　といっても、いざ始めるとなると、何から始めていいのか、どうするのが適切なのか、さっぱりわからない……という声をよく聞きます。きっと役立つということはわかっているのに、手つかずの状態で、まったく先にすすめないという方もいるようです。

　そんな方も、ここからの文章をお読みいただければ、きっとすんなりGLIM基準を導入、日常のケアに役立てられるようになると思いますヨ。

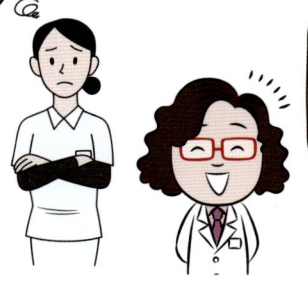

（吹き出し左）GLIMが大切だってことはわかった… でも、何からどう始めていいのか、さっぱりわからない…

（吹き出し右）この本ですんなりGLIMを導入、日常のケアに役立てられるようになると思いますヨ。そんなに難しく考えずにとりあえず始めてみましょう。

① 準備するもの

　まず、GLIM基準による診断を導入するために、必要なものをチェックリストで整理してみましょう（表1）。

① 診断用フォーム

　GLIM基準の診断用フォームを準備します。これまでに、出版物などでさまざまなものが紹介されていると思います。1例として、ワタクシが、2022年にナースマガジンという雑誌で連載を担当した際に掲載されたものが図1です[1]。当時は、「表現型」ではなく、

表 1　GLIM基準の導入に必要なもののチェックリスト

□ 1．診断用フォーム

2．患者、利用者のデータ
　　□ ID、氏名、年齢、性別、身長、体重
　　□ 診断名、既往歴
　　□ 体重減少の有無（6か月以内の変化・6か月以上前と比較した変化）
　　□ 骨格筋量のデータ（BIAによるSMI、ふくらはぎ周囲長など）
　　□ 食事摂取状況
　　□ 推定エネルギー必要量
　　□ 消化吸収障害・消化器症状の有無
　　□ 炎症に関するデータ（発熱の有無、白血球数、CRPなど）

BIA：Bioelectrical Impedance Analysis　SMI：Skeletal Muscle Mass Index
CRP：C-Reactive Protein

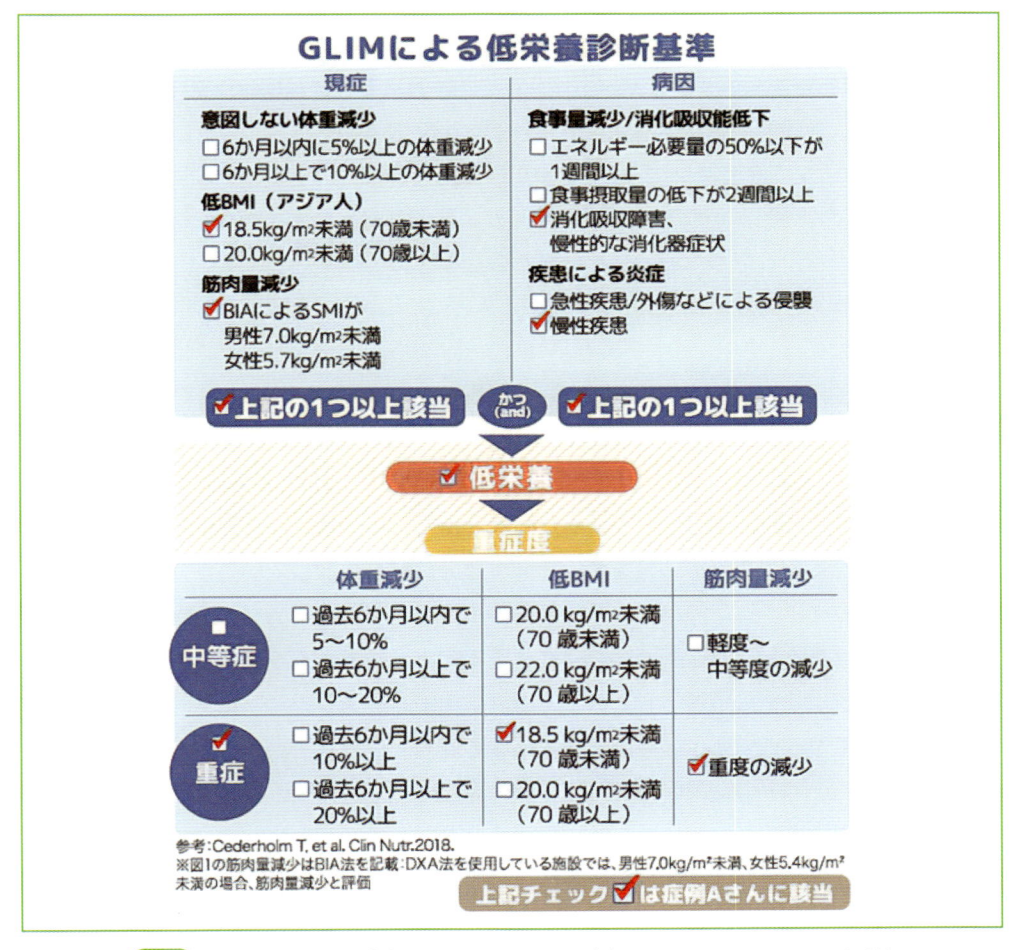

図 1　GLIM基準の診断用フォームの1例（文献1より許諾を得て転載）

「現症」という言葉が使用されていました。

　Excel を使用し、ある程度自動で入力が可能なシートを作成することも可能です。サイト (https://shop.miwapubl.com/products/detail/2824) からダウンロードしてご使用いただけます。

　システム管理者の方と相談して、電子カルテと連動させると、患者氏名や体重などの基本的な情報は入力不要になります。

　図 2 は、さらに工夫して、自動判定付きのシートを用いて診断を行った例です。Excel シートを工夫することで、赤い枠の中を入力するだけで評価が終了し、結果を印刷し、保存することができます。印刷した結果を、施設内や他施設との情報連携に使用することもできます。

② 必要なデータ

　診断用フォームの準備に続いて、患者さん、利用者さんに関する必要なデータを集めましょう。「ID」「氏名」「年齢」「性別」「身長」「体重」などの基本的な情報のほか、「診断名」「既往歴」も控えておきましょう。2 章-4「炎症はどう評価するの？」(p.56) で詳しく解説しますが、心不全、呼吸器疾患、がんなどは慢性的な炎症の原因となります。

　GLIM 基準では、「体重減少」の有無がとても重要視されています。いま現在、痩せているかどうか（BMI が低いかどうか）も大切ですが、ここ 6 か月以内、あるいはそれ以前と比較して、体重が減少したかを評価し、低栄養の診断を行います。

　GLIM 基準では、「骨格筋量」の評価を行います。これに関しては、次の章で詳しく解説します。

　低栄養の原因の評価のために、「食事摂取状況」に関するデータはとても重要です。GLIM 基準では、「エネルギー必要量の 50%以下が 1 週間以上続いているか」、「食事摂取量の低下が 2 週間以上続いているか」という、2 つの質問に回答する必要があります。

　GLIM 基準の診断に限ったことではありませんが、食事摂取量は、食事の何割を摂取しているかではなく、エネルギー量をおよそ何キロカロリー摂取しているかで、把握しておく必要があります。

　また、推定される「エネルギー必要量」も必要です。評価担当者が管理栄養士の場合は、こうしたデータはすでに把握されていると思いますが、評価担当者が管理栄養士以外の場合は、どうしても管理栄養士の協力が必要になると考えられます。

　「消化吸収障害や消化器症状の有無」は、診療録を確認し、医師、看護師などの記載から調べることができます。

　診断名、既往歴が「炎症の評価」に重要なことは先ほど解説しました。そのほか、発熱の有無や、白血球数、CRP などの血液検査データが、炎症の評価に影響を与える可能性があります。

GLIM基準による低栄養診断

患者ID	99999				
患者氏名	○○　○○	年齢	80歳	性別	男性
評価年月日	2024年3月25日				

身長	155.0 cm	現在の体重	52.0 kg
6か月での体重減少量	6.0 kg	6か月以上前からの体重減少量	13.0 kg
BMI	21.6 kg/m²		
SMI	5.5 kg/m²	ふくらはぎ周囲長	25.0 cm

1. 表現型　　　　　　　　　　表現型判定　　該当（重度）

意図しない体重減少

体重減少率（6か月）	10.3 %
体重減少率（6か月以上）	20.0 %

✓ 6か月以内に5%以上の体重減少
✓ 6か月以上で10%以上の体重減少　　　✓ 重度体重減少

低BMI

☐ 18.5 kg/m²未満（70歳未満）
☐ 20.0 kg/m²未満（70歳以上）　　　☐ 重度低BMI

骨格筋量減少

✓ BIAによるSMIで、男性7.0 kg/m²未満、女性5.7 kg/m²未満
✓ ふくらはぎ周囲長による評価
☐ その他の方法　　　　　　　✓ 重度骨格筋量減少

2. 病因　　　　　　　　　　病因判定　　該当

食事摂取量減少/消化吸収能低下
✓ エネルギー必要量の50%以下が1週間以上
✓ 食事摂取量の低下が2週間以上
☐ 消化吸収障害、慢性的な消化器症状

疾患による炎症
☐ 急性疾患/外傷などによる侵襲
✓ 慢性疾患

GLIMによる低栄養診断結果　　　　　　重度低栄養

Cederholm T, et al：*Clin Nutr* 2019；38：1-9をもとに筆者作成
Copyright.

図2 Excelを使用したGLIM基準の診断用フォームの1例

Excelシートを工夫すると、赤い枠を入力するだけで診断できる。

② 実際に診断を行ってみる

　必要なものは揃いましたでしょうか？　症例によっては、あるいは、施設の環境で、骨格筋量など揃わないものもあるかもしれませんが、まずは診断を始めてみましょう。「**揃わなくても、まずは始めてみましょう**」の意味？？、この章を最後まで読むと、「あ〜、なるほど〜」と、自ずと理解できるかもしれませんよ。期待していてください。

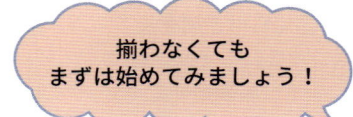
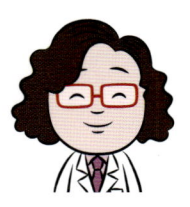

揃わなくても
まずは始めてみましょう！

　ここから、Excel を使用した診断用フォームを用いて、診断の仕方を解説します。Excel のフォーム以外を使用する場合も、基本的な考え方は同じです。

① 基本情報を記載

　患者さん、利用者さんの基本情報を記載します（図3）。電子カルテと連動すれば、これらの基本情報は自動的に入力されます。
　性別などは、セルをクリックすると、リストから選択して入力できるように設定します。

② 身長、体重、体重減少の有無、骨格筋量の指標を入力

　身長、体重を記載します。Excel シートに計算式を組み込むと、自動で BMI が表示されます。続いて、体重減少量についても記載します。直近6か月での体重減少量、6か月以前からの体重減少量をそれぞれ記載します。
　この際、患者さん、利用者さん、ご家族も、「6か月以上前と比較して、体重はどのくらい減りましたか？」と聞かれても、「そんなに前のことは……」と困ってしまうのではない

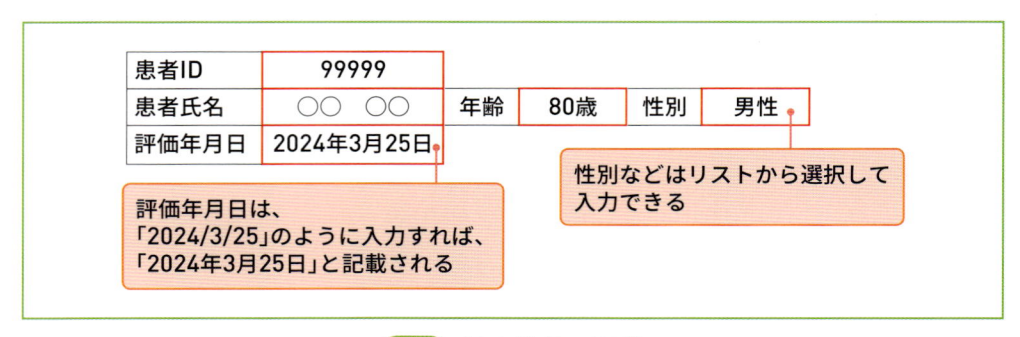

図3 基本情報の記載

でしょうか。そこで、「半年～1年くらい前、病気をされる前、元気なときの体重は覚えていますか？　何キロくらいでしたか？」と聞いたほうが、情報を引き出しやすいかもしれません（図4）。

　仮に、以前はいまより体重が軽かったということもあるかもしれません。その場合は、体重減少はマイナスの数値ではなく、「0（ゼロ）」と入力しておけばよいと思います。体重減少率＝体重減少量／（体重減少量＋現在の体重）×100（％）の計算式を設定し、体重減少量を記載すると、体重減少率が計算されます。

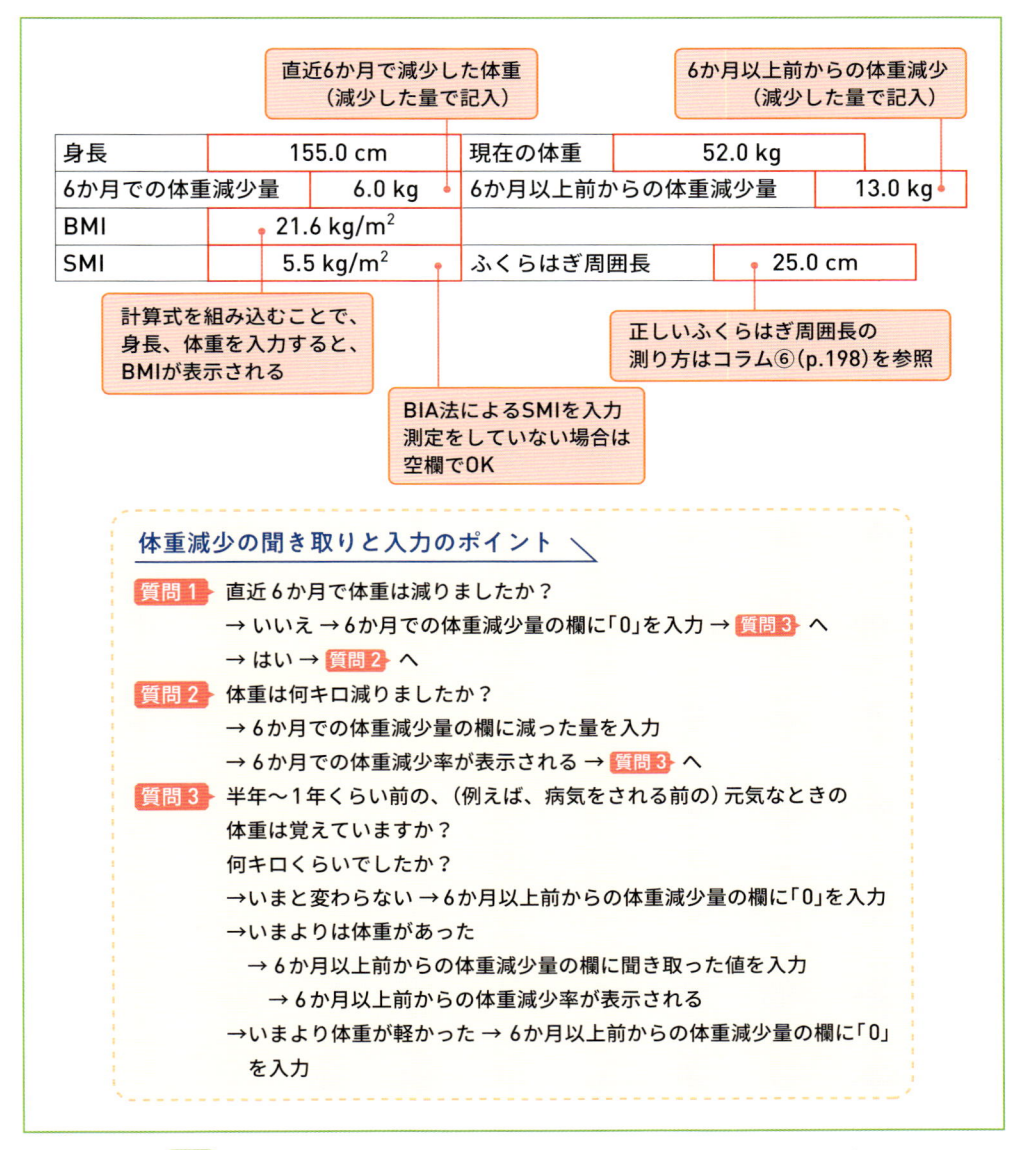

図4 身長、体重、体重減少の有無、骨格筋量の指標の記載

骨格筋量の指標は、BIA 法で測定した SMI（四肢骨格筋指数）、ふくらはぎ周囲長を記載します。いずれも、測定していない場合は空欄にします。

③「表現型」の欄を確認（図 5）

　Excel シートに上記の計算式を設定しておけば、自動で、6 か月での体重減少率、6 か月以上前からの体重減少率が表示されると思います。これらを参考に、「意図しない体重減少」の項目を記入します。Excel に詳しい方は、体重減少率の値から、自動的に「意図しない体重減少」の項目のチェックが記載されるような計算式を設定できるかもしれません。しかし、こうした設定は、各端末で正しく動作しないこともあるため、確認してから設定するようにしてください。

　続いて、「低 BMI」の項目の記入を行います。「低 BMI」の項目では、70 歳未満と 70 歳以上でカットオフ値が異なります。アジア人の場合、「70 歳未満の方は BMI が 18.5 kg/m² 未満、70 歳以上の方は BMI が 20.0 kg/m² 未満」で低 BMI と判定されます。実は、このアジア人の低 BMI のカットオフ値が低過ぎる可能性があります。「BMI が 18.5 kg/m² 未満」は、臨床的に、重度の体重減少に近い値です。各施設で、診断の感度が不十分だ

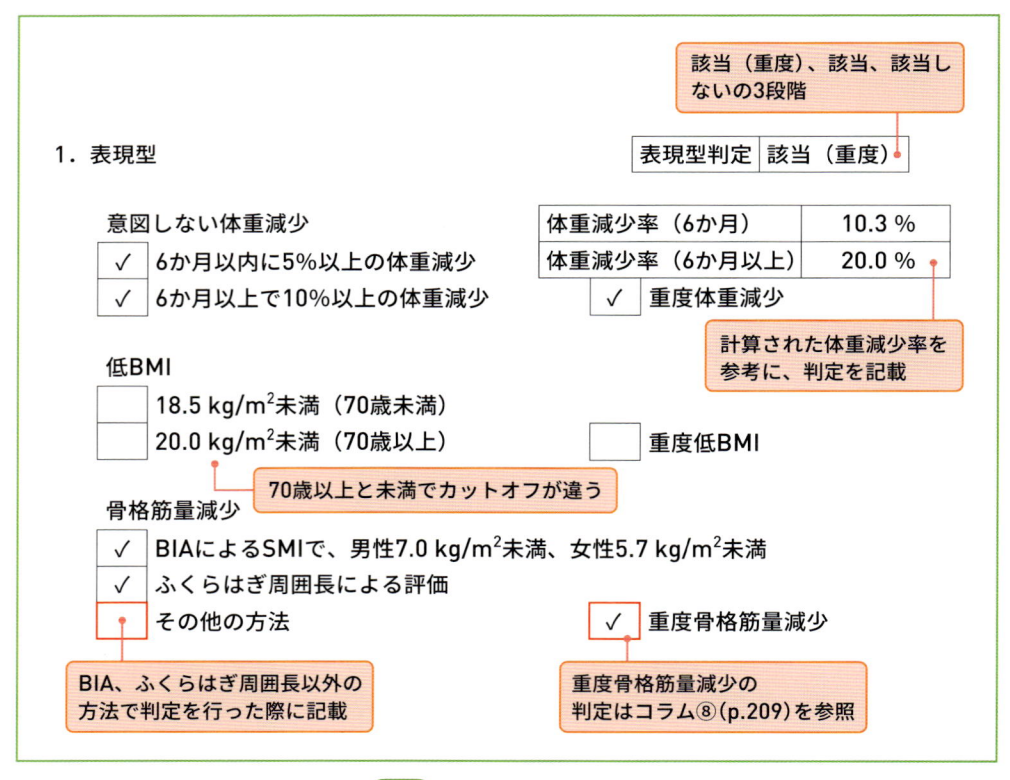

図 5　「表現型」の記載

表2　GLIM基準の重症度診断基準（文献2より筆者翻訳のうえ引用）

	体重減少	低BMI	骨格筋量減少
中等症	過去6か月以内で5〜10% 過去6か月以上で10〜20%		軽度〜中等度の減少
重症	過去6か月以内で10%以上 過去6か月以上で20%以上	18.5 kg/m^{2}未満（70歳未満） 20.0 kg/m^{2}未満（70歳以上）	重度の減少

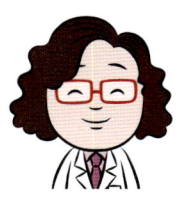

GLIMの重症度の診断は、「表現型」の3項目で行います。

と考えられる場合は、海外と同じ、「70歳未満の方はBMIが20.5 kg/m^{2}未満、70歳以上の方はBMIが22 kg/m^{2}未満」に変更することを検討してもよいかもしれません。Excelシートを工夫して、自動的にチェックが記載されるような計算式を設定することも可能です。

「骨格筋量減少」の項目で、BIAによるカットオフ値は診断用フォームに記載したとおりです。ふくらはぎ周囲長で判定を行う場合は、各施設でカットオフ値を設定します（2章-2「骨格筋量の測定法は？」参照）。DXA、CTやMRIなど、BIA以外の方法で骨格筋量の判定を行った場合、「その他の方法」という項目に判定結果を記入してください。

GLIM基準の重症度の診断は、「表現型」の3項目で行います。表2に重症度の診断基準を示します。

体重が、6か月で10%以上、または、6か月以上前から20%以上減少している場合は、重度体重減少に該当します。フォーム右側の「重度体重減少」の欄に✓を記載します。

GLIM基準のオリジナル論文では、アジア人の低BMIのカットオフ値が低く設定されているため、重度低BMIのカットオフ値と同じ値になってしまいます。これらのカットオフ値は、2025年以降、改訂される可能性もありますが、現時点では、なんらかの対策を講じざるを得ません。対策の案を下記に挙げます。各施設で検討してみてください。

案1：低BMIのカットオフ値は、中等度低BMI、重度低BMIとも、
　　　「70歳未満の方は、BMIが18.5 kg/m^{2}未満、
　　　70歳以上の方は、BMIが20.0 kg/m^{2}未満」　とする。

案2：重度低BMIのカットオフ値を中等度より低い値で設定する。
　　　17.0 kg/m^{2}未満などのカットオフ値を設定しているケースもありますが、この場合、重度低栄養の検出感度が著明に低下します。各施設の症例の現状に合わせて、

検討してください。

案3：低 BMI のカットオフ値は、海外の値を参考に、

中等度低 BMI

「70 歳未満の方は、BMI が 20.5 kg/m^2 未満、

70 歳以上の方は、BMI が 22.0 kg/m^2 未満」

重度低 BMI

「70 歳未満の方は、BMI が 18.5 kg/m^2 未満、

70 歳以上の方は、BMI が 20.0 kg/m^2 未満」　とする。

回復期リハビリテーション病棟、高齢者施設、通所施設などでは、低栄養が軽度であっても、早期に検出し、サポートを開始することが必要です。そのためには、中等度低 BMI を海外の値と同じ値に引き上げて運用することで、検出感度を改善できる可能性があります。

　「重度骨格筋量減少」の項目は、評価を行う際に、各施設の基準を決定してください。というのは、2024 年の時点では、重度骨格筋量減少を判定するための SMI のカットオフ値が確定していないためです。詳しくは、コラム⑧「重度の骨格筋量減少はどう判断する？」（p.209）で解説します。

　以上の結果から、「表現型」の判定を行います。「重度体重減少」、「重度低 BMI」、「重度骨格筋量減少」の 3 つのうち、いずれか 1 つでも該当した場合、「表現型」の欄は「該当（重度）」と記載します。重度には該当していないが、「意図しない体重減少」、「低 BMI」、「骨格筋量減少」のいずれかに該当している場合は「該当」、いずれにも該当しない場合は「該当しない」と記載します。Excel シートを工夫して、自動的に判定が記載されるような計算式を設定することも可能ですが、こちらも、すべての端末で正しく動作しないこともあるため、注意が必要です。

④ 「病因」を判定し記載

　低栄養の原因となる状態があるかどうかを評価するのが、「病因」の欄です（図 6）。ここでは、食事摂取状況に関するデータや、消化吸収機能、消化器症状、診断名や既往歴、血液検査データなどが重要です。

　「エネルギー必要量の 50%以下が 1 週間以上」という欄があります。この項目をチェックするためには、この症例のエネルギー必要量がおおよそ何キロカロリーで、ここ 1〜2 週の食事摂取量がおおよそ平均何キロカロリーかという、データが必要です。

　食事摂取量の評価が、「食事の何割を摂取しているか」ではダメな理由、おわかりいただけましたか？　エネルギー必要量の計算については、このあとの 2 章-3 の項で解説します。

　「食事摂取量の低下が 2 週間以上」、「消化吸収障害、慢性的な消化器症状」の欄は、病歴

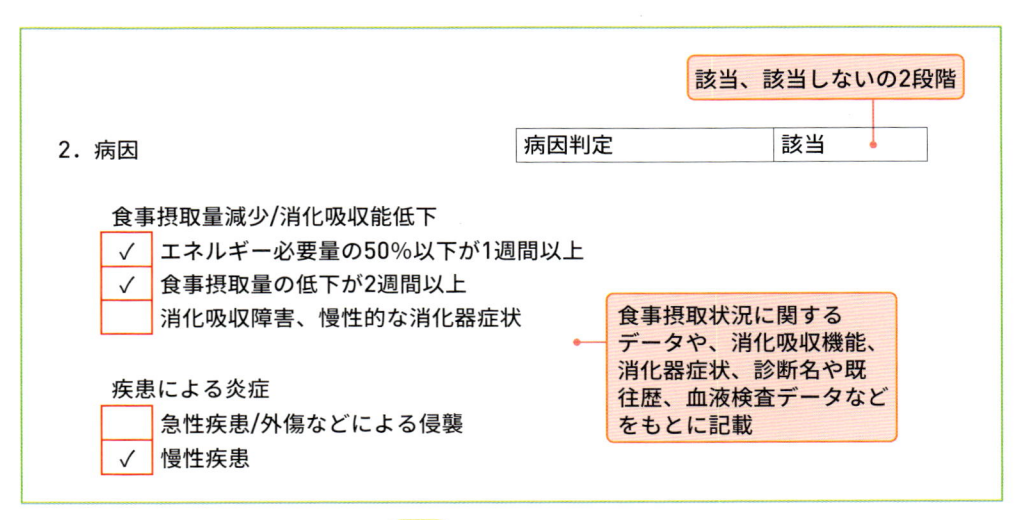

図 6　「病因」の記載

を確認して記載します。

　「急性疾患/外傷などによる侵襲」、「慢性疾患」の欄は、診断名や既往歴、血液検査データなどを参考に判定し、記載します。詳しい判定法は、2 章-4「炎症はどう評価するの？」の項で解説します。

　上記の 5 つの欄のいずれかが該当すれば、「病因判定」は、「該当」となります。

5　低栄養診断、重症度診断の記載、確認

　「表現型」の少なくとも 1 項目に該当し、かつ、「病因」の少なくとも 1 項目に該当した場合、「低栄養」と診断されます。

　「表現型」の重度の基準の少なくとも 1 項目に該当し、かつ、「病因」の少なくとも 1 項目に該当した場合、「重度低栄養」と診断されます（図 7）。

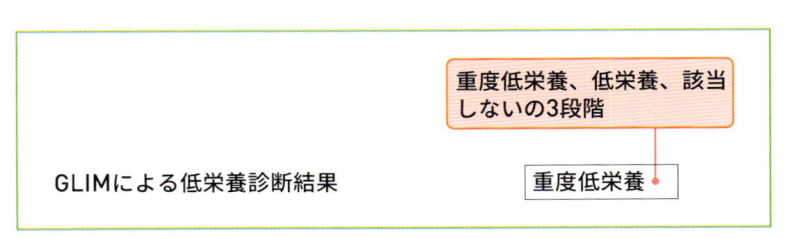

図 7　低栄養診断結果の記載

　ここで重要なのは、「表現型」と「病因」は両方とも該当、すなわち、アルゴリズムで「AND」の構文になっていることです（図 8）。「表現型」だけ、「病因」だけでは「低栄養」とは診断されません。

こうした構造に、低栄養と疾患やフレイル、サルコペニアなどとの関連を大切にする、GLIM 基準ならではの考え方が反映されているのではないかと思います。

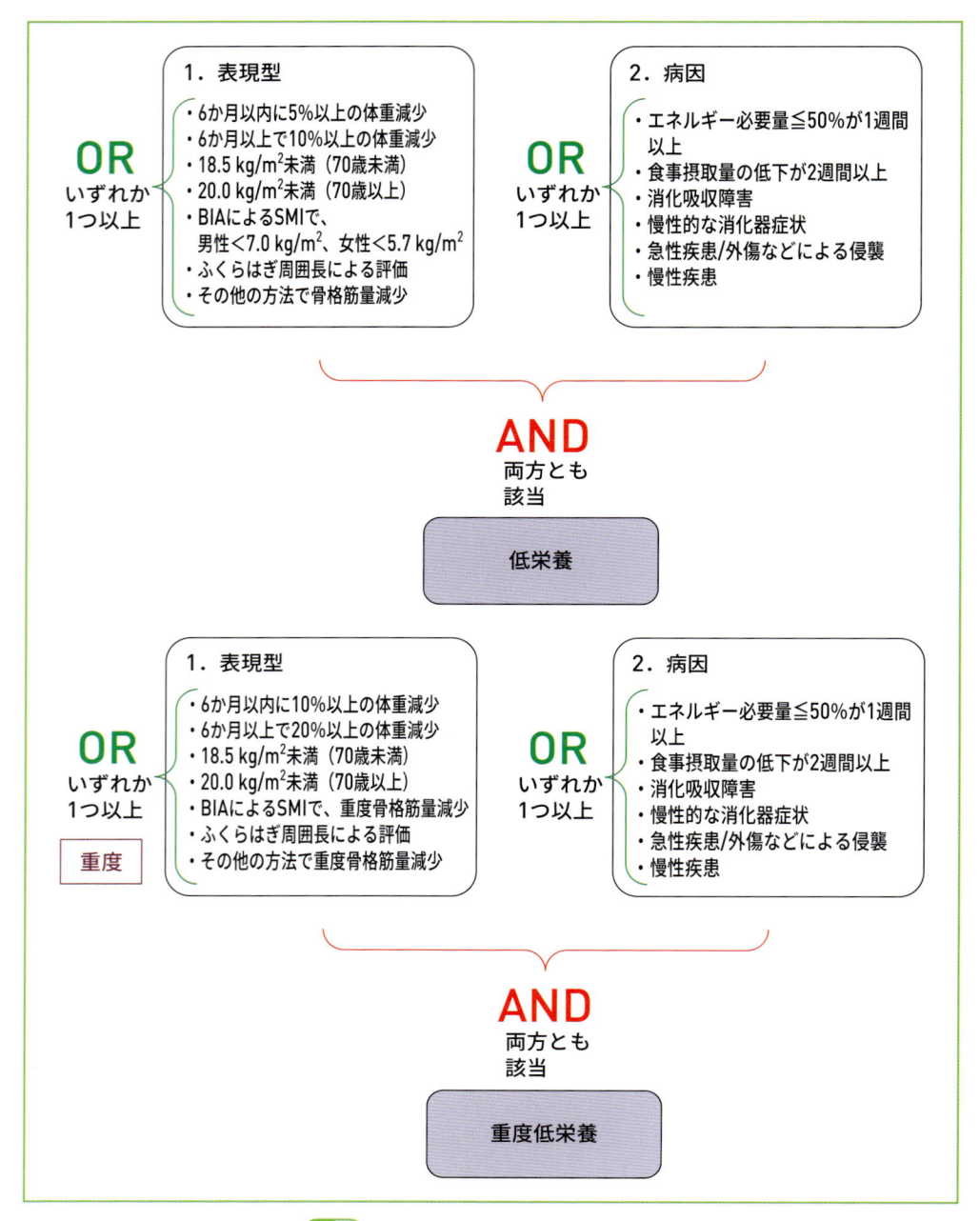

1．表現型
・6か月以内に5%以上の体重減少
・6か月以上で10%以上の体重減少
・18.5 kg/m² 未満（70歳未満）
・20.0 kg/m² 未満（70歳以上）
・BIAによるSMIで、男性＜7.0 kg/m²、女性＜5.7 kg/m²
・ふくらはぎ周囲長による評価
・その他の方法で骨格筋量減少

OR いずれか1つ以上

2．病因
・エネルギー必要量≦50%が1週間以上
・食事摂取量の低下が2週間以上
・消化吸収障害
・慢性的な消化器症状
・急性疾患/外傷などによる侵襲
・慢性疾患

OR いずれか1つ以上

AND 両方とも該当

低栄養

重度

1．表現型
・6か月以内に10%以上の体重減少
・6か月以上で20%以上の体重減少
・18.5 kg/m² 未満（70歳未満）
・20.0 kg/m² 未満（70歳以上）
・BIAによるSMIで、重度骨格筋減少
・ふくらはぎ周囲長による評価
・その他の方法で重度骨格筋量減少

OR いずれか1つ以上

2．病因
・エネルギー必要量≦50%が1週間以上
・食事摂取量の低下が2週間以上
・消化吸収障害
・慢性的な消化器症状
・急性疾患/外傷などによる侵襲
・慢性疾患

OR いずれか1つ以上

AND 両方とも該当

重度低栄養

図 8　低栄養、重度低栄養の診断

「表現型」、「病因」の内訳となる項目は、それぞれ、少なくとも 1 項目に該当すれば、「表現型」全体が該当、あるいは、「病因」全体が該当となります。この判定に関しては、アルゴ

リズムは「OR」の構文になっています。GLIM 基準での、AND と OR の使い分け、いったいなぜだと思いますか？

　正しい答えは、GLIM 基準を作った先生方にお聞きしないとわかりませんが、ワタクシが思うに、「OR」の構文が使われた理由は、あらゆる病態、あらゆる原因の低栄養を、漏れなく拾い上げるためなのではないでしょうか。

　低栄養の症状や原因は多岐にわたっています。体重からみると肥満なのに、骨格筋量が減少しているサルコペニア肥満などはその典型です。もともと少し肥満だった方が、がんなどの疾患で、急激に体重が減少するというケースもあるかもしれません。

　「OR」の構文で思い出していただきたいのが、冒頭、ワタクシが書いた、「揃わなくても、まずは始めてみましょう」のひと言です。例えば、BIA 法の機器がない、浮腫があって、ふくらはぎ周囲長の値もあてにならないといった症例などは骨格筋量のデータは揃えられませんね。しかし、「OR」の構文なので、体重減少や低 BMI が該当すれば、「表現型」は該当となります。さらに、「病因」も該当であれば、「低栄養」と診断できるわけです。データが揃わないからといって、何もしないでいるよりは、ずっとマシだと思いませんか？

　以前に体重を測っていなかったので、体重減少のデータがない……、そんなときも、低 BMI やふくらはぎ周囲長の値から、低栄養と診断できる可能性があります。

　もちろん、データがすべて揃わなかったときは、本来は低栄養の状態であるにもかかわらず、低栄養ではないと診断され、見逃されるケースも出てくるため、診断の精度が低下していることを念頭に置いて、運用していただく必要はあります。

　GLIM 基準による低栄養の診断、始める勇気が湧いてきたでしょうか？　みなさんがケアに携わっている症例のデータを記載して、診断までたどり着けるか、ぜひ、チャレンジしてみてください。

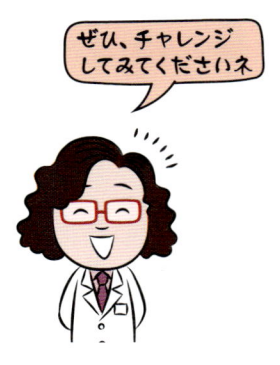

ぜひ、チャレンジしてみてくださいネ

⨝参考文献

　1）吉田貞夫：実際に GLIM 基準の診断をやってみよう！　ナースマガジン　2022；**40**：26.
　2）Cederholm T, Jensen GL, Correia MITD, et al：GLIM criteria for the diagnosis of malnutrition；a consensus report from the global clinical nutrition community. *Clin Nutr*　2019；**38**：1-9.

2 骨格筋量の測定法は？測れないときはどうする？

1 骨格筋量の評価にこだわる GLIM 基準

GLIM 基準では、体格の評価として、体重/BMI と骨格筋量を重要視しています[1]。しかも、カットオフ値を設定し、定量的な評価を行うことを前提としています。

この点について、逆の視点からみると、体格のうち、体重/BMI と骨格筋量以外の要素、例えば、体脂肪量や、浮腫、腹水といった体水分量は GLIM 基準ではまったく触れていません。栄養アセスメントツールのところでご紹介したように、SGA や PG-SGA では、体脂肪量の減少や、浮腫、腹水といった体水分量の増加を評価します（コラム④「栄養スクリーニング・栄養アセスメントツールの特徴と使い方」、p.178 参照）。

こうした、GLIM 基準と SGA/PG-SGA の体格評価の相違点を**表 1**にまとめました。SGA や PG-SGA では、体重変化は評価するものの、体重/BMI 自体は評価項目に含みません。また、骨格筋量の評価は「－」、または「1＋」～「3＋」と定性的です。これらの違いを把握しておくと、GLIM 基準による診断と SGA/PG-SGA の結果に差が生じた場合にも、判断を行いやすくなると思います。

GLIM基準では、どうしてここまで<mark>骨格筋量</mark>が重要視されているのでしょう？　それは、低栄養が骨格筋量減少の原因として、とても重要だと考えられているからです[2][3]。

たんぱく質、エネルギーの摂取が不足した状態が持続すると、骨格筋に貯蔵されている筋たんぱく質が、糖新生によりエネルギー源として利用されます。また、筋たんぱく質の

表 1 GLIM基準とSGA／PG-SGAの体格の評価

	GLIM基準	SGA／PG-SGA
体重／BMI	○	－
体重変化	○	○
骨格筋量	○（定量的）	○（定性的）
浮腫	－	○
腹水	－	○

分解によって生じたアミノ酸は、生体機能の維持に必要なたんぱく質の合成に利用されます[4]。その結果、低栄養では骨格筋が減少し、サルコペニア（コラム②、p.165 参照）が進行するのです。

　私たちが日常生活を支障なく営めるのは、まさに、筋肉、すなわち、骨格筋のおかげです。加齢や疾患で骨格筋が減少すると、歩行が困難になり、外出・交流の機会が減ったり、家庭内でも、トイレや入浴などの ADL に大きな支障が生じます。みなさんは、こうした患者さん、利用者さんをたくさんご覧になっているはずです。こうした弊害を防ぐためにも、**低栄養を正しく、すばやく診断し、適切な栄養管理**を行うことで、身体機能、ADL のさらなる低下を防ぐことが大きな課題なのです。

2　低栄養のパラダイムシフト

　第 2 次世界大戦後、国連が設立され、発展途上国のさまざまな問題も国際社会全体の問題として捉えられるようになりました。こうしたなかで、発展途上国の小児の低栄養の弊害がクローズアップされました。貧困による飢餓や、紛争により食品供給が不足し、たんぱく質やエネルギーを十分に摂取できず、著しい体重減少をきたした小児が多数認められました。**マラスムス**（marasmus）です。写真で、著しく痩せ、肋骨が浮き出してみえ、上下肢も、骨格筋が減少し、まるで骨を直接皮膚が覆っているような小児の状況をご覧になったことがあるのではないでしょうか？　マラスムスを発症すると、身体機能は著しく低下し、高度な発育障害を呈し、死亡することもありました。

　その後、小児では、著しい体重減少は認めないものの、手足に浮腫を認め、適切な治療を行わないと、短期間で死亡する異なったタイプの低栄養も報告されるようになりました。**クワシオルコル**（kwashiorkor）です。アフリカの貧困家庭では、長男として生まれた子どもは大切に育てるものの、次男以降の男児は、いも類などの糖質を中心とした質素な食事を与えるのみだったそうです。

　そうした小児にクワシオルコルを発症する例が多かったことから、糖質中心の食事を摂取したためにたんぱく質が欠乏し、クワシオルコルを発症すると考えられていました。しかし、その後の研究で、カビに含まれるアフラトキシンや、酸化ストレスの影響、炎症性サイトカインの影響など、さまざまな因子が関連していると考えられ、詳細は明らかにされていません[5]。

　マラスムスとクワシオルコルは、低栄養の典型例としてしばしば取り上げられました。ワタクシが学生の頃……、もう 40 年近く前になりますが、低栄養といえば、真っ先にマラスムスやクワシオルコルのことを教わりました。

　1970 年代以降、入院中の患者の低栄養が注目されるようになりました。低栄養のために、予後が悪化し、死亡する症例も少なくなかったのです。「Skeleton in the hospital closet（病院のクローゼットに隠された蓋骨）」[6]（**図1**）という言葉も生まれました。これを改善するために、中心静脈栄養（TPN；total parenteral nutrition）などの技術が開発され、栄養サポートチーム（NST）も作られるようになりました。ワタクシが NST に関わるようになった頃（いまから 20 年くらい前）も、低栄養を、マラスムス型、クワシオルコル型、その中間のマラスミック・クワシオルコル型などと分類するといったことが行われていました（**表2**）[7]。

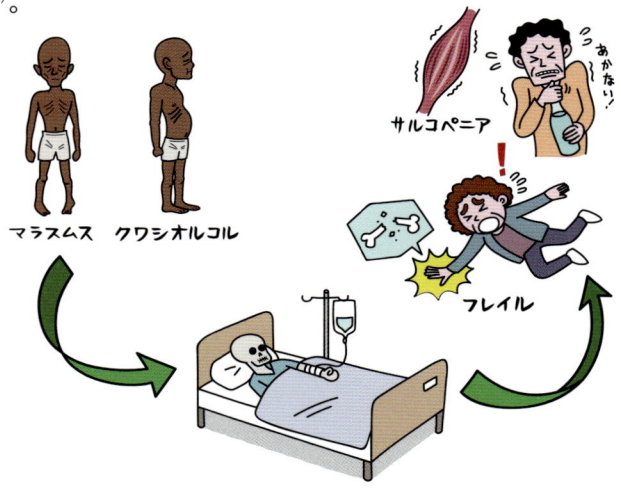

病院のクローゼットに隠された骸骨
(Skeleton in the hospital closet)

図1 低栄養のパラダイムシフト

表2 **マラスムスとクワシオルコルの違い**〔吉田貞夫：マラスムスやクワシオルコルってどんな状態？ 栄養療法のギモンQ&A 100＋9 基礎知識編（ニュートリションケア秋増刊）．メディカ出版，2012より〕

	マラスムス	クワシオルコル
欠乏する栄養素	たんぱく質、エネルギー	主にたんぱく質？
筋肉・皮下脂肪量	減少	変化なし、時には減少
浮腫・腹水貯留	なし	あり
血清アルブミン値	変化なし、時には低下	低下
脂肪肝	時にあり	時に小児などであり
経過	慢性	比較的急性
外観	老人様顔貌（シワ）、肋骨や膝などの関節が際だってみえる	無気力様顔貌、皮膚・毛髪の異常、腹部膨満

入院患者などでは、マラスムスとクワシオルコルが併存するマラスミック・クワシオルコルという中間型であることも多いといわれていた。

表3 Jensenらによる低栄養の分類（文献8より）

1．純粋に飢餓によるもの（例：合併症のない神経因性食欲不振症など）
2．慢性疾患や軽度から中等度の炎症によるもの 〔例：心不全、腎不全などの臓器不全、慢性閉塞性肺疾患（COPD）、膵臓がんなどの悪性腫瘍、関節リウマチ、サルコペニア肥満など〕
3．強い炎症をともなう急性疾患や外傷によるもの （例：敗血症などの重症の感染症、急性膵炎、消化器系の大きな手術、重症の脳血管障害、頭部外傷、多発外傷、熱傷など）

こうした低栄養の概念に一石を投じたのが、2010年、Jensenらの論文です[8]（**表3**）。摂取量の不足のみならず、疾患による炎症が低栄養の原因として重要だと提唱し、低栄養を、純粋に飢餓によるもの、慢性疾患や軽度から中等度の炎症によるもの、強い炎症をともなう急性疾患や外傷によるものの3つに分類したのです（2章-4「炎症はどう評価するの？」参照）。

　Jensenらの論文が発表されたのと同じ2010年、ヨーロッパのEWGSOP（The European Working Group on Sarcopenia in Older People）が、サルコペニアの診断基準を提唱しました[9]。世界的に高齢化が進行し、高齢者におけるフレイル、サルコペニアが注目されるようになり、低栄養はフレイル、サルコペニアの重要な要因のひとつと位置づけられました。栄養アセスメントにおいても、フレイル、サルコペニアに配慮する必要が生じ、わが国でMNA®が普及したのもこの頃です。サルコペニアと肥満を合併しているサルコペニア肥満という概念も生まれ、体全体の体重よりも、骨格筋量を維持することが重要だと考えられるようになりました。低栄養のアセスメントは、飢餓や入院中の患者のみならず、地域で生活している高齢者の転倒、骨折を防止し、日常生活動作（ADL）の低下を防ぐために重要だと考えられるようになりました。

　このように、国際社会や医療環境の変化とともに、重要視される低栄養の病態とアウトカムが変遷していきました。これが、現在、低栄養のアセスメント、診断に骨格筋量が必要な最大の理由です。GLIM基準は、こうした考え方に則って、骨格筋量の判定を重要視するようになったのです。

3　骨格筋量の測定（推定）法

　GLIM基準による低栄養の診断を行う際には、BIA（生体電気インピーダンス法）[10]やDXA（二重エネルギーX線吸収測定法）[11]によって、算出される骨格筋量指数（SMI）が主に用いられます（**図2**）[12][13]。

GLIM 体組成ワーキンググループによる『GLIM 表現型項目の骨格筋量評価のガイダンス』[12)13)]では、CT、MRI の第 3 腰椎レベルの筋断面積、大腰筋の断面積によって評価する方法[14)15)]や、超音波検査によって評価する方法[16)17)]も紹介されています（図 3）。

CT、MRI の第 3 腰椎レベルの筋断面積、大腰筋の断面積から骨格筋量を評価するためには、まず、第 3 腰椎レベルの画像から腹壁の筋、傍背柱筋、大腰筋の部分をトレースします。実際に測定している画像をご紹介します（図 4）。測定した断面積は、BMI を計算する際と同様に身長の 2 乗で割り算して、指数として評価します。

日本肝臓学会のサルコペニアの判定基準[18)]では、筋断面積（図の赤＋青）のサルコペニア

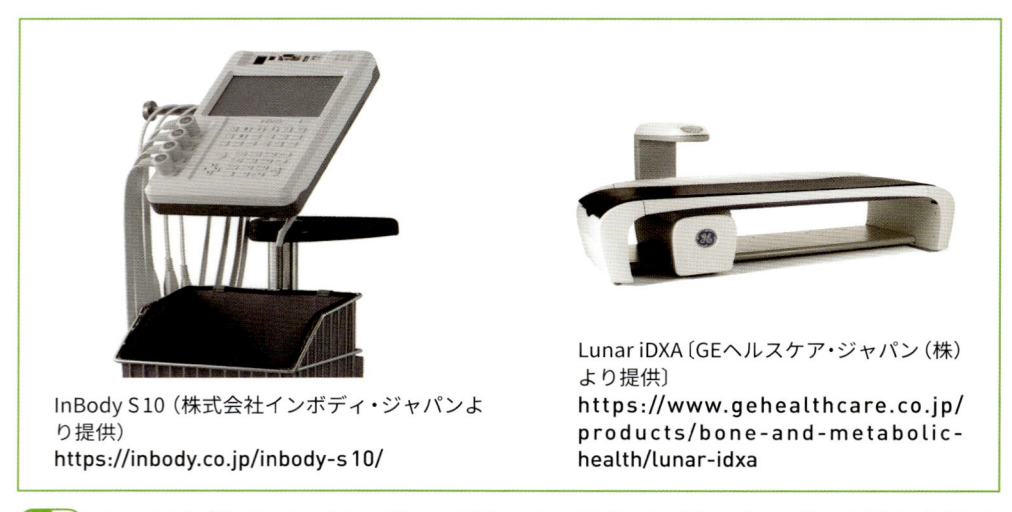

InBody S 10（株式会社インボディ・ジャパンより提供）
https://inbody.co.jp/inbody-s10/

Lunar iDXA〔GE ヘルスケア・ジャパン（株）より提供〕
https://www.gehealthcare.co.jp/products/bone-and-metabolic-health/lunar-idxa

図2 左；BIA（生体インピーダンス法）、右；DXA（二重エネルギー X 線吸収測定法）の測定機器の 1 例

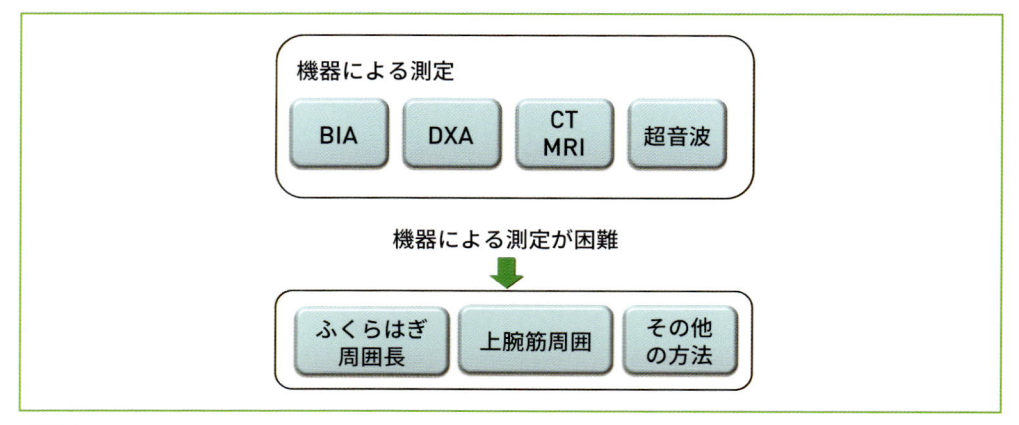

図3 GLIM体組成ワーキンググループによる骨格筋量評価の流れ（文献 12、13 より筆者作成）

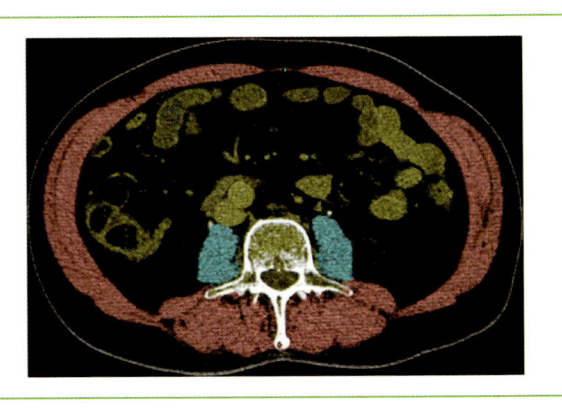

図4　CTの第3腰椎レベルの大腰筋断面積を用いた骨格筋量の推定（Paris MT, et al. *J Cachexia Sarcopenia Muscle*　2017；**8**：713-726より）

腹壁と傍脊柱筋は（赤）、左右の大腰筋は（青）、腹部内臓は（黄色）で表示される。

判定のためのカットオフ値を、男性 42 cm²/m²、女性 38 cm²/m² としています。

　また、大腰筋のみ（図の青）をトレースした場合のカットオフ値は、男性 6.36 cm²/m²、女性 3.92cm²/m² です。計測ソフトウェアがない場合は、左右それぞれの大腰筋の長軸と短軸を測定し、掛け算し、左右の合計を求めて判定することもできます（PMI；Psoas muscle index）。この場合のカットオフ値は、男性 6.0 cm²/m²、女性 3.4 cm²/m² です。

　超音波検査で骨格筋量を評価するためには、上腕二頭筋、大腿四頭筋、オトガイ舌骨筋・顎舌骨筋などの筋の厚さを測定します（図5）[17]。超音波検査では、体表に近く、ある程度ボリュームのある筋肉しか測定ができません。正確な測定には、プローブを垂直に当てる、ジェルを多めにつけて、圧迫しないようにして計測するなどの手技的な配慮が必要です。検査を行う人の熟練度が、結果に影響する可能性があります。また、皮下脂肪の多い人では、画像が不鮮明になることがあるといったデメリットもあります。測定法やカットオフ値のコンセンサスもこれから確立される必要があります。

　骨格筋量を評価するためにさまざまな方法が開発されていますが、注意すべき点があります。いずれの方法も、四肢の「生身"なまみ"の」骨格筋の重量を測定しているわけではないということです。考えてもみてください。本当に四肢の骨格筋の重量を測定しようと思ったら、筋肉を引き剥がして、測りに乗せて測るという、ホラー映画のようなことをしないといけないことになります……（イラスト）。

　BIA は、高周波電流の流れるパターンから推定式を用いて骨格筋量を「推定」しています。DXA は、X 線の透過率の違いを利用し、四肢の脂肪の体積を推定し、四肢全体の体積から骨の体積、脂肪の体積を引いた体積（除脂肪量）を求め、SMI を算出します。CT、MRI の第 3 腰椎レベルの大腰筋の断面積によって評価する方法や超音波検査による方法は、そ

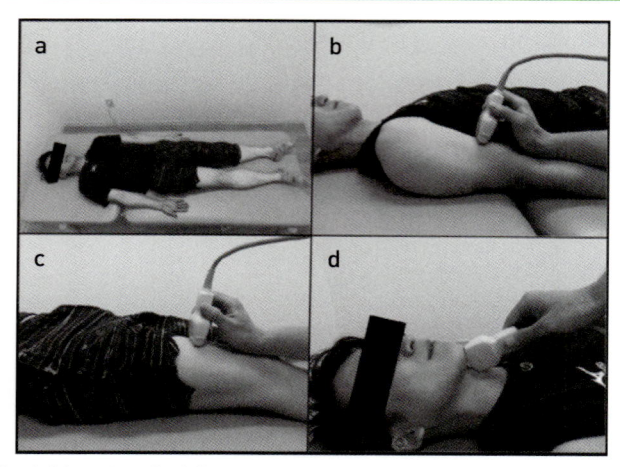

a；検査時の姿勢。測定は水平仰臥位で、四肢を伸展した姿勢で行う。b；上腕二頭筋の測定。肩峰から肘頭までの距離を100％とすると、肩峰から遠位側に向かって60％の部位で測定。c；大腿四頭筋の測定。大転子から外側上顆までの距離を100％とすると、大転子から遠位側に向かって60％の部位で測定。大腿四頭筋のうち、中間広筋と大腿直筋の厚さを測定する。※そのほか、上前腸骨棘と膝蓋骨近位端の中間点、膝上10〜15 cmなどを測定部位の目安とすることがある[19]。d；オトガイ舌骨筋・顎舌骨筋の測定。顎の下の中央で測定。

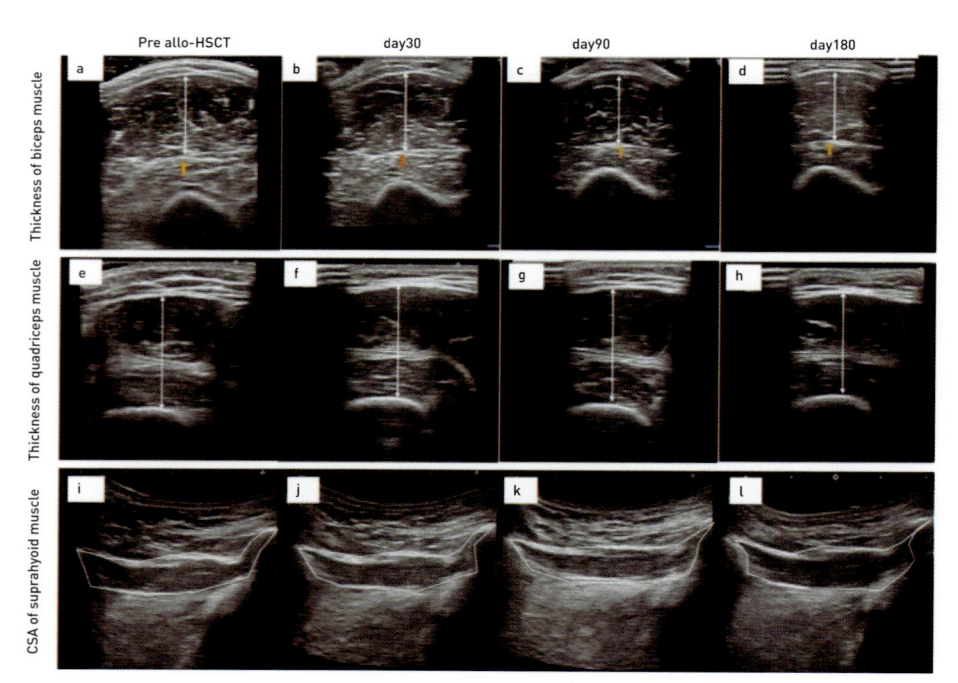

実際に測定した画像。上段：上腕二頭筋、中段：大腿四頭筋、下段：オトガイ舌骨筋・顎舌骨筋。この症例では、30日、60日、90日と経過を観察すると、徐々に筋量が減少した。

図5 超音波検査による骨格筋量の評価（Hashida N, et al. *Sci Rep* 2022；**12**：1538より翻訳のうえ引用）

の部位の筋量と体全体の骨格筋量が比例するという前提で評価を行います。

　しかし、骨格筋の分布には個人差があります。自転車競技やスピードスケート選手の太ももは、びっくりするほど太いですよね。また、後述しますが、いずれの方法でも、**浮腫**がある症例では、誤差が生じやすいといわれています。また、**肥満**も誤差が生じる原因となります。

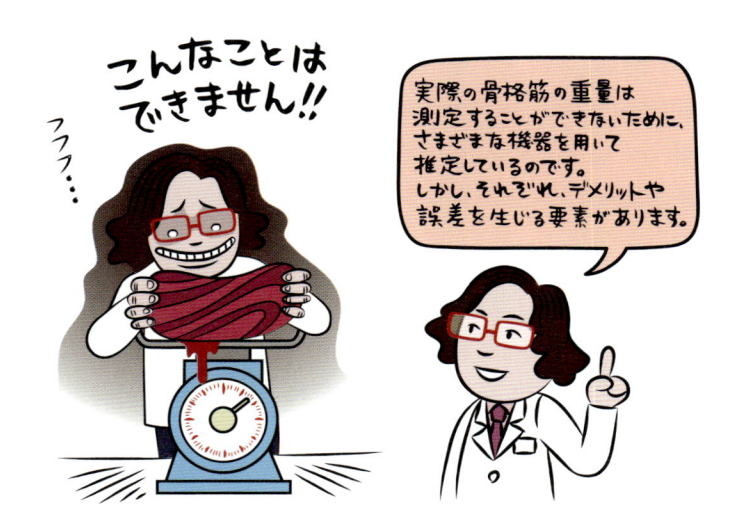

4　機器による骨格筋量の測定（推定）が困難なさまざまな事情

　骨格筋量を測定したくても、「BIA の機器は、自分のところにはなくて……」という方もいるかもしれません。あるいは、機器はあっても、すべての患者、利用者を測定するのは困難ということもあるかもしれません。また、BIA は、ペースメーカーが挿入された症例では禁忌です。

　まして、DXA のような大型で、X 線を使用する機器を設置しているところは少ないと思います。X 線を使用するので、放射線を遮蔽する専用のスペースが必要です。また、DXAの機器にもいろいろな種類があって、使用する X 線の照射範囲やソフトウェアの違いで、骨格筋量が測定できるものと、骨密度しか測定できないものがあります。巷でよくみかけるのは、骨密度のみを測定するものです。ワタクシが勤務するちゅうざん病院に設置されている DXA も骨密度しか測定できません…。

　CT、MRI は多くの医療機関に設置されていますが、画像をトレースし、筋量を算出するのは、研究などの目的で行われるのがほとんどではないでしょうか。臨床の場面で、日常的に行われているわけではないように感じます。

　大きな病院や、高精度の CT、MRI を導入している施設では、画像から大腰筋の部分を

自動的にトレースするソフトウェアが導入されていて、比較的容易に骨格筋量を推定できるかもしれません。なかには、AI（人工知能）が、自動的にトレースして、骨格筋量を計算してくれるというところもあるようです。しかし、こうしたソフトウェア自体も高価で、ソフトウェアがない施設では（ちゅうざん病院にもありません……）、一つひとつの画像を手動でトレースして、骨格筋量を算出することもあるようです。大変な作業です。今後、ソフトウェアの普及とともに、一般化するでしょうか？

　超音波検査は、技術に習熟した担当者が施行しないと、正確な評価が難しいといわれています。

　測定が困難なのは、設備、マンパワーのためだけではありません。ICU の重症患者では、全身状態が不安定なため、検査を行うことが困難な場合もあります。感染症の症例では、機器の消毒なども問題で、測定が難しいこともあります。認知症の症例で、静止した状態が維持できない場合も測定が困難です。

⑤ 骨格筋量が測れないときはどうする？

　ワタクシは、こうしたさまざまな事情で、機器による骨格筋量の測定が困難だという問題は、自分の身近なところだけで起きている問題で、なんとか工夫して、自力で乗り越えないといけないんだろうな…と思っていたのですが、実は、世界中のいたるところで大きな悩みごとだったようです。それもそのはずです。

　日本では、あるメーカーの BIA 用の機器が 1 社だけで 16,000 台以上、別のメーカーの数千万円もする DXA の機器が数百台以上稼働しているそうです。また、ご存じの方も多いと思いますが、CT、MRI の稼働台数も、世界各国をしのいで、ダントツの 1 位です（図6）[20]。医療機器大国の日本でできないのですから、「いわんや外国をや」です。

　こうした問題にどう対応するかについて、各国の代表者が議論を行い、作成されたのが、先ほどご紹介した、GLIM 体組成ワーキンググループによる『GLIM 表現型項目の骨格筋量評価のガイダンス』[12][13] です。

　このガイダンスでは、機器による骨格筋量の測定が困難な場合、ふくらはぎ周囲長や上腕筋周囲（AMC；Arm Muscle Circumference）などの、身体計測結果を骨格筋量の指標として使用することが推奨されています。

　注意していただきたいのは、機器による骨格筋量の測定が困難な場合は、「やむを得ないので、ふくらはぎ周囲長を使ってもよい」という、ニュアンスで書かれているということです。

　世の中の状況をみていると、「GLIM 基準を導入するには、とにかくふくらはぎ周囲長を測定しないと！」、「どのカットオフ値にするか決めないと！」と浮き足だっているようにみえるときがあります。たしかに、ふくらはぎ周囲長は測定にコストはかかりませんし、

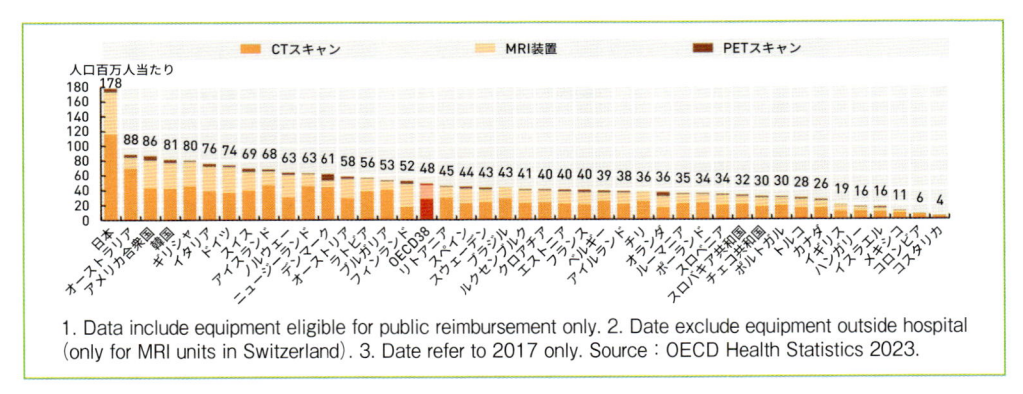

1. Data include equipment eligible for public reimbursement only. 2. Date exclude equipment outside hospital (only for MRI units in Switzerland). 3. Date refer to 2017 only. Source：OECD Health Statistics 2023.

図 6 **各国のCT、MRI、PETの稼働台数（2021年、人口100万人あたり）**（文献20より）

X線の被爆もありません。とても良い方法だとは思うのですが、まずは骨格筋量の測定を適切に行うことを検討してみてください。

　ところで、なぜふくらはぎがよいのか、わかりますか？　大腿や上腕など、ほかの部位ではダメなのでしょうか？　ここ、とても重要です！

　身体計測のコラムでも解説したとおり、==ふくらはぎは、人体で最も筋肉の占める割合が高い==（皮下脂肪などが少ない）部分といわれているため、全身の骨格筋量を反映しやすいと考えられています。大腿や上腕などには、個人差はあるものの、無視できない量の皮下脂肪が存在します。これ、笑いごとではないですよ。

　こうした部位を使用する場合は、**皮下脂肪厚**を測定し、補正する必要があります。上腕の場合も、上腕周囲長を測定すると同時に、皮下脂肪厚も測定し、上腕筋周囲（AMC）を算出して評価を行います（コラム⑥「栄養アセスメントのための身体計測」、p.198 参照）。上腕筋周囲も全身の骨格筋量を反映すると考えられますが、皮下脂肪の測定などでの、誤差が生じやすいと考えられています。

　GLIM 体組成ワーキンググループでは、握力などの筋力を測定し、骨格筋量の評価に代用する方法も繰り返し議題に上がり、慎重な検討が行われましたが、筋力と骨格筋量が必ずしも相関するとは限らないこと、筋力は神経疾患などさまざまな原因でも低下することなどの理由で、筋力の指標は骨格筋量の評価には用いないと記載されました[12)13)]。

　たしかに、さまざまな研究をみると、疾患の予後と筋力が相関したが、骨格筋量は相関しなかったといった研究も少なくありません。サルコペニアの診断の際も、骨格筋量と筋力はそれぞれ個別に評価します[2)3)]。筋力と骨格筋量は、==異なるパラメーター==であることを理解しておく必要があります。

6 もし骨格筋量の情報がまったく得られないまま GLIM 基準による低栄養の診断を行うと……

BIA などによる測定が困難、忙しくて、ふくらはぎ周囲長の測定もできない……、そうした状態で、GLIM 基準による低栄養の診断を行うと、どのようなことが起きるでしょうか？

体重減少、低 BMI の項目に該当すれば、たとえ骨格筋量のデータが欠損していたとしても、表現型の項目で 1 つ以上該当となり、低栄養と診断される可能性があります（2 章-1、図 8 参照）。しかし、第 4 章でご紹介する肝硬変の症例のように、腹水、浮腫のために体重が増加していたり、体格は肥満なのに骨格筋量は減少しているサルコペニア肥満（コラム②「高齢者などでみられるサルコペニアって？」、p.165 参照）の場合、体重減少、低 BMI に該当しないことがあります。こうした事例では、『低栄養の見逃し』が発生するリスクがあることを把握して、対応することが大切です。

骨格筋量の情報が欠損していた場合、GLIM 基準による低栄養の診断にどの程度影響があるかを、実際の症例で検討してみました（図 7）。低栄養の検出率は、男性では 52.3％から 35.4％に、女性では 75.6％から 43.0％に低下しました[21]。低栄養と診断されるべき人の、男性では 10 人に 3 人、女性では 10 人に 4 人で、低栄養を見逃してしまうという結果です。

GLIM 基準による低栄養の診断では、骨格筋量の減少を評価することが、いかに重要か理解できたと思います。BIA などの測定機器がない場合でも、ふくらはぎ周囲長など、なんらかの方法で骨格筋量を評価することが必要です。

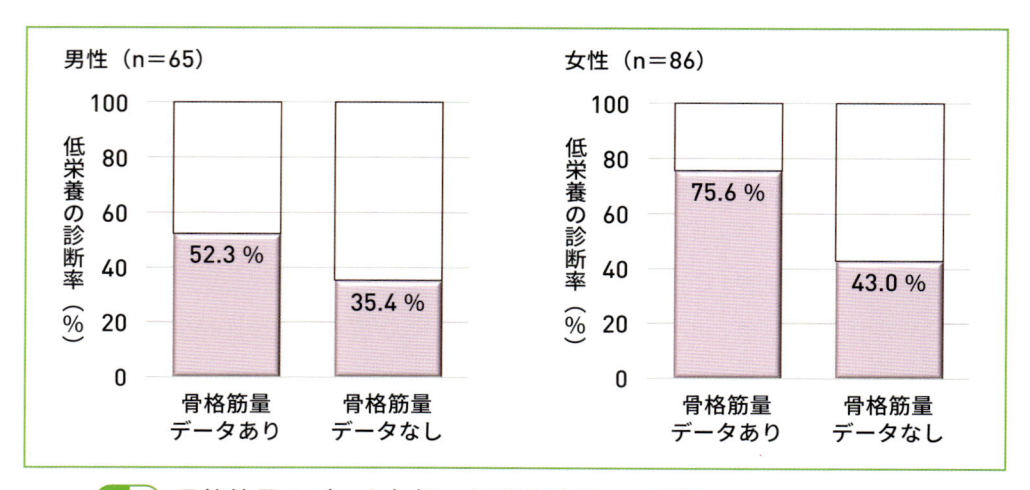

図 7 骨格筋量のデータ欠損の低栄養診断への影響（文献 21 より筆者作成）

7　浮腫や、胸水、腹水のある症例では

最後に、もうひとつ注意していただきたい点をお伝えします。たとえなんらかの方法で骨格筋量の測定を行っていても、低栄養を見逃してしまうリスクがあります。その代表が、**浮腫や、胸水、腹水などの体水分量の増加**です。

浮腫や、胸水、腹水などで体水分量が増加した症例では、BIA で SMI を算出すると、実際の値よりも高い結果が得られることが報告されています[22]。

BIA は、高周波電流の流れるパターンによって、体脂肪とそれ以外の軟部組織を区別しますが、骨格筋と軟部組織に貯留した水分を区別することが難しいため、このような誤差が生じます。体水分均衡（ECW/TBW；Extracellular Water/Total Body Water）という項目を見て、この値が 0.4 を超えているときは、浮腫など体水分量増加の影響があると考えましょう。

DXA は BIA に比較し、体水分量の影響を受けにくいといわれていますが、BIA 同様、全体の体積から骨の体積、脂肪の体積を引いた除脂肪量を求める方法をとっているため、体水分量の影響をまったく受けないわけではありません。

CT、MRI 画像の大腰筋断面積は、いわゆるインナーマッスルで、浮腫の影響は少ないと考えられていますが、それでも高度の浮腫のある症例では、実際の値よりも高い結果が得られることがあるといわれています。

浮腫がある場合は、ふくらはぎ周囲長も実際の値よりも高い値となり[23]、診断の信頼性が低下します。浮腫の程度は、病態や治療などによって刻々と変化するため、皮下脂肪のように一律に補正することは困難です。

したがって、こうした症例では、ふくらはぎ周囲長を測定したとしても、低栄養を見逃してしまうことになります。すでに解説したとおり、「ふくらはぎ周囲長を測定しないといけない」ではなく、「やむを得ず、ふくらはぎ周囲長を測定してもよいとされているが、本当は骨格筋量を測定しないといけない」と考えるべきというのは、こうしたリスクがあるためです。

▶参考文献

1) Cederholm T, Jensen GL, Correia MITD, et al：GLIM criteria for the diagnosis of malnutrition--a consensus report from the global clinical nutrition community. *Clin Nutr* 2019；**38**：1-9.
2) Cruz-Jentoft AJ, Bahat G, Bauer J, et al：Sarcopenia；revised European consensus on definition and diagnosis. *Age Ageing* 2019；**48**：16-31.
3) Chen LK, Woo J, Assantachai P, et al：Asian Working Group for Sarcopenia；2019 consensus update on sarcopenia diagnosis and treatment. *J Am Med Dir Assoc* 2020；**21**：300-307.
4) 吉田貞夫：患者に話したくなる「たんぱく質」のすべて. メディカ出版, 2024年.
5) 吉田貞夫：クワシオルコルの機序と我が国での症例. 医事新報4684. p94、2014年.
6) Butterworth CE：The skeleton in the hospital closet. *Nutrition Today* 1974：4-8.

7) 吉田貞夫：マラスムスやクワシオルコルってどんな状態？．栄養療法のギモン Q&A100＋9 基礎知識編（ニュートリションケア秋増刊）．メディカ出版，2012；pp.100-101.

8) Jensen GL, Mirtallo J, Compher C, et al：International Consensus Guideline Committee. Adult starvation and disease-related malnutrition；a proposal for etiology-based diagnosis in the clinical practice setting from the International Consensus Guideline Committee. *Clin Nutr* **29**：151-153, 2010.

9) Cruz-Jentoft AJ, Baeyens JP, Bauer JM, et al：Sarcopenia；European consensus on definition and diagnosis；report of the European working group on Sarcopenia in older people. *Age Ageing* 2010；**39**：412-423.

10) Tanimoto Y, Watanabe M, Sun W, et al：Association between muscle mass and disability in performing instrumental activities of daily living（IADL）in community-dwelling elderly in Japan. *Arch Gerontol Geriatr* 2012；**54**：e230-e233.

11) Chen LK, Lee WJ, Peng LN, et al：Recent advances in sarcopenia research in Asia；2016 update from the Asian Working Group for Sarcopenia. *J Am Med Dir Assoc* 2016；**17**：767.e1-e7.

12) Barazzoni R, Jensen GL, Correia MITD, et al：Guidance for assessment of the muscle mass phenotypic criterion for the global leadership initiative on malnutrition（GLIM）diagnosis of malnutrition. *Clin Nutr* 2022；**41**：1425-1433.

13) Compher C, Cederholm T, Correia MITD, et al：Guidance for assessment of the muscle mass phenotypic criterion for the Global Leadership Initiative on Malnutrition diagnosis of malnutrition. *JPEN J Parenter Enteral Nutr* 2022；**46**：1232-1242.

14) Mourtzakis M, Prado CM, Lieffers JR, et al：A practical and precise approach to quantification of body composition in cancer patients using computed tomography images acquired during routine care. *Appl Physiol Nutr Metab* 2008；**33**：997-1006.

15) Westenberg LB, Zorgdrager M, Swaab TDA, et al：Reference values for low muscle mass and myosteatosis using tomographic muscle measurements in living kidney donors. *Sci Rep* 2023；**13**：5835.

16) Paris MT, Lafleur B, Dubin JA, et al：Development of a bedside viable ultrasound protocol to quantify appendicular lean tissue mass. *J Cachexia Sarcopenia Muscle* 2017；**8**：713-726.

17) Hashida N, Tada Y, Suzuki M, et al：Reliability and validity of ultrasound to measure of muscle mass following allogeneic hematopoietic stem cell transplantation. *Sci Rep* 2022；**12**：1538.

18) 西口修平，日野啓輔，森屋恭爾，他：肝疾患におけるサルコペニアの判定基準（第1版）．肝臓　2016；**57**：353-368.

19) Hacker ED, Peters T, Garkova M：Ultrasound assessment of the rectus femoris cross-sectional area；subject position implications. *West J Nurs Res* 2016；**38**：1221-1230.

20) OECD（2023）："Diagnostic technologies", Glance Indicators：Health at a OECD 2023. OECD Publishing, Paris. DOI：https://doi.org/10.1787/857d9cb0-en

21) Yoshida S, Nakayama Y, Nakayama J, et al：Assessment of sarcopenia and malnutrition using estimated GFR ratio（eGFRcys/eGFR）in hospitalised adult patients. *Clin Nutr ESPEN* 2022；**48**：456-463.

22) Gonzalez MC, Barbosa-Silva TG, Heymsfield SB：Bioelectrical impedance analysis in the assessment of sarcopenia. *Curr Opin Clin Nutr Metab Care* 2018；**21**：366-374.

23) Gonzalez MC, Mehrnezhad A, Razaviarab N, et al：Calf circumference；cutoff values from the NHANES 1999-2006. *Am J Clin Nutr* 2021；**113**：1679-1687.

3 エネルギー必要量・摂取量の計算法は？

1 GLIM 基準による低栄養の診断には、エネルギー必要量・摂取量が必須

2 章-1 で解説したように、GLIM 基準による低栄養の診断を行う際、表現型と病因の各項目をチェックします。病因のなかに、「エネルギー必要量の 50％以下が 1 週間以上」という欄があります（**図 2**、p.23）。

この項目をチェックするためには、この症例の**エネルギー必要量がおおよそ何キロカロリー**で、ここ **1〜2 週の食事摂取量がおおよそ平均何キロカロリー**か、というデータが必要です。管理栄養士、NST の医師などは、すぐに計算ができるかもしれませんが、GLIM 基準による診断を担当することになったものの、どうしたものかと困ってしまう方もいるかもしれません。

実は、エネルギー必要量・摂取の計算はそれほど難しいことではありません。ぜひマスターして、使いこなしてください。

2 エネルギー必要量の計算法

体を維持するためにどのくらいのエネルギーが必要かは、本来、一人ひとり異なります。その人にとって、どのくらいのエネルギー量が適正かを知るためには、基礎代謝量を測定するなどのプロセスが必要です。しかし、臨床の現場では、一人ひとりの基礎代謝量を測定するのは困難です。

かつては、身長、体重、年齢をもとに推定のエネルギー必要量を計算する、ハリス−ベネディクト（Harris-Benedict）の式（ミニコラム「生きた化石？ Harris-Benedict の式」、p.49 参照）という、若干面倒な式が用いられていました。しかし、いまは、体重あたり○○キロカロリーという簡易法が用いられることも多くなりました。身長、体重をもとに、エネルギー必要量を計算する方法をご紹介しましょう。

体重からエネルギー必要量を計算する場合、体重あたり「○○キロカロリー」をどのように選択するかがポイントです。**表 1** にその目安をまとめます。体重は、肥満や痩せなどの体型に影響されないように、BMI 22 kg/m² を基準にした標準体重を用いるのが一般的です。

表1 エネルギー必要量の計算法

標準体重をもとに計算する方法	
通常	標準体重（kg）×25〜30 kcal/日
軽度ストレス（軽活動）	標準体重（kg）×30 kcal/日
中等度ストレス（中等度活動）	標準体重（kg）×35 kcal/日
高度ストレス（高活動）	標準体重（kg）×40 kcal/日

BMI 22 kg/m^{2}を基準にした標準体重は例えば以下のように計算します。

〈身長 165 cm の場合〉

22×1.65（m）×1.65（m）＝標準体重 59.9 kg

エネルギー必要量の計算で重要なのが、**代謝ストレス**という考え方です。大きな手術の後で、消耗した体力を回復しようとする患者さんや、多発外傷の患者さんなどは、健常人よりも多くのエネルギー量が必要です。中等度の代謝ストレスがある状態と考えられます。広範な熱傷の患者さんでは、さらに多くのエネルギー量が必要で、高度の代謝ストレスがある状態と考えられます。

活動量が多い場合も同様です。日ごろ積極的な運動を行う人ではやや多くのエネルギー量、集中的なリハビリテーションを行っているような患者さんではさらに多くのエネルギー量が必要です。

代謝ストレス、活動量を参考に、疾患がなく、通常の生活をしていた場合は、標準体重あたり 25〜30 kcal、軽度の代謝ストレス・活動量の場合には標準体重あたり 30 kcal、中等度の代謝ストレス・活動量の場合には標準体重あたり 35 kcal、高度の代謝ストレス・活動量の場合には標準体重あたり 40 kcal が目安となります。

例えば、

〈標準体重 60 kg の人で、軽度ストレス（軽活動）の場合〉

60 kg×30 kcal＝1,800 kcal/日

と計算します。

体重あたり 40 kcal というと、体重 60 kg の人では 1 日 2,400 kcal 必要ということになります。ちょっと多すぎ？　と思う方もいるかもしれません。病院食では、基本が 1,800〜2,000 kcal 程度で、実際そんなに多くは提供していないと感じる人もいるかもし

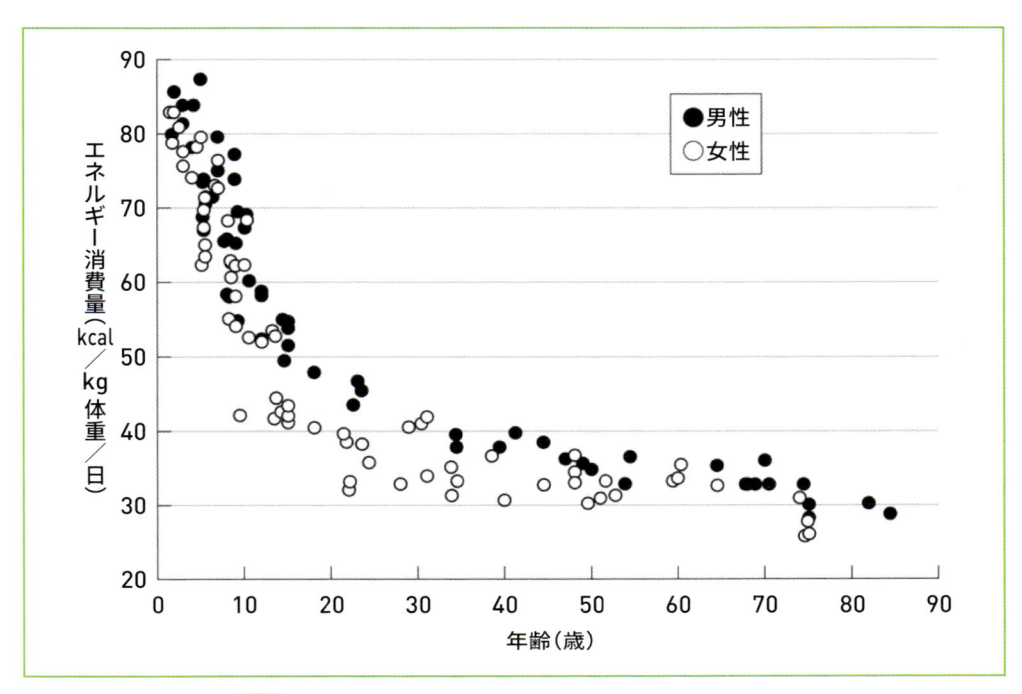

図1 年齢別にみたエネルギー消費量（文献1より）

れません……。

しかし、通常の生活で、どのくらいのエネルギーを消費しているかを調べた研究結果をみてみると（図1）[1]、20〜40歳の男性では、疾患による代謝ストレスや活動量の増加がなくても、体重あたり40 kcal程度を消費しています。女性でも、体重あたり35 kcal程度を消費しています。60〜70歳でも、男女とも35 kcal程度を消費しています。そう考えると、体重あたり40 kcalは決して多すぎることはないようです。

図1をみて気づくのは、**加齢**によって、消費するエネルギーが減少していく傾向があるということです。体重あたり〇〇キロカロリーを決定する際には、年齢のことを考慮する必要があります。高齢者の場合は、代謝ストレス、活動量が高いと考えられたとしても、1段階低い値を参考に、必要量を決定するといいかもしれません。

例えば、
〈75歳、標準体重60 kgの人で、高度ストレス（高活動）の場合〉

加齢による影響を考え、1段階低い中等度ストレス（中等度活動）の値を使用

60 kg×35 kcal＝2,100 kcal/日

と計算します。

標準体重を用いてエネルギー必要量を計算すると、BMI が 30 kg/m^{2}を超える肥満の人や、BMI が 20 kg/m^{2}未満の人では、実際の体重をもとにした計算結果と大きな差が生じます。

例えば、

〈身長 170 cm、体重 90 kg、BMI 31.1 kg/m^{2}の人の場合〉

標準体重は、22×1.70（m）^{2}×1.70（m）＝63.6 kg で、

⬇ つまり

63.6 kg×30 kcal＝1,908 kcal/日ですが、

現在の体重で計算すると、

90 kg×30 kcal＝2,700 kcal/日と 800 kcal ほどの差となります。

痩せた人の場合も、

〈身長 155 cm、体重 44 kg、BMI 18.3 kg/m^{2}の人の場合〉

標準体重は、22×1.55（m）^{2}×1.55（m）＝52.9 kg で、

⬇ つまり

52.9 kg×30 kcal＝1,587 kcal/日ですが、

現在の体重で計算すると、

44 kg×30 kcal＝1,320 kcal/日と、250 kcal 以上の差となります。

どちらの値が、この人に適切なのかは個別に検討する必要があります。とくに、痩せた人の場合には、代謝ストレス、活動量を 1 段階低い値に設定して、必要量を計算するなどの工夫が必要かもしれません。

肥満の人の場合、標準体重に、標準体重と現在の体重の差の 25％の値を追加した==補正体重==を計算することもあります。

例えば、先ほどの、身長 170 cm、体重 90 kg、BMI 31.1 kg/m^{2}の人では、

現在の体重 90 kg と標準体重 63.6 kg の差、26.4 kg の 25％

26.4 kg×0.25＝6.6 kg を標準体重に追加し、

補正体重 63.6 kg＋6.6 kg＝70.2 kg として、

70.2 kg×30 kcal＝2,106 kcal/日

と計算します。

標準体重で計算した 1,908 kcal/日と、現在の体重で計算した 2,700 kcal/日の間の値になります。

ミニコラム　生きた化石？　Harris-Benedict の式

　かつて、エネルギー必要量の計算に、Harris-Benedict の式という公式が使用されていました。日本でも広く用いられていました。オリジナルの式は、少数点以下が4桁もある、とても複雑な式です。これを四捨五入して、より簡潔な式にして使用していたケースもあります。

　Harris-Benedict の式を用いた計算では、まず、基礎代謝量に相当する基礎エネルギー消費量（BEE；Basal Energy Expenditure）を計算します。

男性

$$BEE(kcal) = 66.4730 + 13.7516 \times 体重（kg）+ 5.0033 \times 身長（cm）- 6.7550 \times 年齢（歳）$$

女性

$$BEE(kcal) = 655.0955 + 9.5634 \times 体重（kg）+ 1.8496 \times 身長（cm）- 4.6756 \times 年齢（歳）$$

　続いて、BEE に、活動係数、ストレス係数をかけて、エネルギー必要量を計算します。活動係数、ストレス係数の目安を**表**にまとめます。活動係数、ストレス係数はおおよその値で、強いエビデンスはありません。

　例えば、70歳、身長165 cm、体重60 kg の女性で、寝たきりの褥瘡の症例では、

　BEE = 655.0955 + 9.5634 × 60 kg + 1.8496 × 165 cm − 4.6756 × 70 歳 = 655.0955 + 573.8040 + 305.1840 − 327.2920 = 1206.7915 kcal

　活動係数を1.0、ストレス係数を1.5とすると、推定のエネルギー必要量は、1206.7915 × 1.0 × 1.5 = 1810.1873 kcal と計算できます。

　この計算、一度やってみたことのある方ならすぐわかると思いますが…、とても煩雑です。

表 活動係数、ストレス係数の目安

活動係数	
寝たきり（安静）	1.0
ベッド上	1.2
ベッド以外での活動あり	1.3

ストレス係数	
ステロイド投与中の頭部外傷	1.6
重症感染症	1.5〜1.8
発熱38℃	1.4
発熱39℃	1.6
発熱40℃以上	1.8
褥瘡	1.2〜1.6

ついつい、ここまでして計算する意味があるのか？　と思ってしまいます。実際、近年ではこの式はあまり用いられなくなってきました。用いられなくなった理由は、煩雑さだけではありません。そもそも、この公式は、いまから100年以上前の1918年に、欧米人を対象に作成された公式なのです。

　下記からオリジナルの文献をダウンロードすることができます。興味のある方はぜひご覧ください。100年以上使い続けられたのはすばらしいことですが、それにしても、100年以上前と現在では、欧米人でも体格に違いがあるはずです。欧米人とは体格の違う日本人では、なおさらです。

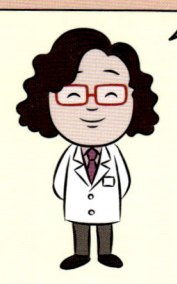

✂ **参考文献**

Harris JA, Benedict FG：A biometric study of human basal metabolism. *Proc Natl Acad Sci U S A* 1918；**4**：370-373.

　厚生労働省の「日本人の食事摂取基準（2025年版）」[1]では、Harris-Benedict の式のほか、いくつかの推定式が紹介されています（**表2**）。

　直前まで通常の生活を行っていた人に関しては、エネルギー必要量の目安として、厚生労働省の「日本人の食事摂取基準（2025年版）」[1]で示された、推定エネルギー必要量（**表3**）を参考にすることも可能かもしれません。ここで示された推定エネルギー必要量は、不足によって、50%の確率で健康障害が生じるエネルギー量を指します。

表2 これまでに使用されたエネルギー必要量の推定式（文献1より改変のうえ一部抜粋）

名　称	年齢（歳）	推定式（kcal/日）：上段が男性、下段が女性
国立健康・栄養研究所の式	20〜74※ （18〜79）	$(0.0481 \times W + 0.0234 \times H - 0.0138 \times A - 0.4235) \times 1,000/4.186$ $(0.0481 \times W + 0.0234 \times H - 0.0138 \times A - 0.9708) \times 1,000/4.186$
Harris-Benedictの式	—	$66.4730 + 13.7516 \times W + 5.0033 \times H - 6.7550 \times A$ $655.0955 + 9.5634 \times W + 1.8496 \times H - 4.6756 \times A$
Schofieldの式	18〜29	$(0.063 \times W + 2.896) \times 1,000/4.186$ $(0.062 \times W + 2.036) \times 1,000/4.186$
	30〜59	$(0.048 \times W + 3.653) \times 1,000/4.186$ $(0.034 \times W + 3.538) \times 1,000/4.186$
	60以上	$(0.049 \times W + 2.459) \times 1,000/4.186$ $(0.038 \times W + 2.755) \times 1,000/4.186$
FAO/WHO/UNUの式	18〜29	$(64.4 \times W - 113.0 \times H/100 + 3,000)/4.186$ $(55.6 \times W + 1,397.4 \times H/100 + 146)/4.186$
	30〜59	$(47.2 \times W + 66.9 \times H/100 + 3,769)/4.186$ $(36.4 \times W + 104.6 \times H/100 + 3,619)/4.186$
	60以上	$(36.8 \times W + 4,719.5 \times H/100 - 4,481)/4.186$ $(38.5 \times W + 2,665.2 \times H/100 - 1,264)/4.186$

W：体重（kg）、H：身長（cm）、A：年齢（歳）
※ 推定式は20〜74歳の集団で作成され、18〜79歳の集団で妥当性が確認されている。

表3 日本人食事摂取基準2025における推定エネルギー必要量（文献1より改変のうえ一部抜粋）

性 別	男 性			女 性		
身体活動レベル※	I	II	III	I	II	III
18〜29（歳）	2,250	2,600	3,000	1,700	1,950	2,250
30〜49（歳）	2,350	2,750	3,150	1,750	2,050	2,350
50〜64（歳）	2,250	2,650	3,000	1,700	1,950	2,250
65〜74（歳）	2,100	2,350	2,650	1,650	1,850	2,050
75以上（歳）※※	1,850	2,250	—	1,450	1,750	—

※　身体活動レベルは、低い、ふつう、高いの三つのレベルとして、それぞれI、II、IIIで示した。
※※　レベルIIは自立している者、レベルIは自宅にいてほとんど外出しない者に相当する。レベルIは高齢者施設で自立に近い状態で過ごしている者にも適用できる値である。
注1：活用に当たっては、食事評価、体重及びBMIの把握を行い、エネルギーの過不足は体重の変化又はBMIを用いて評価すること。
注2：身体活動レベルIの場合、少ないエネルギー消費量に見合った少ないエネルギー摂取量を維持することになるため、健康の保持・増進の観点からは、身体活動量を増加させる必要がある。

身体活動レベルの目安

身体活動レベル※	低い（I） 1.50 （1.40〜1.60）	ふつう（II） 1.75 （1.60〜1.90）	高い（III） 2.00 （1.90〜2.20）
日常生活の内容	生活の大部分が座位で、静的な活動が中心の場合	座位中心の仕事だが、職場内での移動や立位での作業・接客等、通勤・買い物での歩行、家事、軽いスポーツ、のいずれかを含む場合	移動や立位の多い仕事への従事者、あるいは、スポーツ等余暇における活発な運動習慣を持っている場合
中程度の強度（3.0〜5.9メッツ）の身体活動の1日あたりの合計時間（時間/日）	1.65	2.06	2.53
仕事での1日あたりの合計歩行時間（時間/日）	0.25	0.54	1.00

※　代表値。（　）内はおよその範囲。

3　食事摂取量の評価

　本書を読んでいるあなたは、ここ 1〜2 週の、ご自分の食事摂取量がおおよそ平均何キロカロリーか、すぐにいうことができますか？　管理栄養士の方なら、おおよその量をすぐに計算ができるかもしれません。しかし、平均のエネルギー摂取量を正確に知ろうとすると、これがなかなか困難なことなのです。

　今回は、GLIM 基準による低栄養の診断に使用できる簡便な方法から、やや詳細に評価を行うための方法まで、さまざまな方法をご紹介します。

1　食事内容を記録してもらう

　平均のエネルギー摂取量を知るための最も一般的で、シンプルな方法は、数日間の食事を記録してもらうことです。「朝」、「昼」、「夕」、「その他」などの食事のタイミングを記載した記録票に、食べた物を記載してもらいます。どのくらい細かく記載するかは状況に応じてさまざまです。目分量で記載してもらう場合もあれば、測りを使用して、正確な量を記載してもらう場合もあります。

　この方法は、疫学調査や慢性疾患の指導などには有用ですが、GLIM 基準による低栄養の診断を行う場合、記録票を渡した以降の食事摂取量ではなく、現時点までの食事摂取量を知ることが必要なので、あまり有用とはいえません。

2　食事内容を思い出してもらう

　過去 1〜数日分の食事を思い出してもらい、記録する方法です。GLIM 基準による低栄養の診断を行う場合、この方法を用いることが多いようです。本人の記憶が参照できない場合は、家族などから聞きとりを行います。

　調査票に記録してもらうといった煩雑さはありませんが、記憶に依存するため、内容が不正確になる可能性があります。「ご飯はお茶碗に何分目くらい食べましたか？」など、質問の仕方を工夫したり、写真やフードモデルを使用することで精度を上げることができます。

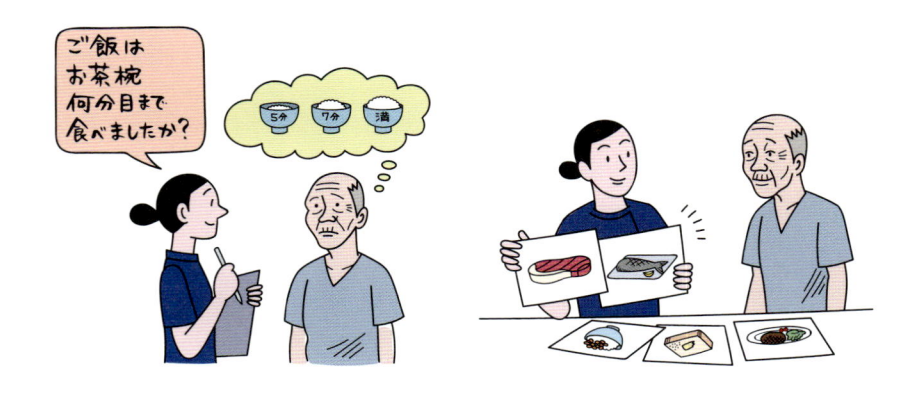

③ 食物摂取頻度法（FFQ；Food Frequency Questionnaire）

　多岐にわたる食材と、それを1回に摂取するおよその目安量をまとめたリストを作成し、そのリストをもとに、一定期間に、「何を」「どのくらいの頻度で」「どのくらいの量」食べたかを聞きとります[2]。例えば、「卵は1週間で何個食べますか？」、「いも類は、1回にどれくらいの量、1週間に何回食べますか？」といった質問に回答してもらいます。

　こうした方法は、疫学調査などによく使用されます。しかし、GLIM基準による低栄養の診断を行う場合、これほどの手間をかけるのは難しいでしょう。今回は、あまり本題とは関係ないかもしれませんが、こういう方法もあるということを知っておくとよいのではないでしょうか。

　例えば、この方法を用いて、日本人男性で食物繊維を多く摂取する人は、肺がん発症のリスクが低い（ハザード比0.77、95％信頼区間0.62-0.94、p＝0.020）[3]といったことや、日本人の成人で、お菓子を多く食べる人は、うつ病のリスクが高い（オッズ比0.77、95％信頼区間0.62-0.94、p＝0.020）[4]といったことも報告されています。こうした研究結果、巷でもよく耳にすることがありますよね？

　食物摂取頻度法は、Willettら[5][6]によって開発され、以後、世界各国でさまざまな質問票が作成されました。日本でも、対象者、食品数、対象期間などが異なる複数の質問票が使用されています[2]。

　各都道府県にある保健所と、国立がん研究センター、国立循環器病研究センターが共同で行っている大規模疫学調査 JPHC 研究（Japan Public Health Center-based Prospective Study）では、全国の登録者14万人を対象に、147品目の食品、飲料の摂取量、摂取頻度を調査しています[7]。先ほど紹介した肺がんの研究結果も、この JPHC 研究によるものです。たんぱく質摂取量のなかで、大豆などの植物性たんぱく質の割合が高い人ほど、死亡リスクが低い（ハザード比0.84〜0.89、p＝0.01）[8]、チョコレートを多く食べる女性は、脳卒中発症のリスクが低い（ハザード比0.84、95％信頼区間0.71-0.99）[9]、食事の多様性の高い女性は、認知症発症のリスクが低い（ハザード比0.67、95％信頼区間0.56-0.78、p＜0.001）[10]といった、興味深い研究結果が多数報告されています。

④ 食事歴を参考にする

　食物摂取頻度法は、豚肉、牛肉、鶏肉、エビ、カニ、ニンジン、かぼちゃ……といった具合に、一つひとつの食材の摂取量、摂取頻度を調査します。したがって、調査項目が多く、エネルギー、たんぱく質の摂取量を計算するときは、各食材のデータから再計算する必要があります。これに対して、ラーメン、寿司、ハンバーグ、カレー、炒め物といったメニューを、どのような頻度で食べたかを調査することで、日頃の食生活や、エネルギー、各栄養素の摂取量を推測することができます。

　この考え方に基づいて開発されたものの一つが、簡易型自記式食事歴法質問票（BDHQ；Brief-type self-administered Diet History Questionnaire）[11][12]という方法です。BDHQ では、過去 1 か月間に食べた食事を回答することによって、エネルギー、水分、およそ 100 種類の栄養素の摂取量が計算できます。

　近年、食事歴を記録し、AI（人工知能）によって解析を行うアプリケーションがいくつか開発されています。毎回の食事をスマートフォンで写真に撮り、アプリケーションにアップロードすると、自動的に、エネルギー、たんぱく質の摂取量を計算します。なかには、30 種類ほどの栄養素の摂取量も計算するものもあります。無料で利用できるものもあるため、一般の方でもすでに利用している方がいます。将来、こうしたアプリケーションのデータを提供してもらい、GLIM 基準による、低栄養の診断を行うようなケースもみられるようになるのかもしれません。

参考文献

1) 厚生労働省：日本人の食事摂取基準（2025年版）. https://www.mhlw.go.jp/content/10904750/001316585.pdf

2) 亀田沙季，須藤紀子：日本人を対象に開発された妥当性が検討されている食物摂取頻度調査票の系統的レビュー. 日本健康学会誌　2021；**87**：3-14.

3) Cai H, Sobue T, Kitamura T, et al：Dietary fibre intake is associated with reduced risk of lung cancer；a Japan public health centre-based prospective study（JPHC）. *Int J Epidemiol*　2022；**51**：1142-1152.

4) Shimmura N, Nanri A, Kashino I, et al：Prospective association of confectionery intake with depressive symptoms among Japanese workers；the Furukawa Nutrition and Health Study. *Br J Nutr*　2022；**128**：139-144.

5) Willett WC：Future directions in the development of food-frequency questionnaires. *Am J Clin Nutr*　1994；**59**：s171-s174.

6) Willett W：Food frequency methods. Nutr Epidemiol. Third edition. Oxford, New York, Oxford University Press, 2012.

7) Sasaki S, Kobayashi M, Ishihara J, et al：JPHC. Self-administered food frequency questionnaire used in the 5-year follow-up survey of the JPHC study；questionnaire structure, computation algorithms, and area-based mean intake. *J Epidemiol*　2003；**13**：s13-s22.

8) Budhathoki S, Sawada N, Iwasaki M, et al；Japan Public Health Center-based Prospective Study Group. Association of Animal and Plant Protein Intake With All-Cause and Cause-Specific Mortality in a Japanese Cohort. *JAMA Intern Med*　2019；**179**：1509-1518.

9) Dong JY, Iso H, Yamagishi K, et al：Japan Public Health Center-based Prospective Study Group. Chocolate consumption and risk of stroke among men and women；a large population-based, prospective cohort study. *Atherosclerosis*　2017；**260**：8-12.

10) Otsuka R, Zhang S, Ihira H, et al：Dietary diversity and risk of late-life disabling dementia in middle-aged and older adults. *Clin Nutr*　2023；**42**：541-549.

11) Kobayashi S, Murakami K, Sasaki S, et al：Comparison of relative validity of food group intakes estimated by comprehensive and brief-type self-administered diet history questionnaires against 16 d dietary records in Japanese adults. *Public Health Nutr*　2011；**14**：1200-1211.

12) Kobayashi S, Honda S, Murakami K, et al：Both comprehensive and brief self-administered diet history questionnaires satisfactorily rank nutrient intakes in Japanese adults. *J Epidemiol*　2012；**22**：151-159.

4 炎症はどう評価するの？

1 GLIM 基準による低栄養の診断で、炎症の評価が必要なワケ

現代でも、発展途上国などで、貧困や政治紛争などが原因で飢餓のために低栄養になる人が後を絶ちません。また、神経性やせ症（AN；Anorexia Nervosa、かつては神経性食欲不振症）のため、適切な食事摂取を行わず、低栄養になる人もいます。

しかし、低栄養のなかで、各国で大きな問題となっているのは、入院患者の低栄養と高齢者の低栄養です。こうした低栄養には、多かれ少なかれ、なんらかの炎症が関連していると考えられています。

> ○ check!
> **低栄養にはなんらかの炎症が関連している**

2010年、Jensenら[1]は、疾患や加齢による低栄養を考えるうえで、栄養摂取量の不足のみならず、疾患による炎症の有無を評価することが重要だと提唱しました。ここでいう炎症は、局所の炎症のことではなく、全身性の炎症反応のことです。Jensenらは、低栄養の原因となる炎症を心不全、自己免疫疾患や悪性腫瘍などの慢性疾患や、中等度以下の疾患、外傷にともなう軽度から中等度の炎症と、敗血症、大手術、重度の外傷、熱傷などにともなう強い炎症の2つに分類しました（2章-2、**表3**「Jensenらによる低栄養の分類」、p.35 参照）。

さて、ここで、軽度から中等度の炎症と強い炎症、本当に注意が必要なのはどちらだと思いますか？　もちろん、どちらも注意すべきなのですが、本当に注意が必要なのは軽度から中等度の炎症です。

Jensenらも述べていますが、重症症例にみられる強い炎症は、通常は数日〜数週間、続いても1か月〜数か月です。なぜなら、このような状態がそれ以上持続する以前に、生命の継続が困難だからです。これに対して、心不全、自己免疫疾患や悪性腫瘍などの慢性疾患は、治癒が困難なことも少なくありません。こうした疾患による軽度から中等度の炎症は、疾患が持続する限り存在しつづけます。数年、あるいは、それ以上の期間にわたり

持続することもまれではありません。

　したがって、強い炎症をともなう急性疾患の症例は、短期間集中的な栄養サポートを行うのに対して、軽度から中等度の炎症を伴う慢性疾患では、その症例が生存する限り、長期にわたって継続的な栄養サポート、まさに、患者に寄り添うような栄養管理を行う必要があります。

check!
軽度から中等度の炎症を伴う慢性疾患では、継続的なサポートが必要

　炎症をともなうか、ともなわないか、炎症が強い炎症なのか、軽度から中等度だが、長期間持続する可能性のある炎症なのか、そうした違いで、栄養状態の捉え方、栄養サポートの方法がかなり異なってくる可能性があるのです。

② GLIM 基準による低栄養の診断で、炎症をどう評価するか？

　GLIM 基準による低栄養の診断を行う際、「CRP や白血球数などのカットオフ値は？」、「慢性炎症は何を基準に判断すればいい？」といった質問をよく受けます。以前、ワタクシも、先ほどの論文でご紹介した Jensen 先生（ホンモノのですよ！）に直接聞いてみたことがあります。その時点では、CRP や白血球数などの明確なカットオフ値はなかったようで、「炎症があるかないかって、見れば、わかるよね？」みたいなお返事しか返ってこなかった記憶があります。「見ればわかるよね？」って、いやいや、多職種が診断を行う場合、ギリギリのところで迷う症例があるから、聞いているんですけどね…。

　GLIM 基準の炎症の評価法のひとつは、**基礎疾患、併存疾患**から判断する方法です。GLIM 基準のオリジナルの論文には、**表1** 左のような疾患が急性炎症、慢性炎症の主な原因として挙げられています[2)3)]。その後、2024 年に、『GLIM 基準での炎症の評価に関するガイダンス』[4)5)] が発表され、さらに多くの疾患が挙げられました（**表1** 右）。

　これらの疾患は、あくまで代表例なので、ほかにも、これらに相当するような疾患は炎症をともなうと考えてよいということです。「ステートメント」（**表2**）にも、炎症の評価に「臨床検査マーカーによる確認は必ずしも必要としない。」と記載されています。血液検査を行うことが少ない高齢者施設などでも、こうした基礎疾患、併存疾患から判断する方法であれば、炎症の評価を行うことが可能なのではないでしょうか。ガイダンスでは、慢性疾患の経過を考慮すると、その時点での炎症の活動性よりも、炎症をともなう可能性のある疾患の評価を行い、長期的に低栄養のリスクを診断することのほうが重要だというニュアンスが感じられます。GLIM 基準での「慢性炎症」とは、軽度から中等度の炎症が、少な

表 1 GLIM基準での炎症をともなう急性疾患、慢性疾患の例（文献 2〜5 より筆者作成）

	2018年（オリジナル）	2024年（炎症の評価に関するガイダンス）	
急性疾患	重症感染症 熱傷 重度の外傷、頭部外傷など	重症感染症/敗血症 重度の熱傷 多発外傷、重度の頭部外傷など 侵襲の大きい腹部手術 急性呼吸窮迫症候群 重度の急性膵炎 その他の重症疾患	重度の炎症
		慢性疾患の急性増悪 〔クローン病、リウマチ・自己免疫性疾患、慢性閉塞性肺疾患（COPD）、膵炎、糖尿病など〕 感染症、創傷など	中等度の炎症
慢性疾患	悪性腫瘍 うっ血性心不全 COPD 関節リウマチ CKD 慢性肝疾患	悪性腫瘍 うっ血性心不全 COPD 関節リウマチ CKD 肝硬変などの慢性肝疾患 嚢胞性線維症 クローン病 セリアック病 糖尿病（増悪がない場合） 腹部肥満、メタボリックシンドローム 結核、HIV/AIDSなどの感染 褥瘡 歯周病 軽度から中等度の膵炎 慢性臓器不全/移植後	

くとも 2〜4 週間続く状態のこととされています。

　『GLIM基準での炎症の評価に関するガイダンス』[4)5)] では、臨床検査マーカーを使用するなら、CRP を使用することを推奨しています。日本の医療現場では、CRP の測定は一般化しているので、「あ、測ってますけど…。」といった感じですが、欧米では CRP を測定しないことも少なくないようです。そうした場合に、「炎症があるようなら、CRP を測定する

表 2　GLIM基準での炎症の評価に関するガイダンスの要約（文献4、5より筆者要約のうえ引用）

ステートメント1：GLIM基準の疾患負荷／炎症基準に該当するもの

- 炎症反応をともなう急性または慢性疾患、感染症、外傷が、GLIM基準の疾患負荷／炎症基準に該当
- 臨床検査マーカーによる確認は必ずしも必要としない
- 臨床検査マーカーが測定できない場合でも、上記の疾患、外傷は、疾患負荷／炎症基準に該当
- 疾患負荷／炎症基準に該当するか不明な場合、検査が可能であれば、基礎疾患、炎症の状態を確認するために、臨床検査マーカーを測定することを推奨

ステートメント2：重度または中等度の急性炎症を伴う状態

- 重度または中等度の急性炎症の存在の確認は、基礎にある診断または病態、臨床症状、臨床検査マーカーに基づく臨床的な判断によって行う
- 重症疾患、重度の感染症／敗血症、急性呼吸窮迫症候群、重度の熱傷、侵襲の大きい腹部手術、多発外傷、重度の閉鎖性頭部損傷、重度の急性膵炎は、重度の急性炎症をともなう
- クローン病、リウマチ性疾患、慢性閉塞性肺疾患（COPD）、膵炎、糖尿病などの慢性疾患の急性増悪、感染症、創傷などは、中等度の急性炎症をともなう

ステートメント3：軽度から中等度の慢性炎症をともなう状態

- 軽度から中等度の慢性炎症の存在の確認は、基礎となる診断または病態、臨床症状、または、臨床検査マーカーに基づく臨床的な判断によって行う
- うっ血性心不全、囊胞性線維症、COPD、クローン病、セリアック病、関節リウマチ、糖尿病、腹部肥満、メタボリックシンドローム、悪性腫瘍、結核などの感染症、HIV／AIDS、褥瘡、歯周病、慢性腎臓病、肝硬変、軽度／中等度の膵炎、臓器不全／移植などは、軽度から中等度の慢性炎症をともない、疾患負荷／炎症基準に該当
- 炎症は、病気の経過、治療法、または併発したイベントや合併症に応じて、寛解、再発、または悪化する可能性がある

ステートメント4：明らかな炎症をともなわない状態、または、微細な炎症をともなう状態

- 明らかな炎症をともなわない疾患、病態、または、微細な炎症をともなう疾患、病態は、臨床検査マーカーによって炎症の存在が確認されない限り、疾患負荷／炎症基準には該当しない
- 神経性やせ症（AN）やうつ病などの精神疾患、食道狭窄、短腸症候群、慢性偽性腸閉塞症（CIPO）などの特定の吸収不良、消化管閉塞、消化管運動障害、脳血管障害後の嚥下障害などは、疾患負荷／炎症基準には該当しない
- 貧困、飢餓、戦争などにより、食料の安全性、供給、摂取が保全されない場合も、低栄養につながることがあるが、炎症をともなわないため、疾患負荷／炎症基準には該当しない。
- 飢餓による低栄養は、再発性の感染症を発症することがあり、感染症を発症した際は、炎症の強度に応じて、疾患負荷／炎症基準に該当
- 明らかな炎症をともなわない疾患、または、微細な炎症をともなう疾患でも、食物摂取量または消化吸収の低下に該当する場合があり、低栄養と診断されることがある。

表2 つづき

ステートメント5：炎症を示す臨床検査マーカー
・炎症を示す臨床検査マーカーは、疾患負荷/炎症基準に該当するかを確認するために役立つ可能性
・CRPの使用を推奨
・臨床検査マーカーには、状況により、誤差や制限があることを考慮

ステートメント6：CRP検査の実施
・炎症反応の存在が不明な場合、炎症に関連する臨床症状を確認、CRPを測定することによって、炎症反応の存在を裏づけることを推奨
・急性疾患の場合、基準値の上限の10倍の値が、中等度から重度の急性炎症の指標。例えば、CRPの基準値の上限が0.5mg/dLであれば、CRPが1.0〜5.0mg/dLの場合、急性疾患による中等度の炎症、CRPが5.0mg/dLを超える場合は、重度の炎症
・ICUに入室する患者のような重症患者では、炎症の程度は症例によりさまざまで、CRPの測定は炎症の重症度を確認するのに役立つ
・慢性疾患の場合、CRPが数回にわたり基準値の上限を超える場合、慢性炎症が存在。例えば、CRPが0.3〜0.99mg/dLの場合、軽度の慢性炎症、CRPが1.0〜5.0mg/dL場合、中等度の慢性炎症

ステートメント7：臨床的な判断の必要性
・疾患負荷/炎症基準の判定には、基礎疾患、または、病態、臨床症状、臨床検査マーカーの値などの情報を統合した臨床的な判断が必要
・これらの指標を適切に解釈するには、臨床におけるトレーニングと専門知識が必要
・発熱や白血球増多症など、炎症活動の存在を裏づける
・CRPを繰り返し測定したとしても、臨床検査マーカーは感度と特異性が限られている可能性がある。臨床的なトレーニングを受け、専門知識を有する医師の判断で、炎症の潜在的な存在を裏づける

表3 GLIM基準での炎症の評価に関するガイダンスにおけるCRP（mg/dL）の目安

	軽度	中等度	重度
急性疾患	―	1.0〜5.0	>5.0
慢性疾患	0.3〜0.99	1.0〜5.0	―

ようにしましょう！」といった提案をしているわけです。また、IL-6など、CRP以外のマーカーを測定している施設もあるようですが、「できたら、国際的に普及しているCRPを使いましょう！」ともいっているようです。**表3**に、ガイダンスで提案された炎症の評価における、CRP（mg/dL）の目安をまとめました。

　ところで、**表3**の急性疾患の場合の軽度の炎症の欄は空欄になっています。なぜだと思いますか？　ガイダンスによると、軽度の炎症をともなう急性疾患とは、軽度の感染症や、そのほか、自然に治る、または、簡単に治療できる疾患で、多くの場合栄養サポートは必要ないからだそうです。モニタリングを行い、万が一にも慢性化したり、中等度または重度の炎症に進行する場合は、再評価し、栄養サポートを検討する必要があるとのことです。

　CRPの上昇は、炎症以外で起こることはないといわれていて、特異度はかなり高いと考えられています。また、CRPの半減期は19時間で、炎症の状況をリアルタイムに反映しやすいといわれています。しかし、炎症が存在すれば、必ずCRPが上昇するということではありません。肺炎などの感染症でも、CRPがそれほど上昇しないことがあります。高齢者や肝硬変の症例も、CRPが上昇しにくいことが知られています。

　したがって、**表3**の数値を電子カルテなどに設定して、CRPが○〜○mg/dLの範囲なので中等度の炎症とか、○mg/dL以上なので重度の炎症といった計算式で判定しようとすると、実際には炎症があるのにCRPが上昇していない症例に遭遇した際、誤った判断、低栄養の見逃しにつながることがあります。腎機能が極度に低下した症例では、腎からの排泄が減少する影響で、CRPが実際よりも高値になることもあります。

　侵襲時、毛細血管透過性の亢進により、血清アルブミン値は低下します。血清アルブミンが低値で、CRPが上昇している場合は炎症活動が顕著である可能性が高いという考え方があります。

　こうした点も踏まえて、ガイダンスでは、「ステートメント7」として、「臨床的なトレーニングを受け、専門知識を有する医師の判断」が重要だと記載されています。日本の医療制度では、最終的な判断や診断、治療の責任を負うのは医師ということになっているので、判断に悩む症例は、すべて医師に相談するといいかもしれません。医師の側も、1例1例、正確に病態を把握して、適切な判断を行えるようにトレーニングを続ける必要があります。

3　ICUに入室する患者などの重症患者

　頭部損傷、多発外傷、熱傷など、ICUに入室する重症患者や、術後の患者などは、強い炎症をともなうことが多く、治療中、低栄養となるリスクが高いと考えられます。しかし、発症当初は体重減少も骨格筋量の減少もないため、GLIM基準による低栄養の診断で、表現型（現症）の基準を満たさず、低栄養のリスクを見逃す可能性があります。これは、GLIM基準の限界といえるかもしれません。

　こうした症例は、「栄養スクリーニング・栄養アセスメントツール」のコラム④（p.178）でご紹介したSOFAスコアや修正NUTRICスコアなどを使用し、アセスメントを行う必要があります。

　冒頭、重症症例にみられる強い炎症は、通常は数日〜数週間、続いても1か月〜数か月

と書きました。しかし、重症の敗血症などでは、炎症性の反応と抗炎症性の反応が併存し、免疫能の低下から、感染症発症のリスクが増加、体たんぱく質の異化がすすみ、骨格筋量が減少、カヘキシアを発症する持続的炎症/免疫抑制異化症候群(**PIICS**；Persistent Inflammation, immunosuppression, and Catabolism Syndrome)という病態も報告されています(コラム⑨「急性疾患にともなう炎症と慢性炎症の違い」、p.211 参照)[6)7)]。治療が長期化し、身体機能の重度の障害をきたし、死亡率も 40％と高率だといわれています。

❹ 糖尿病は炎症あり・炎症なし？

　GLIM 基準のオリジナル論文では、炎症をともなう疾患のなかに、**糖尿病**は含まれていませんでした(**表 1** 左)[2)3)]。2024 年の『GLIM 基準での炎症の評価に関するガイダンス』[4)5)]では、急性疾患のなかに糖尿病の急性増悪が、慢性疾患のなかに糖尿病が追加されました(**表 1** 右)。

　オリジナルの論文、ガイダンスとも、単に「糖尿病」と記載され、1 型、2 型の区別は行われていません…。では、1 型糖尿病も、2 型糖尿病も、血糖が安定している症例も、不安定な症例も、すべて「炎症あり」としてもいいのでしょうか？

　1 型糖尿病のうち、急激に発症する劇症 1 型糖尿病では、CRP が上昇する症例があるようです[8)]。しかし、急性発症 1 型や緩徐進行 1 型糖尿病では、グルタミン酸脱炭酸酵素(GAD)抗体、IA-2 抗体、インスリン自己抗体(IAA)、亜鉛輸送担体 8(ZnT8)抗体、膵島細胞抗体(ICA)などが陽性となることがあるものの、炎症により CRP が上昇する症例は少ないようです。

　2 型糖尿病の症例で高感度 CRP 検査を行うと、0.1 mg/dL 以上の上昇を示す症例が認められるものの、高感度 CRP 検査においても上昇を認めない症例も少なくありません。なかには、0.03 mg/dL 以下で、ほぼ炎症をともなわないという症例もあります。

　糖尿病症例の炎症の判定は、どうも一筋縄ではいかないようです。ワタクシは、2 型糖尿病発症のメカニズムはインスリン抵抗性の上昇であることから、『GLIM 基準での炎症の評価に関するガイダンス』が発表される以前から、インスリン抵抗性の強い 2 型糖尿病の症例では、「炎症あり」と判断するのが適切ではないかと提案してきました。しかし、こうした判定は、臨床検査データなどから一概に決められるものではなく、まさに、専門知識に基づく判断が必要になると思います。

❺ 慢性炎症を引き起こす歯周病

　『GLIM 基準での炎症の評価に関するガイダンス』[4)5)]では、炎症と関連する慢性疾患のな

かに**歯周病**が追加されました（**表1**右）。これは特筆すべきことです。

　歯周病は、脳梗塞、心筋梗塞、脂質異常症、動脈硬化、糖尿病の増悪などと関連があることが報告されています[9]。患者の口腔内の状況に注意をはらう必要があります。

6 炎症の判定の基準を施設内で統一

　炎症の判定は、基礎疾患、併存疾患を参考にはするものの、それだけで決められるものではありません。CRP は有用な指標ですが、CRP の値で一律に評価できるわけでもありません。

　最終的には**専門知識に基づく判断**を行うことになりますが、A 医師が判定した場合は「炎症あり」、B 医師が判定した場合は「炎症なし」と意見が食い違うようなことが起こらないような配慮が必要です。施設内で意見を統一して、評価者ごとに判定結果が異なってしまうようなことがないように注意したいですね。

 参考文献

1) Jensen GL, Jensen GL, Mirtallo J, et al：Adult starvation and disease-related malnutrition；a proposal for etiology-based diagnosis in the clinical practice setting from the International Consensus Guideline Committee. *Clin Nutr* 2010；**29**：151-153.
2) Cederholm T, Jensen GL, Correia MITD, et al：GLIM criteria for the diagnosis of malnutrition-；a consensus report from the global clinical nutrition community. *Clin Nutr* 2019；**38**：1-9.
3) Jensen GL, Cederholm T, Correia MITD, et al：GLIM criteria for the diagnosis of malnutrition；a consensus report from the global clinical nutrition community. *JPEN J Parenter Enteral Nutr* 2019；**43**：32-40.
4) Jensen GL, Cederholm T, Ballesteros-Pomar MD, et al：Guidance for assessment of the inflammation etiologic criterion for the GLIM diagnosis of malnutrition；a modified Delphi approach. *JPEN J Parenter Enteral Nutr* 2024；**48**：145-154.
5) Cederholm T, Jensen GL, Ballesteros-Pomar MD, et al：Guidance for assessment of the inflammation etiologic criterion for the GLIM diagnosis of malnutrition；a modified delphi approach. *Clin Nutr* 2024；**43**：1025-1032.
6) Gentile LF, Cuenca AG, Efron PA, et al：Persistent inflammation and immunosuppression；a common syndrome and new horizon for surgical intensive care. *J Trauma Acute Care Surg* 2012；**72**：1491-1501.
7) Hawkins RB, Raymond SL, Stortz JA, et al：Chronic critical illness and the persistent inflammation, immunosuppression, and catabolism syndrome. *Front Immunol* 2018；**9**：1511.
8) 松田浩史，古賀直子，福島英生：劇症1型糖尿病の2例．日老医誌 2011；**48**：565-569.
9) 石原　匠，松岡紘史，長澤敏行，他：歯周病が脳梗塞及び心筋梗塞の発症に及ぼす影響―健康保険のレセプトデータを用いた検討．日歯周病会誌 2012；**63**：47-60.

GLIM基準を
ケアに生かそう！

1 GLIM基準の診断結果を どう活用する？

1 医師は GLIM 基準の診断結果をどう活用する？

症例が低栄養と診断された場合、低栄養に対する適切な治療が必要になります。肺がんと診断されていたのに、それを治療せずに放置すると大変な事態となるように、今後、GLIM基準により低栄養と診断されたにもかかわらず、適切な治療が行われていない場合、なんらかの責任が生じる可能性があります。

低栄養と診断された場合、医師がとるべきアクションを**表1**にまとめてみました。

医師がとるべきアクションについて、一つひとつ解説します。まず、疾患や、全身状態、身体機能などを考慮し、経口摂取が可能か、経腸栄養が必要か、あるいは、腸が使えない状態（**図1**の経腸栄養の禁忌）[1]などで静脈栄養を行う必要があるかなどを判断します。腸が使えない場合、または、経口摂取量が不十分、経腸栄養の耐容性が低いときには、静脈栄養の処方を検討します。

続いて、エネルギー、たんぱく質、そのほかの栄養素の投与量を検討します。日本の医療・介護では、入院・入所の際には、表向き、医師がエネルギー、たんぱく質、そのほかの栄養素の投与量を決定することになっています。実際には、多職種の意見を取り入れながら、エネルギー、たんぱく質、そのほかの栄養素の投与量を決定します。

低栄養の原因について検討します。低栄養の原因が治療によって改善する疾患なのか、進行して治療が困難になったがんなど治療によっても改善することが困難で、今後も長期にわたり継続するものなのかで、栄養管理の方針が大きく変わることがあります。低栄養の原因が強い炎症をともなう疾患の場合には、状態に応じてエネルギー、たんぱく質、そ

表1 低栄養と診断された場合、医師がとるべきアクション

①栄養の投与ルートを検討する
②エネルギー、たんぱく質、そのほかの栄養素の投与量を決定する
③低栄養の原因について、追加の検査を行う
④低栄養が疾患の治療に与える影響について検討する
⑤栄養状態のモニタリングを行う
⑥他職種との情報共有

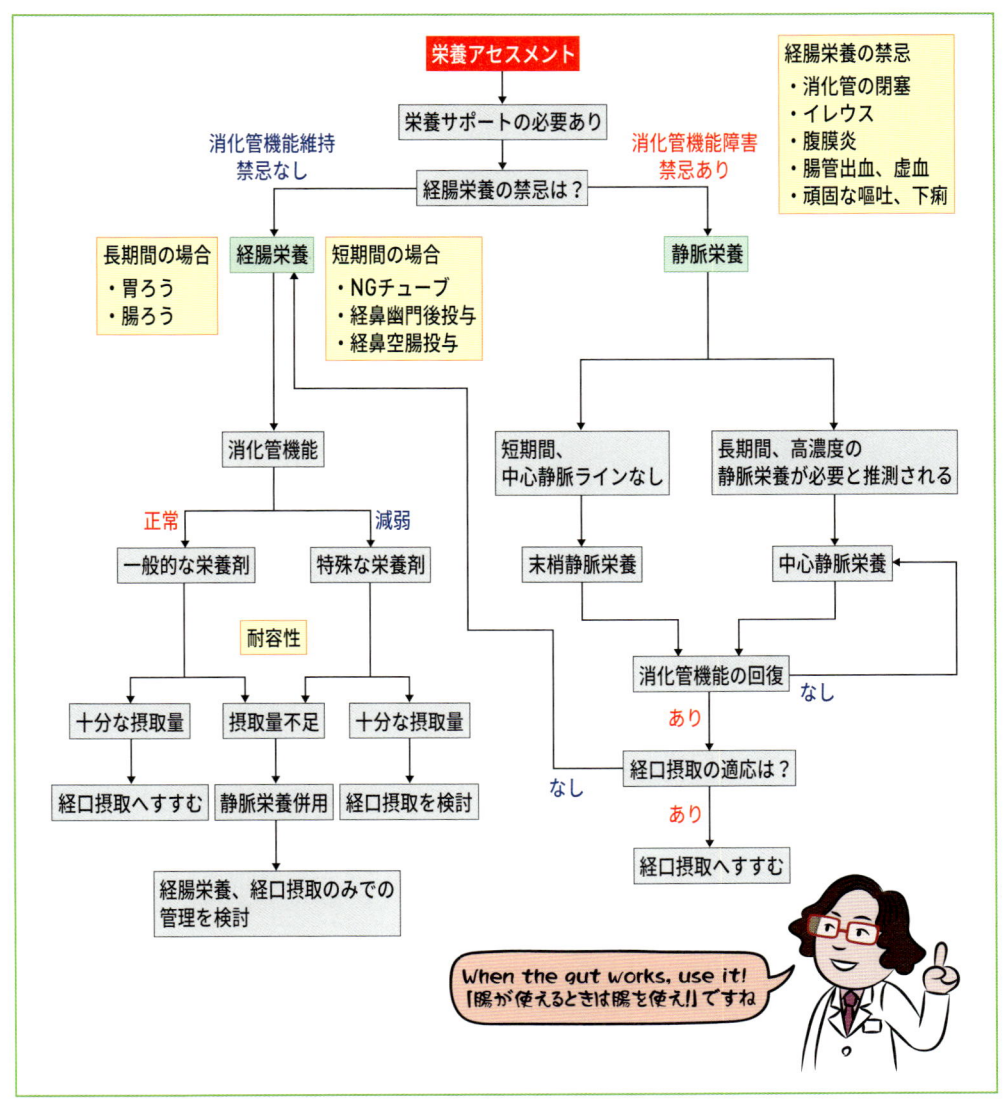

図 1 ASPENガイドライン（文献1を参考に作成）

のほかの栄養素の摂取量を調節する必要があります。

　低栄養が疾患の治療に、どのような影響を与えるかについて検討することは、各職種のなかでも、とりわけ医師が行うべき重要な事項です（**表 1**）。

　GLIM 基準により診断された低栄養が与える影響について、最も報告が多いのは、がんの術後の症例です。メタ解析の結果もいくつか報告されています（**図 2**）[2)〜4)]。

　これらのメタ解析によると、がんの術後の症例では、GLIM 基準により診断された低栄養は生存率の低下と関連し、中等度の低栄養の死亡リスクはハザード比 1.40〜1.44、重度の低栄養の死亡リスクはハザード比 1.73〜1.79 でした[2)3)]。GLIM 基準により低栄養と

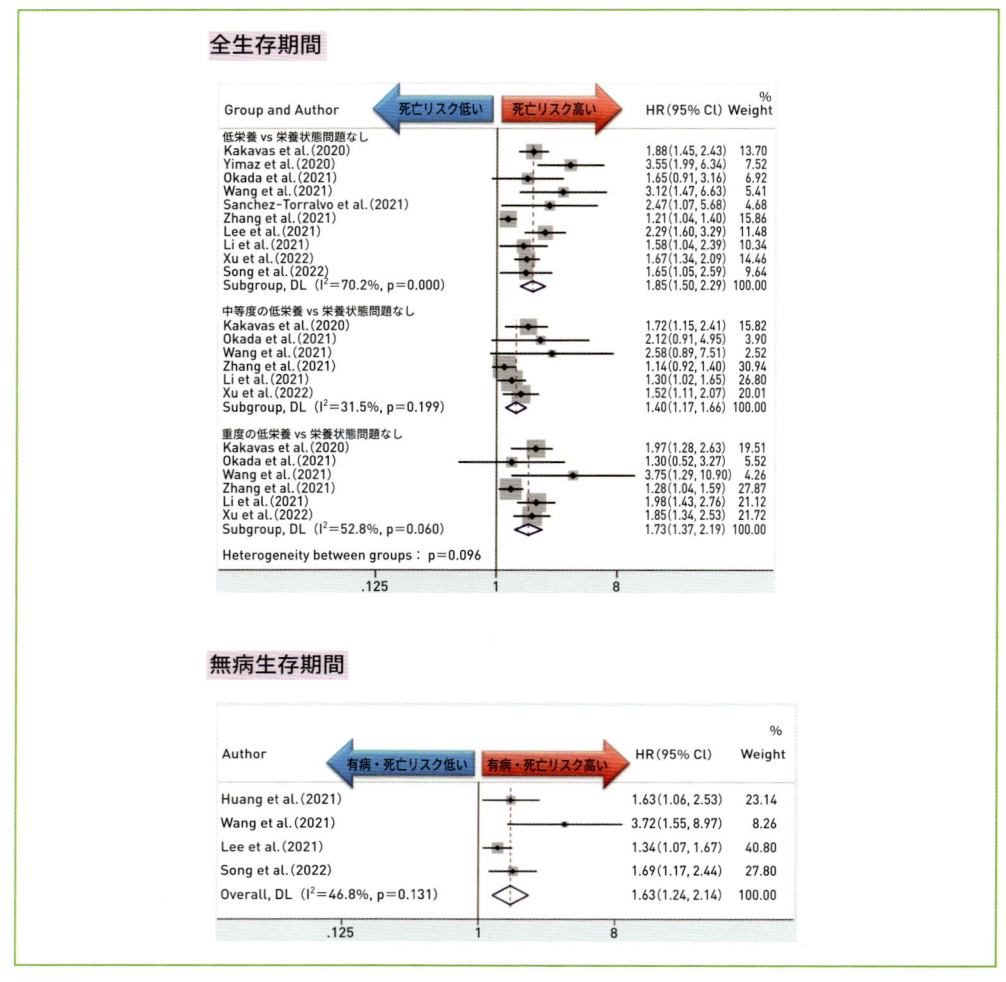

図2 GLIM基準により診断された低栄養とがん術後の症例の死亡リスク（文献2より）

診断された群は、術後の合併症発症のリスクも、ハザード比1.82〜2.33と高リスクでした[2)4)]。

　がんの手術を目的に入院する症例では、GLIM基準による低栄養の診断を行い、中等度、あるいは、重度の低栄養と診断された症例では、術前から術後にわたって、適切な栄養サポートを行う必要があります。また、中等度、あるいは、重度の低栄養と診断された症例では、術後の合併症の発症を防ぐため、より侵襲の少ない術式を選択するなどの対応も必要となる可能性があります。

　集中治療室（ICU）に入院する重症患者の単施設の前向き観察研究では、GLIM基準により低栄養と診断された群は、人工呼吸器装着期間の延長（p＜0.05）が報告されています[5)]。また、重症COVID-19感染症患者の単施設の前向き観察研究でも、ICU滞在期間延長（p

＜0.01）や、死亡リスクの上昇（オッズ比4.83）が報告されています[6)7)]。低栄養を診断し、予後の悪化などに備えた対応を行う必要があります。

日本で行われたFRAGILE-HFコホート研究では、890人の心不全患者のうち、GLIM基準により低栄養と診断された群は、死亡リスクが高い（ハザード比：1.57、95％信頼区間：1.09-2.27）ことが報告されています[8)]。別の研究で、GLIM基準による低栄養とeGFR＜30 mL/分/1.73 m^{2}の腎機能低下は、心不全患者の急性増悪の90日後の死亡リスクとなる（ハザード比：3.92、95％信頼区間：1.10-13.9）という報告[9)]もあります。

しかし、海外の研究では、GLIM基準よりもMNA®-SFのほうが、心不全患者の全死亡率、心血管死亡率、再入院率を予測できるという報告もあり[10)]、慎重な解釈な必要です。GLIM基準による診断とともに、MNA®-SFによるスクリーニングの結果も参照して、対応を検討する必要があるかもしれません。

心血管疾患の症例では、GLIM基準による低栄養は発症後の身体機能の低下と関連する（ハザード比2.66、95％信頼区間1.93-3.62）という報告もあります[11)]。低栄養の改善に加え、リハビリの継続なども検討していく必要があります。

脳血管障害の症例では、GLIM基準により低栄養と診断された群は、FIM運動機能が低下しており（p＜0.001）、自宅への退院困難となる可能性が高い（オッズ比：0.08、95％信頼区間：0.01-0.69）ことが報告されています[12)]。

大腿骨近位部骨折の症例では、GLIM基準により低栄養と診断された群は、退院時に自力で歩行できない可能性が高くなる（オッズ比0.39、95％信頼区間0.16-0.95）という報告があります[13)]。

令和6年度より、回復期リハビリテーション病棟入院料1を算定する病棟では、GLIM基準による診断を行うことが必須要件とされました。このことからもわかるように、リハビリ中の症例では栄養管理はとても大切です。エネルギー、たんぱく質を目標量まで摂取できているかを確認するとともに、活動量の増加による必要量の増加にも配慮します。

患者が高齢であるという、ただそれだけで、低栄養の罹患率、低栄養による死亡リスクが上昇することも知られています。疾患の以前に、年齢に要注意なのです。入院中の高齢者で、GLIM基準により低栄養と診断された群は死亡リスクのハザード比、またはオッズ比が1.23-7.29ときわめて高い値でした。施設入所中の高齢者では、GLIM基準により低栄養と診断された群の死亡リスク（ハザード比）2.41、地域在住の高齢者では死亡リスク（ハザード比またはオッズ比）が1.76-4.41でした[14)]。高齢者は、急性疾患で入院する以前、地域や施設で生活を継続している段階から、低栄養、低栄養による死亡のリスクが高いことに注意が必要です。

潰瘍性大腸炎605症例の単施設後ろ向きコホート研究では、GLIM基準による低栄養の罹患率は64.1％と高く、低栄養と診断された群は日和見感染のリスクが高く（オッズ比：2.39、95％信頼区間：1.47-3.89）、再入院のリスクも高い（オッズ比：1.74、95％信頼

表 2　GLIM基準により診断された低栄養と死亡リスク（文献2〜15より筆者作成）

疾患・病態・集団	アウトカム	解析法
がん[2)-4)]		メタ解析
	死亡リスク	
中等度低栄養	HR 1.40〜1.44	
重度低栄養	HR 1.73〜1.79	
	術後合併症のリスク	
低栄養	HR 1.82〜2.33	
重症患者（ICU）[5)]		前向き観察研究
低栄養	人工呼吸器装着期間延長	
	（p＜0.05）	
重症COVID−19感染症[6)7)]		前向き観察研究
低栄養	人工呼吸器装着期間延長	
	（p＝0.011）	
低栄養	ICU滞在期間延長	
	（p＜0.01）	
低栄養	死亡リスク	
	OR 4.83	
心不全[8)9)]		
	死亡リスク	
低栄養	HR 1.57	コホート研究（post hoc）
低栄養＋eGFR＜30 mL/分/1.73 m^2	急性増悪90日後死亡リスク	単施設後ろ向き観察研究
	HR 3.92	
心血管疾患[11)]		後ろ向きコホート研究
	身体機能の低下	
低栄養	HR 2.66	
脳血管障害[12)]		多施設横断研究
	ADL	
低栄養	FIM運動機能低下	
	（p＜0.001）	
低栄養	転帰	
	自宅への退院困難OR 0.08	
大腿骨近位部骨折[13)]		後ろ向き観察研究
	退院時自力歩行不能	
低栄養	OR 0.39	

表2 つづき

疾患・病態・集団	アウトカム	解析法
高齢者[14] 　入院中の高齢者の低栄養 　施設入所の高齢者の低栄養 　地域在住高齢者の低栄養	死亡リスク HRまたはOR 1.23-7.29 HR 2.41 HRまたはOR 1.76-4.41	スコーピングレビュー
潰瘍性大腸炎[15] 　低栄養	再入院リスク OR 1.74	単施設後ろ向きコホート

区間：1.13-2.68）という結果が報告されています[15]。別な報告で、炎症性腸疾患のなかでも、クローン病は、潰瘍性大腸炎以上に低栄養の罹患率が高かった（69.5％ vs 32.8％、p＜0.001）と報告されています[16]。炎症性腸疾患の症例では、管理栄養士などの他職種と連携し、低栄養を改善する対策を行う必要があります。

　医師は、治療中の患者の栄養状態が悪化していないか、あるいは、目標どおり改善しているか、**モニタリング**を行います。モニタリングは、医師のみで行うことは実質的に困難です。他職種との情報を参考にしながら、治療の継続、栄養管理の方針の調整を行います。

　エネルギー、たんぱく質の投与量のところでも記載しましたが、日本の医療・介護では、入院・入所の際には、医師の判断が**治療・ケア全体の方針**を決定します。低栄養という診断を知ったうえで、どのような方針で治療・ケアを行うのか、カンファレンスやコミュニケーションを通じて、多職種に情報を提供することも大切です。

> 医師は、栄養の投与ルート、エネルギー、たんぱく質、そのほかの栄養素投与量を決定。最大の役割は、低栄養の原因を検索し、低栄養が疾患の治療に与える影響について考えることです。

管理栄養士は GLIM 基準の診断結果をどう活用する？

栄養管理で、医師に続いて、最も重要な役割を担うのが管理栄養士です。本当のところ、医師よりもさらに重要な役割を担っているかもしれません。GLIM 基準による低栄養の診断は専門的な知識が必要です。GLIM 基準による診断を適切に行うことができるのは、特別に訓練された各職種以外では、医師と管理栄養士ではないかと思います。

低栄養と診断された場合、管理栄養士がとるべきアクションを**表3**にまとめてみました。

低栄養と診断された場合、摂取量が少なかったのか、あるいは消費量が摂取量を上まわっていたのか、いずれにせよ、エネルギー、たんぱく質、そのほかの栄養素が不足していた可能性があります。体重変化、BMI、骨格筋量などの表現型のデータ、食事摂取量、消化器症状、疾患、炎症の有無といった病因のデータ、そのほか、患者や家族から聞きとった内容、臨床検査データなどから、エネルギー、たんぱく質、そのほかの栄養素の不足量を検討します。こうした検討は、食事中に含まれる栄養素の量やさまざまな栄養素の必要量など、専門的な知識と経験を有する管理栄養士でなければ困難だと思います[17]。

検討した不足量をもとに、エネルギー、たんぱく質、そのほかの栄養素の投与目標量を決定します。医師が処方した投与量が目標量と異なる場合は、投与量を目標量に近づけるため、情報提供を行います。

医師は、医師の視点から低栄養の原因について検討し、追加の検査などを行いますが、管理栄養士は専門的な知識と経験を有する視点から、低栄養の原因について検討し、医師に情報提供を行います。さらに追加すべき検査項目などについての提案も行います。日本でも、栄養ケアプロセス（NCP）[18]を使用する施設が増えています。栄養ケアプロセスは、GLIM 基準と相性がよいという意見があります[19]。果たしてどうでしょうか？

投与ルートから適切な量の栄養が投与されているか、投与ルートは適切か、患者の栄養状態が悪化していないか、あるいは、目標どおり改善しているか、モニタリングを行います。看護師、言語聴覚士、医師などと連携し、嚥下機能の評価も行います。嚥下障害を合

表3 低栄養と診断された場合、管理栄養士がとるべきアクション

①エネルギー、たんぱく質、そのほかの栄養素の不足量を検討する
②エネルギー、たんぱく質、そのほかの栄養素の投与目標量を決定する
③低栄養の原因について検討する
④投与ルートから適切な量の栄養が投与されているかを確認する
⑤適切な栄養投与ルートの提案を行う
⑥栄養状態のモニタリングを行う（再アセスメント、再診断を含む）
⑦患者、家族からの情報収集（通常の食事、嗜好など）
⑧栄養食事指導
⑨他職種との情報共有

併した症例では、<mark>嚥下機能に適合した食事</mark>を提供します。患者の状態の変化などで、エネルギー、たんぱく質などの投与目標量が変化した際は、医師に情報提供を行い、投与量の変更を提案します。

　近年、嚥下機能の評価に管理栄養士が参加する機会が多くなっています。食事状況の確認や、水飲みテスト、直接訓練などに立ちあって嚥下機能の評価を行うほか、嚥下造影（VF）、嚥下内視鏡（VE）のための検査用の食品を調製し、検査に立ちあうようにしている施設も多いようです。

　退院が予定された患者、外来通院中の患者、地域在住の高齢者などの場合は、本人、家族への<mark>栄養食事指導</mark>を行います。

　GLIM基準による診断を行う際、スクリーニングで低栄養、または低栄養のリスクと判定されたものの、GLIM基準では栄養状態は問題なしと診断された症例も多々あると思います。こうした症例を定期的にアセスメントし、GLIM基準による診断を再度行うことも検討する必要があります。<mark>再診断を行うべき症例のリストアップ</mark>、<mark>再診断のスケジュール</mark>の検討は、管理栄養士が中心に行うとよいと思います。

　食事摂取量が思うように増加しないなどの問題がある場合は、患者、家族から通常の食事内容、嗜好などの情報を収集し、摂取量が改善するよう調整します。

　現在の栄養状態、今後、栄養状態が改善するのか、悪化するのかといった見込み、栄養摂取量、誤嚥、窒息、高血糖、低血糖、電解質異常など、栄養管理と関連して発症する可能性のある合併症などについて、他職種と情報を共有します。

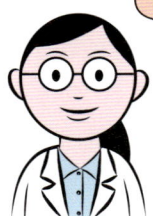

管理栄養士は、エネルギー、たんぱく質、そのほかの栄養素の不足量から、投与目標量を決定します。適切な栄養投与ルートの提案や、栄養状態のモニタリング、栄養食事指導も大切な役割です。

3　看護師は GLIM 基準の診断結果をどう活用する？

　GLIM基準による診断を行う前に、MNA®-SF や MUST などの栄養スクリーニング、栄養アセスメントを行うことが推奨されています。GLIM基準を導入するにあたり、これまで管理栄養士が行っていた栄養スクリーニング、栄養アセスメントを、看護師が行うよ

表4 低栄養と診断された場合、看護師がとるべきアクション

①投与ルートから適切な量の栄養が投与されているかを確認する

②適切な栄養投与ルートの提案を行う

③低栄養による合併症（活気低下、褥瘡など）を確認する

④経口摂取の場合は、食事場面の観察、食事介助、摂取量の確認

⑤経腸栄養、輸液などの管理

⑥栄養状態のモニタリングを行う

⑦排泄の状態を確認

⑧患者、家族から情報収集（通常の食事、嗜好など）

⑨他職種との情報共有

うに変更した施設も多いでしょう。マンパワーの問題で、栄養スクリーニング、栄養アセスメントから、GLIM基準による診断までを管理栄養士だけで行うのが困難になったともいえそうです。

　GLIM基準が導入される以前も、管理栄養士のマンパワーが不足しているため、看護師が栄養アセスメントを行っていたという施設もありました[20]。栄養スクリーニング、栄養アセスメントの一翼を担ってきた看護師の潜在的なパワーが、これからますます期待されています。

　看護師による、栄養サポートに関する研究をまとめたシステマティック・レビューがあります。報告された看護師による栄養サポートには2つのカテゴリーがあり、1つは栄養ケアに焦点をあてた看護栄養計画、もう1つは食事時間中の摂食支援などの実際のケアでした。いずれの研究もエビデンスレベルは高くはなかったものの、15件の研究のうち6件では、栄養状態や治療のアウトカムがわずかに改善されたと報告されています[21]。

　低栄養と診断された場合、看護師がとるべきアクションを**表4**にまとめてみました。

　食事の配膳・下膳、経腸栄養の管理、輸液の管理などは主に看護師が行っている施設が多いと思います。患者の食事摂取量が目標量に達しているか、投与ルートから適切な量の栄養が投与されているかを、最も間近に確認することができるのが看護師の強みです。

　嚥下機能が低下し、経口摂取では十分量が摂取できていない場合は経腸栄養への切り替えを提案するなど、日常のケアを行うなかで、より適切な栄養投与ルートへの変更が必要な際は医師に提案を行います。

　日常のケアを行うなかで、活気が低下している、心電図に変化があるなどの場合は、電解質異常や血糖コントロールの異常、肺炎、心不全の発症などの可能性があり、医師に検査を提案します。また低栄養の症例は、褥瘡などの合併症の発症リスクが高い[22][23]ことが知られていますので、定期的に皮膚の観察を行います。

　経口摂取の患者は食事場面の観察を行い、食事を途中で中止してしまう、食事動作の障害が認められるなどの場合は食事介助を行います。食事介助の際は、誤嚥を防ぎ、安全に

食事摂取を継続できるよう、細心の注意が必要です。下膳の際は摂取量の確認を行い、記録します。認知症の症例(p.152 参照)では、より専門的な食事支援が必要となります。

　経腸栄養、輸液などを準備し、接続する作業は主に看護師が行います。経腸栄養、輸液がスケジュール通り投与されているか、投与中患者に問題が生じていないかの管理を行います。

　体重測定も看護師が行っている施設が多いと思います。下肢や仙骨部の浮腫の観察、口腔内の状況などを定期的に観察し、栄養状態のモニタリングを行います。

　栄養管理では、栄養の投与だけでなく、**排泄の状態**を確認することが大切です。排便が定期的に行われているか、便の性状が維持されているかを確認します。便の性状の記録には、ブリストルスケール[24]や King's stool chart[25]などが用いられます。King's stool chart は便の量まで記載しますが、やや煩雑です。便秘にはさまざまな薬剤が使用されますが有害反応も報告されており、水分摂取を励行する、離床の機会を増やす、腹部のマッサージなどのケアも併用するようにします[26]。

　経腸栄養の最大の合併症は**下痢**です。発症頻度は、文献や定義によっても異なり 20～70%といわれています[27]。下痢が続くと、不快感もさることながら、肛門周囲の発赤、腫脹を生じ、激しい疼痛をまねくことがあります。多量の下痢が持続すると、低ナトリウム血症、低カリウム血症、低マグネシウム血症、代謝性アシドーシスなど、電解質や酸塩基平衡の異常を発症する場合があります。また、たんぱく質やエネルギー、微量栄養素などの吸収不全により、低栄養がさらに悪化する原因になります。糖尿病の症例では低血糖のリスクも増加します。集中治療など行う重症症例では、下痢が予後悪化の要因となる可能性があります。下痢が発症した際は経腸栄養の投与速度が適切か、*C. difficile* 関連腸炎を発症していないか、食物繊維が含まれる栄養剤を使用しているかなどを確認します[28]。

　食事摂取量が思うように増加しないなどの問題がある場合は、患者、家族から通常の食事内容、嗜好などの情報を収集し、管理栄養士など他職種と情報を共有します。

看護師は、患者に最も近い位置で接する職種。適切に栄養が投与されているか、低栄養による合併症(活気低下、褥瘡など)がないかを確認します。食事介助、排泄の管理などは看護師の大切な役割です。

 ## 4 薬剤師は GLIM 基準の診断結果をどう活用する？

　薬剤師が栄養管理に参加し、その専門的な知識を駆使してさまざまな提案を行うことで、**薬剤の有害反応**を防ぎ、**治療のアウトカム**が改善されるなど、多大なメリットが推測されます。

　低栄養と診断された場合、薬剤師がとるべきアクションを**表 5**にまとめてみました。

　薬剤師のアドバイスにより、便秘で酸化マグネシウムを内服している症例の高マグネシウム血症を防止したり[29]、食欲低下、消化管蠕動低下、嚥下障害などをきたす薬剤による有害反応を低減できる可能性があります[30]。抗炎症薬、がんに対する化学療法剤、ビスフォスフォネート系薬剤、カリウム製剤、鉄剤などは、消化管粘膜障害やセロトニンの放出促進などにより、食欲を低下させることが報告されています。またオピオイドは延髄にある嘔吐中枢を刺激、消化管機能も低下させ、食欲を低下させます。睡眠導入薬のなかには、味覚異常（強い苦味が持続する）を発症するため、食事摂取量の低下につながるものもあります。

　輸液、とくに TPN を行う症例では、薬剤師による栄養投与のモニタリングが重要です。薬剤師がモニタリングを行うことで、TPN 症例の血糖コントロールが改善し、**リフィーディング症候群**の発症率を低下させる可能性があるという報告があります[31]。この報告では、薬剤師が低栄養のリスクを評価することで、早期の経腸栄養の導入につながることも記載されています。

　昨今、ビタミンやミネラルなどのサプリメントを手軽に購入することができるようになりました。地域により事情は異なるかもしれませんが、薬剤師はサプリメントに関する知識も有しており、安全に使用するためのアドバイスも行っています[32]。

　亜鉛欠乏は味覚障害、食欲減退、食事摂取量の減少につながる可能性があります[33]。また、亜鉛欠乏は、感染症の発症、重症化リスクを上昇させることが示唆されています。健康な生活をしている人でも亜鉛の摂取量は推奨量よりも少なく、欠乏のリスクが懸念されます。

　低栄養の症例では欠乏のリスクがさらに高く、亜鉛欠乏によるさまざまな障害が生じる

表 5　低栄養と診断された場合、薬剤師がとるべきアクション

①薬剤が栄養状態に与える影響を検討する
②投与ルートから適切な量の栄養が投与されているかを確認する
③栄養状態や治療のアウトカムを改善する処方を提案する
④輸液などの管理（とくにTPN）
⑤サプリメントに関するアドバイス
⑥他職種との情報共有

可能性があります。高齢者の約 25％で血中亜鉛濃度の低下が認められたという報告もあります[34]。亜鉛欠乏は、糖尿病の悪化との関連が知られています。インスリン分泌やインスリン受容体の機能には亜鉛の役割が重要です。ところが糖尿病症例では、亜鉛の尿中排泄が増加し、亜鉛欠乏のリスクが増加します。メトホルミンなどの薬剤は、キレート作用をもち、体内の亜鉛と結合し亜鉛を尿中に排泄するため、亜鉛欠乏の原因となることがあります[35]。薬剤師のアドバイスで、亜鉛欠乏のリスクを低減できる可能性があります。

　ビタミン D は骨粗鬆症の進行防止のほか、サルコペニアの進行防止、転倒・骨折の防止、免疫機能の維持においても重要な役割があります。亜鉛同様、ビタミン D 欠乏も、感染症の発症、重症化リスクを上昇させることが示唆されています[33]。しかし、ビタミン D 摂取量も推奨量よりも少なく、健康な生活をしている人でも欠乏のリスクが懸念されます。薬剤師による、天然型ビタミン D を強化した補助食品（ONS）やサプリメント、活性型ビタミン D 製剤の使用の提案が望まれます。

　薬剤師の専門的な知識を、さらにいっそう他職種と共有することが大切です。

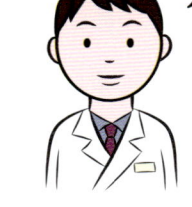

薬剤師は、薬剤のスペシャリストとして、輸液管理、薬剤の有害反応の防止、薬剤とサプリメントの相互作用の防止などに務めます。

5　セラピスト、歯科医師、歯科衛生士、そのほかの職種は GLIM 基準の診断結果をどう活用する？

　栄養管理は**チーム医療の力が最も発揮される分野**のひとつです。近年、栄養管理を基礎から学んで、積極的にケアに取り組むセラピスト、歯科医師、歯科衛生士、臨床検査技師、ケアマネジャー、介護職、そのほかの職種の方々が増えてきました。

　多職種の協力により、GLIM 基準の診断結果をさらに活用できる事例を**表 6**にまとめてみます。

　リハビリテーション科医師、理学療法士、作業療法士が協力してくれることにより、適切なリハビリテーションを継続し、骨格筋量の減少を回復、あるいは最低限に抑えることができます。食事動作の観察を行い、ポジショニングや食事動作改善のためのアドバイスをもらえる場合があります。自助食器などを作成してもらえることもあります。

表6 多職種の協力によりGLIM基準の診断結果をさらに活用

①リハビリテーションを継続、骨格筋量の減少を抑制
②嚥下機能を評価、嚥下機能に応じた食事を継続
③口腔機能の評価・治療
④検査データの解釈、病態の理解
⑤他職種との情報共有

　言語聴覚士は嚥下機能を評価し、嚥下機能に応じた食事を継続するサポートを行ってくれます。また嚥下リハビリテーションにより、食形態を常食に近づけることでエネルギー摂取量が改善します。

　歯科医師、歯科衛生士は嚥下評価や口腔機能の評価・治療を行い、経口摂取の支援を行ってくれます。VE、VF などの検査を得意とする歯科医師も増えています。

　第４章でご紹介する２型糖尿病の症例のように、臨床検査技師や放射線技師が検査データについての報告をしてくれることによって、病態の理解が深まり、適切な治療につながる可能性があります。低ナトリウム血症の原因究明や[36]リフィーディング症候群の防止にもつながる可能性があります[37]。

　患者が退院する際や介護保険施設に入所する際、栄養管理を継続していくためにはケアマネジャー、介護職の協力が不可欠です。GLIM 基準の診断結果を共有し、低栄養を改善、あるいは低栄養の進行を抑制するケアプランの作成を依頼します。さらに多くのケアマネジャー、介護職の方々に、栄養管理について学び、栄養ケアの実践に参加していただけるとありがたいと思います。

参考文献

1) ASPEN Board of Directors and The Clinical Guidelines Task Force：Guidelines for the use of parenteral and enteral nutrition in adult and pediatric patients. *JPEN* 2002；**26**：1sa-138sa.

2) Peng D, Zong K, Yang H, et al：Malnutrition diagnosed by the global leadership initiative on malnutrition criteria predicting survival and clinical outcomes of patients with cancer；a systematic review and meta-analysis. *Front Nutr* 2022；**6**；9：1053165.

3) Yin L, Chong F, Huo Z, et al：GLIM-defined malnutrition and overall survival in cancer patients；a meta-analysis. *JPEN J Parenter Enteral Nutr* 2023；**47**：207-219.

4) Matsui R, Rifu K, Watanabe J, et al：Impact of malnutrition as defined by the GLIM criteria on treatment outcomes in patients with cancer；a systematic review and meta-analysis. *Clin Nutr* 2023；**42**：615-624.

5) Rodrigues CN, Ribeiro Henrique J, Ferreira ÁRS, et al：Ultrasonography and omther nutrition assessment methods to monitor the nutrition status of critically ill patients. *JPEN J Parenter Enteral Nutr* 2021；**45**：982-990.

6) Rives-Lange C, Zimmer A, Merazka A, et al：Evolution of the nutritional status of COVID-19 critically-ill patients；a prospective observational study from ICU admission to three months after ICU discharge. *Clin Nutr* 2022；**41**：3026-3031.

7) Shahbazi S, Hajimohammadebrahim-Ketabforoush M, Vahdat Shariatpanahi M, et al：The validity of the global leadership initiative on malnutrition criteria for diagnosing malnutrition in critically ill patients with COVID-19；a prospective cohort study. *Clin Nutr ESPEN* 2021；**43**：377-382.

8) Hirose S, Matsue Y, Kamiya K, et al：Prevalence and prognostic implications of malnutrition as defined by GLIM criteria in elderly patients with heart failure. *Clin Nutr* 2021；**40**：4334-4340.

9) Oguri M, Ishii H, Yasuda K, et al：Combined prognostic value of malnutrition using GLIM criteria and renal insufficiency in elderly heart failure. *ESC Heart Fail* 2022；**9**：704-711.

10) Joaquín C, Alonso N, Lupón J, et al：Nutritional status according to the GLIM criteria in patients with chronic heart failure；association with prognosis. *Nutrients* 2022；**14**：2244.

11) Kootaka Y, Kamiya K, Hamazaki N, et al：The GLIM criteria for defining malnutrition can predict physical function and prognosis in patients with cardiovascular disease. *Clin Nutr* 2021；**40**：146-152.

12) Nozoe M, Yamamoto M, Masuya R, et al：Prevalence of malnutrition diagnosed with GLIM criteria and association with activities of daily living in patients with acute stroke. *J Stroke Cerebrovasc Dis* 2021；**30**：105989.

13) Kobayashi H, Inoue T, Ogawa M, et al：Malnutrition diagnosed by the global leadership initiative on malnutrition criteria as a predictor of gait ability in patients with hip fracture. *Injury* 2022；**53**：3394-3400.

14) Sánchez-Rodríguez D, De Meester D, Minon L, et al：Association between malnutrition assessed by the global leadership initiative on malnutrition criteria and mortality in older people；a scoping review. *Int J Environ Res Public Health* 2023；**20**：5320.

15) Wei W, Yan P, Wang F, et al：Malnutrition defined by the global leadership initiative on malnutrition（GLIM）criteria in hospitalized patients with ulcerative colitis and its association with clinical outcomes. *Nutrients* 2023；**15**：3572.

16) Zhang Y, Zhang L, Gao X, et al：Validation of the GLIM criteria for diagnosis of malnutrition and quality of life in patients with inflammatory bowel disease；a multicenter, prospective, observational study. *Clin Nutr* 2022；**41**：1297-1306.

17) Academy Quality Management Committee：Academy of nutrition and dieteticsr revised 2017 scope of practice for the nutrition and dietetics technician, registered. *J Acad Nutr Diet* 2018；**118**：327-342.

18) Swan WI, Vivanti A, Hakel-Smith NA, et al：Nutrition care process and model update；toward realizing people-centered care and outcomes management. *J Acad Nutr Diet* 2017；**117**：2003-2014.

19) Rothenberg E, Tsagari A, Erickson N, et al：Global leadership initiative on malnutrition（GLIM）for the diagnosis of malnutrition；a framework for consistent dietetic practice. *Clin Nutr ESPEN* 2024；**60**：261-265.

20) Nishioka S, Takayama M, Okamoto T, et al：Implementation of nutritional screening tools, nutritional assessment tools, and diagnostic criteria for malnutrition in convalescent rehabilitation wards；a nationwide survey. *Clin Nutr ESPEN* 2024；**62**：102-107.

21) van den Berg GH, Huisman-de Waal GGJ, Vermeulen H, et al：Effects of nursing nutrition interventions on outcomes in malnourished hospital inpatients and nursing home residents；a systematic review. *Int J Nurs Stud* 2021；**117**：103888.

22) European Pressure Ulcer Advisory Panel, National Pressure Injury Advisory Panel and PanPacific Pressure Injury Alliance：Prevention and treatment of pressure ulcers/injuries；clinical practice guideline. The International Guideline 2019. https://internationalguideline.com/2019

23) 日本褥瘡学会：褥瘡予防・管理ガイドライン第5版．照林社，2022年.

24) Heaton KW, Ghosh S, Braddon FE：How bad are the symptoms and bowel dysfunction of patients with the irritable bowel syndrome? a prospective, controlled study with emphasis on stool form. *Gut* 1991；**32**：73-79.

25) Whelan K, Judd PA, Taylor MA：Defining and reporting diarrhoea during enteral tube feeding；do health professionals agree? *J Hum Nutr Diet* 2003；**16**：21-26.

26) 吉田貞夫：試してみたい便秘時の対応. 吉田貞夫（編著）：高齢者を低栄養にしない20のアプローチ. 事例でわかる基本と疾患別の対応ポイント. メディカ出版, 2017；pp.38-41.

27) 日本静脈経腸栄養学会（現日本臨床栄養代謝学会）：静脈経腸栄養ガイドライン 第3版. 照林社, 2013.

28) 吉田貞夫：経腸栄養中の下痢 原因とその対応. 月刊薬事 2022；**64**：956-960.

29) 吉田貞夫：パズルで紐解く病態別栄養療法. 慢性便秘の症例に適切に対応するために必要なピースはどれ？ 月刊薬事 2024；**66**：137-147.

30) 吉田貞夫：パズルで紐解く病態別栄養療法. 肺炎の症例に適切に対応するために必要なピースはどれ？ 月刊薬事 2024；**66**：160-171.

31) Nieto-Gómez P, Morón Romero R, Planells Del Pozo E, et al：Evaluation of quality indicators for nutrition and metabolism in critically ill patients；role of the pharmacist. *Eur J Hosp Pharm* 2021；**28**：e62-e65.

32) Marupuru S, Axon DR, Slack MK：How do pharmacists use and recommend vitamins, minerals, herbals and other dietary supplements？ *BMC Complement Altern Med* 2019；**19**：229.

33) 吉田貞夫：低栄養で問題となる栄養素欠乏とその対応. ニュートリションケア 2023；**16**：17-21.

34) 倉澤隆平, 久堀修二郎：地域住民にみる亜鉛欠乏の実態と亜鉛の有効性. *Trace Nutrients Res* 2008；**25**：1-7.

35) 日本臨床栄養学会（編）：亜鉛欠乏症の診療指針2018. 日臨栄会誌 2018；**40**：120-167.

36) 吉田貞夫：パズルで紐解く病態別栄養療法. 低ナトリウム血症の症例に適切に対応するために必要なピースはどれ？ 月刊薬事 2023；**65**：124-131.

37) 吉田貞夫：パズルで紐解く病態別栄養療法. 長期絶食の症例に適切に対応するために必要なピースはどれ？ 月刊薬事 2023；**65**：155-162.

2 各領域でGLIM基準の診断結果をどう活用する？

1 一般病棟では GLIM 基準の診断結果をどう活用する？

　一般病棟には、がん、心不全、肺炎、急性期の脳血管障害など、さまざまな疾患の患者が入院します。

　前章で解説したように、がんの術後の症例では、GLIM 基準により診断された低栄養は生存率の低下や術後合併症発症のリスクと関連します[1)~3)]。心不全の症例でも、GLIM 基準により低栄養と診断された群は死亡リスクが高く[4)]、心血管疾患の症例では、GLIM 基準による低栄養は身体機能の低下と関連します[5)]。一般病棟で GLIM 基準による低栄養の診断を行うことは、患者の死亡リスクや予後を推察し、合併症を防止するうえでとても重要です。

　多種多様な疾患の患者が入院する一般病棟で、低栄養と診断された症例に栄養サポートを行って予後の改善が望めるかについては、まだコンセンサスは確立されていません。22の RCT によるメタ解析では、栄養サポートを行った群と対照群で、死亡リスク、院内感染の発症リスク、ADL、在院日数で有意差は認められませんでした[6)]。

　しかし、スイスで行われた EFFORT 研究という多施設研究[7)]では、栄養アセスメントをNRS2002（コラム④「栄養スクリーニング・栄養アセスメントツールの特徴と使い方」、p.178 参照）で行い低栄養と判定された症例を、栄養サポート群（1,015 人）、対照群（1,013 人）に分け、経過を前向きに観察したところ、開始後 30 日までの有害事象の発生リスクが低減し（オッズ比 0.79、95％信頼区間 0.64-0.97）、開始後 30 日までの死亡リスクも低減しました（オッズ比 0.65、95％信頼区間 0.47-0.91）。この研究の心不全の症例を集めたサブ解析[8)]でも、開始後 30 日までの死亡リスクが低減し（オッズ比 0.44、95％信頼区間 0.26-0.75）、開始後 180 日までの心疾患合併症のリスクも低減しました（オッズ比 0.50、95％信頼区間 0.34-0.75）。

　こうした現状から、一般病棟における GLIM 基準の用途をワタクシの直感でまとめてみました（図 1）。システマティック・レビューのような解析を行ったわけではなく、あくまで直感ですのでそういうつもりでご覧ください。「☆☆☆」は強いエビデンスがある、あるいはとても重要、「☆☆」はある程度のエビデンスがある、またはエビデンスが確立されていなくても臨床的に重要、「☆」はエビデンスは不明、あるいは臨床的に検討の余地がある、

一般病棟での用途				
死亡リスクの評価	アウトカムの予測	合併症リスクの評価	栄養サポートの必要性	栄養サポート効果判定
☆☆☆	☆☆☆	☆☆☆	☆☆	？

☆☆☆：強いエビデンスあり/とても重要
☆☆：エビデンスあり/臨床的に重要
☆：エビデンス不明/臨床的に検討の余地
？：今後の検討が必要/重要度不明

図 1　一般病棟におけるGLIM基準の用途

「？」は今後の研究による検討が必要、あるいは重要度不明です。

　がんや心不全、虚血性心疾患などの結果から、死亡リスクの評価、アウトカムの予測、合併症リスクの評価に、GLIM 基準による低栄養の診断はとても重要だと考えられます。

　また、直接のエビデンスはありませんが、EFFORT 研究[7]の結果をみると、栄養サポートの必要性を検討し、栄養サポートを開始する判断を行うためにも、GLIM 基準による低栄養の診断は重要ではないかと考えられました。治療を継続していく期間に、入院時よりもさらに低栄養のリスクが増加する可能性を考えると、入院時に栄養状態問題なしと診断された症例においても、再評価を行う必要があるかもしれません。

　しかし、急性期一般病棟は在院日数が短いため、退院時に GLIM 基準による診断を行うことで栄養サポートの効果が判定できるかというと、現実的に難しいのではと思われます。

2　重症病棟では GLIM 基準の診断結果をどう活用する？

　前章で解説したように、集中治療室(ICU)に入院する重症患者で、GLIM 基準により低栄養と診断された群は人工呼吸器装着期間が延長すると報告されています[9]。また重症COVID-19 感染症患者でも、GLIM 基準により低栄養と診断された群は ICU 滞在期間延長や死亡リスクの上昇が報告されています[10)11]。

　その一方で、栄養アセスメントのコラム④(p.178 参照)で解説したように、ICU に入室する患者のなかには、突然疾患を発症した方や事故などにより外傷を受傷した方が少なくありません。こうした症例では、治療を行ううちに低栄養によるさまざまな合併症をきたすおそれがあるものの、入室時に体重減少はなく、直前まで食事摂取も問題なかったということもよくあります。そうした理由で ICU などでは、修正 NUTRIC スコアなどが使用されます。こうした症例では、入室時に GLIM 基準による診断を行っても、低栄養とは診断されません。

重症病棟での用途				
死亡リスクの評価	アウトカムの予測	合併症リスクの評価	栄養サポートの必要性	栄養サポート効果判定
☆	☆☆	☆	☆	？

☆☆☆：強いエビデンスあり/とても重要
☆☆：エビデンスあり/臨床的に重要
☆：エビデンス不明/臨床的に検討の余地
？：今後の検討が必要/重要度不明

図 2 重症病棟におけるGLIM基準の用途

人工呼吸器装着期間延長の結果から、GLIM基準による診断は、アウトカムの予測を行う際に臨床的にある程度重要とは考えられるものの、死亡リスクの評価、合併症リスクの評価、栄養サポートの必要性の評価には、ほかのアセスメントの結果を含めた、総合的な判断が必要になると考えられます。また、一般病棟と同様、在室日数が短いため、退室時のGLIM基準による診断では栄養サポートの効果判定は困難と思われます（**図 2**）。

3 回復期リハビリテーション病棟ではGLIM基準の診断結果をどう活用する？

令和6年度の診療報酬改定により、回復期リハビリテーション病棟入院料1を算定する病棟では、GLIM基準による診断を行うことが==必須要件==に、また回復期リハビリテーション病棟入院料2〜5を算定する病棟では、GLIM基準による診断を行うことが望ましいとされ、いわゆる==努力義務==となりました。

このように回復期リハビリテーション病棟で、GLIM基準による診断を行うことが重要視されるようになった背景には、GLIM基準により、低栄養と診断された脳血管障害の症例はFIM（Functional Independence Measure）運動項目が低下しており、自宅への退院が困難となる可能性が高いこと[12]、GLIM基準により低栄養と診断された大腿骨近位部骨折の症例では、退院時に自力で歩行できない可能性が高くなること[13]のほか、脳血管障害でリハビリを行い、退院時に栄養状態が改善していた症例は、改善していなかった症例に比較してADL評価でFIMの増加（FIM利得）が有意に大きかったという報告[14]があったことなどが挙げられます。

回復期リハビリテーション病棟では、入院時の栄養状態はもちろんですが==栄養サポート==を行い、栄養状態を改善することがアウトカムの改善につながります。

回復期リハビリテーション病棟では死亡する症例は多くないため、GLIM基準による診

回復期リハビリテーション病棟での用途

死亡リスクの評価	アウトカムの予測	合併症リスクの評価	栄養サポートの必要性	栄養サポート効果判定
？	☆☆☆	☆☆	☆	☆☆

☆☆☆：強いエビデンスあり/とても重要
☆☆：エビデンスあり/臨床的に重要
☆：エビデンス不明/臨床的に検討の余地
？：今後の検討が必要/重要度不明

図 3 回復期リハビリテーション病棟におけるGLIM基準の用途

断では死亡リスクの評価を行うことは困難ですが、GLIM 基準による診断は **リハビリのアウトカムの予測** にとても重要だと考えられます。

　また強いエビデンスはないものの、肺炎などの合併症リスクの評価や栄養サポートの必要性の評価にも重要だと考えられます。退院時に GLIM 基準による診断を行い、栄養サポートの効果を判定することも重要です（**図 3**）。

4　療養病棟、精神科病棟では GLIM 基準の診断結果をどう活用する？

　長期間入院する患者が多い療養病棟、精神科病棟では、経過中に低栄養となる症例が少なくありません。

　療養病棟では、脳出血、脳梗塞などといった脳血管障害の患者が全体の約 3 割を占めるといわれ、そのほか、パーキンソン病、アルツハイマー型認知症などの神経系疾患の患者も多く入院しています。経口摂取が困難で、経腸栄養や中心静脈栄養（TPN）を施行している患者の割合は 6 割程度といわれています[15]。療養病棟における低栄養の罹患率などを詳細に検討した報告は見つかりませんでしたが、上記の内容から推測して、低栄養の患者が多く存在するものと考えられます。

　ちなみに、ワタクシが、以前療養病棟に勤務していた頃に行った調査では、高齢者 32 名で、ふくらはぎの周囲長が 28 cm 未満の症例の割合は全体の 53％で、歩行可能な症例では 25％、車いすレベルの症例では 40％、寝たきりの症例では 80％と、ADL 低下との関連が示唆されました（**図 4**）。また、ふくらはぎの周囲長の平均は歩行可能な症例では 30.1±3.9 cm、車いすレベルの症例では 29.7±3.5 cm、寝たきりの症例では 25.6±3.0 cm と、寝たきりの症例でほかの群に比較し有意に低値を示しました（**図 4**）[15]。

　令和 6 年度の診療報酬改定では、中心静脈栄養に係る評価の見直しが行われ中心静脈栄

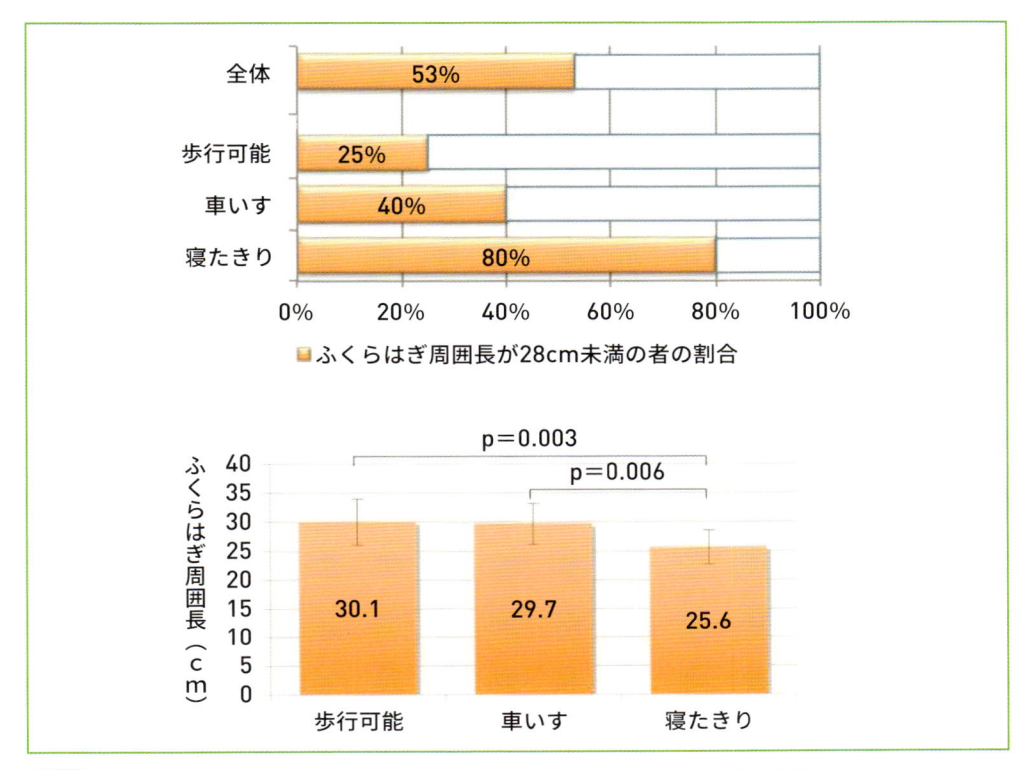

図 4 療養病棟に入院する高齢者のADLレベルとふくらはぎ周囲長（吉田貞夫：サルコペ
ニアの早期発見・治療 高齢者施設・療養病棟．葛谷雅文、雨海照祥（編）：新版 栄養・運動で予防するサル
コペニア．医歯薬出版、66頁、図1、2018より）

養を施行することで、期間に関係なく医療区分 3 を算定できる疾患が広汎性腹膜炎、腸閉
塞、難治性嘔吐、難治性下痢、活動性の消化管出血、炎症性腸疾患、短腸症候群、消化管
瘻または急性膵炎に限定されました。

　また、経腸栄養管理加算が新設され中心静脈栄養から経腸栄養への切り替えが推奨され
ています[16]。栄養投与ルートの変更を行う際には、合併症のリスクが高くなり低栄養を発
症するリスクも上昇します。

　日本は、世界の各国に比較して精神科病棟が多いのが大きな特徴です。精神科病棟は、
施設数でみると全病院の 13％、病床数でみると全病床の 21％にも上ります[17]。精神科病
棟に入院する患者の約半数は統合失調症の患者ですが、年々その比率は低下しており、ア
ルツハイマー型認知症患者の占める割合が増加傾向です。入院患者の高齢化が進んでおり
約 1/3 は 75 歳以上です[18]。精神科病棟でも、低栄養の患者が多く存在する可能性が高い
と考えられます。

　療養病棟、精神科病棟では、長期の入院中に状態が悪化し死亡する症例も少なくありま
せん。療養病棟、精神科病棟での死亡リスクも**低栄養と関連する可能性**が高いと思われま

死亡リスクの評価	アウトカムの予測	合併症リスクの評価	栄養サポートの必要性	栄養サポート効果判定
☆☆	☆☆	☆☆	☆☆	☆

☆☆☆：強いエビデンスあり/とても重要
☆☆：エビデンスあり/臨床的に重要
☆：エビデンス不明/臨床的に検討の余地
？：今後の検討が必要/重要度不明

図5 療養病棟、精神科病棟におけるGLIM基準の用途

す。今後、GLIM 基準の診断結果と療養病棟、精神科病棟での死亡リスクについての検討が待たれます。

　GLIM 基準による診断はエビデンスは確立されていないものの、療養病棟、精神科病棟における**死亡リスクの評価**、**アウトカムの予測**、**合併症リスクの評価**に有用と思われます。GLIM 基準により低栄養と診断された患者には、栄養サポートを検討すべきだと思われます。療養病棟、精神科病棟の患者に栄養サポートを行った際に、効果があったかどうかを評価するために GLIM 基準が適切かどうかについては、今後の検討が必要だと思われます（**図5**）。

5　高齢者施設では GLIM 基準の診断結果をどう活用する？

　前章で解説したように、施設入所中の高齢者で、GLIM 基準により低栄養と診断された群は死亡リスクが高いことが報告されています[19]。GLIM 基準による診断は、高齢者施設における死亡リスクの評価に有用と考えられます。

　高齢者施設で、GLIM 基準による診断を行う際に問題となるのは GLIM 基準の**感度**です。大腿骨近位部骨折の症例（p.111）の解説でも記載したとおり、GLIM 基準は診断の特異度を重視するため感度はそれほど高くありません。

　スペインの 3 つの高齢者施設で行われた研究では、GLIM 基準により低栄養と診断された高齢者は 10〜14％でした[20]。これに対してフランスの 13 の高齢者施設で行われた研究では、MNA®–SF で At risk と判定された高齢者は全体の 58.7％、低栄養と判定された高齢者は全体の 15.7％でした[21]。

　高齢者施設で、低栄養のリスクを早期に検出し低栄養による合併症を防止するためには、MNA®–SF などのアセスメントを併用し GLIM 基準により栄養状態は問題なしと診断

高齢者施設での用途				
死亡リスクの評価	アウトカムの予測	合併症リスクの評価	栄養サポートの必要性	栄養サポート効果判定
☆☆☆	☆☆	☆☆	☆☆	☆

☆☆☆：強いエビデンスあり/とても重要
☆☆：エビデンスあり/臨床的に重要
☆：エビデンス不明/臨床的に検討の余地
？：今後の検討が必要/重要度不明

図 6 高齢者施設におけるGLIM基準の用途

された高齢者においても、MNA®–SF で低栄養、At risk と判定された場合は栄養サポートの開始を検討すべきです。

　GLIM 基準による診断は高齢者施設での**死亡リスクの評価**に有用です。また、エビデンスは確立されていないものの、**アウトカムの予測**、**合併症リスクの評価**にも有用と思われます。高齢者施設では GLIM 基準により低栄養と診断された高齢者だけでなく、MNA®–SF で低栄養、At risk と判定された高齢者にも栄養サポートを検討すべきだと思われます。高齢者施設での栄養サポートの効果判定に GLIM 基準が適切かどうかについては、今後の検討が必要だと思われます（図 6）。

6 地域在住高齢者では GLIM 基準の診断結果をどう活用する？

　前章で解説したように、地域在住高齢者で、GLIM 基準により低栄養と診断された群は死亡リスクが高いことが報告されています[19]。GLIM 基準による診断は、地域在住高齢者の死亡リスクの評価に有用と考えられます。

　高齢者施設の場合と同様、地域在住高齢者の栄養サポートを行う際も GLIM 基準の**感度**が問題となります。スペインの研究では、GLIM 基準により低栄養と診断された高齢者は 24.4％でした[22]。これに対してポーランドの研究では、GLIM 基準により低栄養と診断された高齢者は 37.3％でしたが、MNA®–SF により低栄養と判定された高齢者は 7.3％、At risk と判定された高齢者は 28.2％、合わせて 35.5％でした（図 7）[23]。ポーランドの研究では GLIM 基準のほうが MNA®–SF より感度が高い結果となりましたが、この研究では、GLIM 基準の疾患による炎症の陽性率が 93.8％と著しく高い値になっていることが影響している可能性があります。したがって、GLIM 基準と MNA®–SF の結果を比較すると一致したのはわずか 22.3％のみでした。

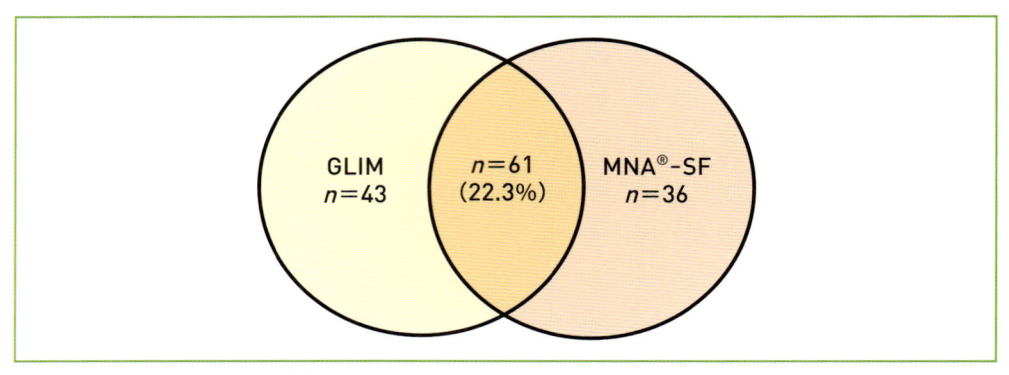

図7 GLIM基準とMNA®-SF（文献23より）

死亡リスクの 評価	アウトカムの 予測	合併症リスク の評価	栄養サポート の必要性	栄養サポート 効果判定
☆☆☆	☆	☆	☆	☆

地域在住高齢者での用途

☆☆☆：強いエビデンスあり/とても重要
☆☆：エビデンスあり/臨床的に重要
☆：エビデンス不明/臨床的に検討の余地
？：今後の検討が必要/重要度不明

図8 地域在住高齢者におけるGLIM基準の用途

　ワタクシも参加させていただいた通所介護を利用する高齢者における共同研究では、MNA®-SF により低栄養、At risk と判定された方は 27.2％でした。通常の介護を継続した群では、BMI、握力の有意な増加は認めず、ふくらはぎ周囲長はむしろ減少していました。これに対して、補助食品の摂取を行った群では、BMI、ふくらはぎ周囲長が有意に増加していました[24]。

　地域在住高齢者でも高齢者施設と同様、低栄養のリスクを早期に検出し、低栄養による合併症を防止するために MNA®-SF などのアセスメントを併用し、GLIM 基準により栄養状態は問題なしと診断された高齢者においても、MNA®-SF で低栄養、At risk と判定された場合は栄養サポートの開始を検討すべきと考えられます（**図8**）。

●参考文献●

1) Peng D, Zong K, Yang H, et al：Malnutrition diagnosed by the global leadership initiative on malnutrition criteria predicting survival and clinical outcomes of patients with cancer；a systematic review and meta-analysis. *Front Nutr* 2022；**9**：1053165.

2) Yin L, Chong F, Huo Z, et al：GLIM-defined malnutrition and overall survival in cancer patients；a meta-analysis. *JPEN J Parenter Enteral Nutr* 2023；**47**：207-219.

3) Matsui R, Rifu K, Watanabe J, et al：Impact of malnutrition as defined by the GLIM criteria on treatment outcomes in patients with cancer；a systematic review and meta-analysis. *Clin Nutr* 2023；**42**：615-624.

4) Hirose S, Matsue Y, Kamiya K, et al：Prevalence and prognostic implications of malnutrition as defined by GLIM criteria in elderly patients with heart failure. *Clin Nutr* 2021；**40**：4334-4340.

5) Kootaka Y, Kamiya K, Hamazaki N, et al：The GLIM criteria for defining malnutrition can predict physical function and prognosis in patients with cardiovascular disease. *Clin Nutr* 2021；**40**：146-152.

6) Bally MR, Blaser Yildirim PZ, Bounoure L, et al：Nutritional support and outcomes in malnourished medical inpatients；a systematic review and meta-analysis. *JAMA Intern Med* 2016；**176**：43-53.

7) Schuetz P, Fehr R, Baechli V, et al：Individualised nutritional support in medical inpatients at nutritional risk；a randomised clinical trial. *Lancet* 2019；**393**：2312-2321.

8) Hersberger L, Dietz A, Bürgler H, et al：Individualized nutritional support for hospitalized patients with chronic heart failure. *J Am Coll Cardiol* 2021；**77**：2307-2319.

9) Rodrigues CN, Ribeiro Henrique J, Ferreira Sllva AR, et al：Ultrasonography and other nutrition assessment methods to monitor the nutrition status of critically ill patients. *JPEN J Parenter Enteral Nutr* 2021；**45**：982-990.

10) Rives-Lange C, Zimmer A, Merazka A, et al：Evolution of the nutritional status of COVID-19 critically-ill patients；a prospective observational study from ICU admission to three months after ICU discharge. *Clin Nutr* 2022；**41**：3026-3031.

11) Shahbazi S, Hajimohammadebrahim-Ketabforoush M, Vahdat Shariatpanahi M, et al：The validity of the global leadership initiative on malnutrition criteria for diagnosing malnutrition in critically ill patients with COVID-19；a prospective cohort study. *Clin Nutr ESPEN* 2021；**43**：377-382.

12) Nozoe M, Yamamoto M, Masuya R, et al：Prevalence of malnutrition diagnosed with GLIM criteria and association with activities of daily living in patients with acute stroke. *J Stroke Cerebrovasc Dis* 2021；**30**：105989.

13) Kobayashi H, Inoue T, Ogawa M, et al：Malnutrition diagnosed by the global leadership initiative on malnutrition criteria as a predictor of gait ability in patients with hip fracture. *Injury* 2022；**53**：3394-3400.

14) Nishioka S, Wakabayashi H, Nishioka E, et al：Nutritional improvement correlates with recovery of activities of daily living among malnourished elderly stroke patients in the convalescent stage；a cross-sectional study. *J Acad Nutr Diet* 2016；**116**：837-843.

15) 吉田貞夫：サルコペニアの早期発見・治療 高齢者施設・療養病棟. 葛谷雅文, 雨海照祥（編）：新版 栄養・運動で予防するサルコペニア. 医歯薬出版, 2018年.

16) 厚生労働省：令和6年度診療報酬改定項目の概要. https://www.mhlw.go.jp/content/12404000/001263986.pdf

17) 厚生労働省：医療施設動態調査（令和6年6月末概数）. https://www.mhlw.go.jp/toukei/saikin/hw/iryosd/m24/dl/is2406_01.pdf

18) 厚生労働省：精神障害にも対応した地域包括ケアシステム構築のための手引き（2020年度版）. 2021年3月. https://www.mhlw-houkatsucare-ikou.jp/archive/guide/r02-cccsguideline-all.pdf

19) Sánchez-Rodríguez D, De Meester D, Minon L, et al：Association between malnutrition assessed by the global leadership initiative on malnutrition criteria and mortality in older people；a scoping review. *Int J Environ Res Public Health* 2023；**20**：5320.

20) Sanz-Paris A, González Fernández M, Perez-Nogueras J, et al : Prevalence of malnutrition and 1-year all-cause mortality in institutionalized elderly patients comparing different combinations of the GLIM criteria. *JPEN J Parenter Enteral Nutr* 2021 : **45** : 1164-1171.

21) Lilamand M, Kelaiditi E, Demougeot L, et al : The mini nutritional assessment-short form and mortality in nursing home residents : results from the INCUR study. *J Nutr Health Aging* 2015 : **19** : 383-388.

22) Sanchez-Rodriguez D, Locquet M, Bruyère O, et al : Prediction of 5-year mortality risk by malnutrition according to the GLIM format using seven pragmatic approaches to define the criterion of loss of muscle mass. *Clin Nutr* 2021 ; **40** : 2188-2199.

23) Kaluźniak-Szymanowska A, Krzymińska-Siemaszko R, Lewandowicz M, et al : Diagnostic performance and accuracy of the MNA-SF against GLIM criteria in community-dwelling older adults from poland. *Nutrients* 2021 : **13** : 2183.

24) Takano H, Kamada Y, Ichikawa M, et al : Prospective observational study of nutritional status and oral supplement utilization in users of an elderly daycare service, employing a web-based mini nutritional assessment form （MNA plus）. *Front Nutr* 2024 ; **11** : 1375592.

困ったときの
GLIM基準
低栄養診断　事例集

1 誤嚥性肺炎の症例

1年ほど前、A病院に誤嚥性肺炎の患者が入院してきました。

患者のプロフィール 81歳、男性

診断名：誤嚥性肺炎

既往歴：右硬膜下血腫、高血圧症

現病歴：38℃の発熱、呼吸苦を主訴に来院。X線、CT（**図1**）の結果、誤嚥性肺炎と診

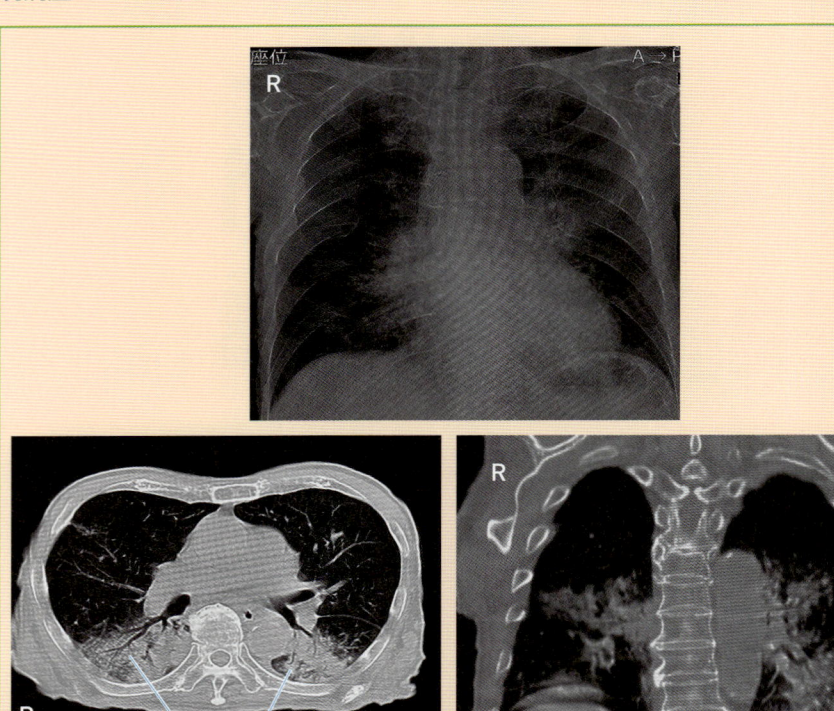

air bronchogramを
ともなう浸潤影

図 1 症例のX線（上）、CT画像（下）

両側下肺野背側を中心に浸潤影が認められる。一部にair bronchogram（気管支の空気が黒く浮き出してみえるところ）を認める。

断された。抗菌薬などによる治療のため入院。

身体所見：身長 168 cm、体重 51.7 kg、BMI 18.3 kg/m^2

体温 38.3℃、血圧 134/60 mmHg、脈泊 82/分（整）

動脈血酸素飽和度（パルスオキシメーター）91%（ルームエア）

皮膚乾燥軽度、黄疸なし、腹部は平坦、圧痛なし、筋性防御なし、下腿浮腫軽度

外来の診察室で看護師の田中さんが問診を行います。

血液中の酸素の値が下がっているので、鼻に酸素投与のチューブを付けさせてくださいね。いつごろから調子が悪かったんですか？

患者の家族

一昨日くらいから元気がなくなって、食事の量も少ないなぁと思っていたんです。そうしたら今日、呼吸が苦しそうにしていて、体温を測ったら 38℃以上あったので急いで連れてきました。

酸素を投与したら、血液中の酸素の値も 95%を超えてきましたね。呼吸は少し楽になったみたいですね。ところで、最近、体重が減ったりしませんでしたか？

患者の家族

体重は病院やデイサービスでしか測っていないので、わからないです。

通常の体重は何キロくらいですか？

患者の家族

2 カ月前くらいに測ったときは、体重は 58 キロって言ってましたよ。

体重、かなり減ったんですね…。具合が悪くなる前、食事はどのくらい摂っていましたか？

患者の家族

お粥や柔らかいおかずを出していたんですが、半分も食べられずに残してしまうことが多かったですね。

吐いてしまったり、下痢や便秘などお腹の症状はないですか？

患者の家族

むせて吐いてしまったことはありましたが、そのほかにはお腹の症状はなかったですね。

脚の太さなどを測らせてもらっていいですか？

　ふくらはぎ周囲長を測定したところ、右 30.0 cm、左 30.5 cm でした。A 病院では、男性のふくらはぎ周囲長のカットオフ値を 33 cm としています。

（声には出さずに）ふくらはぎは若干細くて、骨格筋量が減少している可能性があるみたいね…。

　続いて、MNA®-SF によるアセスメントを行うために、認知症やうつ状態の有無を確認しました。

もの忘れとか、服がきちんと着られないといったことはありますか？

患者の家族

もの忘れはどうかわからないですが、右硬膜下血腫の治療をしてから、高次脳機能障害っていわれて、食事やトイレなども自分ひとりではできないので家族が手伝っていました。

（声には出さずに）高次脳機能障害は認知症ではないから、MNA®-SF の神経・精神的問題は「2 点 精神的問題なし」としていいのよね……？

　MNA®-SF による判定を行うと 4 点で、低栄養と判定されました（**図 2**）。

　主治医の診察後、患者は病室へと移動しました。
　管理栄養士(RD)の高橋さんも病室で問診や身体計測を行います。

食べ物のアレルギーはありませんか？

患者の家族

特別、アレルギーはありません。

　A 病院では、BIA による体組成分析を管理栄養士が担当しています。

この器械で、体の中の筋肉、脂肪、水分などの量を測定します。弱い電流が流れますが、体に感じるほどの電流ではないので安心してください。

　BIA による体組成分析の結果、四肢骨格筋量指数(SMI)は 6.6 kg/m^2（男性のカットオフ値は 7.0 kg/m^2）でした。骨格筋量は減少しているようです。

MNA®
Mini Nutritional Assessment

Nestlé Nutrition Institute

氏名：[　　　　　　　　　]

性別：[　　] 年齢：[　　] 体重：[　　]kg 身長：[　　]cm 調査日：[　　　]

下の□欄に適切な数値を記入し、それらを加算してスクリーニング値を算出する。

スクリーニング

A 過去3ヶ月間で食欲不振、消化器系の問題、そしゃく・嚥下困難などで食事量が減少しましたか？
0 = 著しい食事量の減少
1 = 中等度の食事量の減少
2 = 食事量の減少なし　　　　← 1

B 過去3ヶ月間で体重の減少がありましたか？
0 = 3 kg 以上の減少
1 = わからない
2 = 1〜3 kg の減少
3 = 体重減少なし　　　　← 0

C 自力で歩けますか？
0 = 寝たきりまたは車椅子を常時使用
1 = ベッドや車椅子を離れられるが、歩いて外出はできない
2 = 自由に歩いて外出できる　　　　← 1

D 過去3ヶ月間で精神的ストレスや急性疾患を経験しましたか？
0 = はい　　　2 = いいえ　　　　← 0

E 神経・精神的問題の有無
0 = 強度認知症またはうつ状態
1 = 中程度の認知症
2 = 精神的問題なし　　　　← 2

F1 BMI 体重(kg)÷[身長(m)]² [　]
0 = BMI が19 未満
1 = BMI が19 以上、21 未満
2 = BMI が21 以上、23 未満
3 = BMI が 23 以上　　　　← 0

BMI が測定できない方は、F1 の代わりに F2 に回答してください。
BMI が測定できる方は、F1 のみに回答し、F2 には記入しないでください。

F2 ふくらはぎの周囲長(cm)：CC
0 = 31cm未満
3 = 31cm以上　　　　← 0

スクリーニング値
(最大：14ポイント)　　　　← 0 4

12-14 ポイント：[　]　栄養状態良好
8-11 ポイント：[　]　低栄養のおそれあり (At risk)
☑→ 0-7 ポイント：[　]　低栄養

Ref. Vellas B, Villars H, Abellan G, et al. Overview of the MNA® - Its History and Challenges. J Nutr Health Aging 2006;10:456-465.
Rubenstein LZ, Harker JO, Salva A, Guigoz Y, Vellas B. Screening for Undernutrition in Geriatric Practice: Developing the Short-Form Mini Nutritional Assessment (MNA-SF). J. Geront 2001;56A: M366-377.
Guigoz Y. The Mini-Nutritional Assessment (MNA®) Review of the Literature - What does it tell us? J Nutr Health Aging 2006; 10:466-487.
Kaiser MJ, Bauer JM, Ramsch C, et al. Validation of the Mini Nutritional Assessment Short-Form (MNA®-SF): A practical tool for identification of nutritional status. J Nutr Health Aging 2009; 13:782-788.

図2 症例のMNA®-SF（許諾を得て転載）によるスクリーニングの結果

表 1 症例のGLIM基準による低栄養の診断結果（入院時）

表現型	病　因
■ **意図しない体重減少**	■ **食事摂取量減少/消化吸収能低下**
☑ 6か月以内に5%以上の体重減少	☑ エネルギー必要量の50%以下が1週間以上
☐ 6か月以上で10%以上の体重減少	☐ 食事摂取量の低下が2週間以上
■ **低BMI（アジア人）**	☐ 消化吸収障害、慢性的な消化器症状
☐ 18.5 kg/m² 未満（70歳未満）	■ **疾患による炎症**
☑ 20.0 kg/m² 未満（70歳以上）	☐ 急性疾患/外傷などによる侵襲
■ **骨格筋量減少**	☐ 慢性疾患
☑ BIAによるSMIで男性7.0kg/m² 未満、女性 　5.7kg/m² 未満	
☑ 上記の一つ以上が該当	☑ 上記の一つ以上が該当

表現型・病因から 重度の低栄養 状態であると診断

（声には出さずに）入院時の検査データで、CRP は 0.7 mg/dL、白血球数は 8,700/mm³ね。誤嚥性肺炎は急性疾患だから、表をみると…（2 章-4、**表 2**、p.59 を参照）、CRP が 1.0 mg/dL 以上で中等度の炎症となっているわ。この症例では炎症はないと判定するのかしら??

　GLIM 基準による低栄養の診断を行ったところ…、表現型の 3 項目（体重減少、低 BMI、骨格筋量の低下）はすべて該当、病因の 1 項目（食事摂取量減少/消化吸収能低下）に該当し、低 BMI は重度と考えられたため、重度の低栄養と診断されました（**表 1**）。

　数日後、NST の回診が行われました。

誤嚥性肺炎で入院した患者さん、MNA®-SF の結果は 4 点で低栄養と判定されました。食事摂取が減少して体重も減っていたみたいです。

GLIM 基準による診断の結果は重度の低栄養でした。

　NST を担当する小林医師が X 線、CT の画像をみながら説明します。

両肺の背中側、横隔膜に近いところを中心に浸潤影がみられるね。浸潤影のなかには、一部、気管支の空気が黒く浮き出してみえるところがあるよね（**図 1**）。これは、エアブロンコグラム（air bronchogram）っていって、炎症の強い肺炎や無気肺のときにみられる所見だよ。

この患者さんの肺の炎症は比較的強いほうなんですか？

表2 症例のGLIM基準による低栄養の診断結果（NST回診時）

表現型	病因
■ 意図しない体重減少 ☑ 6か月以内に5％以上の体重減少 ☐ 6か月以上で10％以上の体重減少 **■ 低BMI（アジア人）** ☐ 18.5 kg/m² 未満（70歳未満） ☑ 20.0 kg/m² 未満（70歳以上） **■ 骨格筋量減少** ☑ BIAによるSMIで男性7.0 kg/m²未満、女性 5.7 kg/m²未満	**■ 食事摂取量減少／消化吸収能低下** ☑ エネルギー必要量の50％以下が1週間以上 ☐ 食事摂取量の低下が2週間以上 ☐ 消化吸収障害、慢性的な消化器症状 **■ 疾患による炎症** ☑ 急性疾患／外傷などによる侵襲 ☐ 慢性疾患
☑ 上記の一つ以上が該当	☑ 上記の一つ以上が該当

表現型・病因から 重度の低栄養 状態であると診断

うーん、まあまあ強い炎症かもしれないね。抗菌薬の治療で早く回復するといいけど…。

CRP は 0.7 mg/dL だったので、炎症はないと判定したんですけど……。

CRP は炎症の基準になるけど、炎症があれば必ず CRP が上昇しているとは限らないよ。とくに高齢者は、炎症をともなう疾患でも CRP が上昇していないことが少なくない。
この肺の CT 画像のように、一目でわかるくらいの病変がある症例では、肺の局所だけでなく全身性の炎症反応があると考えて対応することが大切だよ。検査値だけに惑わされずに、臨床をやってきたわれわれの経験と知識を生かして判定することが大切だと思うよ。

先生、いま、「オレ、いいこと言ったな」って思ってるでしょ？（笑）

いやいや、これは本音。まじめにそう思ったから言ったまでだよ。この患者さんの診断結果は重度の低栄養で変わりはないけど、急性疾患による炎症は「あり」に訂正しておこう（**表2**）。

　この症例は抗菌薬による治療を終了し、2週間後、B介護保健施設に退院しました。退院時の GLIM 基準による診断結果は、依然、表現型の3項目（体重減少、低 BMI、骨格筋量の低下）に該当、病因の1項目（食事摂取量減少／消化吸収能低下）に該当し、低 BMI も改善には至らなかったため重度の低栄養のままでした（**表3**）。
　退院から1年ほど経ったときの NST の回診で、看護師の田中さんから報告がありました。

表3 症例のGLIM基準による診断結果経過表

	入院時	NST回診	退院時	1年後
体重減少	✓	✓	✓	
低BMI	✓	✓	✓	✓
骨格筋量減少	✓	✓	✓	
エネルギー50%未満が1週間	✓	✓	✓	
食事摂取低下が2週間以上				
消化吸収障害/慢性消化器症状				
急性疾患/外傷などによる侵襲		✓		
慢性疾患による炎症				
診断	重度低栄養	重度低栄養	重度低栄養	問題なし

該当		✓
重度該当		✓

問題なし
低栄養
重度低栄養

田中さん

先日、Ｂ介護保健施設の看護師さんと別件の相談があったとき、1年前に誤嚥性肺炎で入院した患者さんのことも聞いてみました。
あの患者さん、食事も摂れるようになって、体重も増えて、お元気にされているそうですよ。Ｂ介護保健施設でのGLIM基準による診断結果を送ってもらいました。栄養状態は問題なしだそうです。

そうなんですね！　元気になられて本当によかったですね。

高橋さん

　GLIM基準が、各施設に浸透することによって地域での栄養ケアの連携も進むかもしれません。

この症例から学ぶこと

1 炎症の判定は検査値だけに頼らない

GLIM 基準では、低栄養を診断するにあたって**炎症の有無**がとても重要視されています（2 章-4「炎症はどう評価するの？」p.56 参照）。2010 年の Jensen ら[1]による低栄養分類の影響が強いのかもしれません。

本症例では、CRP の値からは「炎症はない」と判定されましたが、実際には肺の広い範囲に炎症を認め、全身性の炎症反応につながると考えられ、医師の判断で「中等度の炎症」と修正されました。『GLIM 基準での炎症の評価に関するガイダンス』では、『ステートメント7：臨床的な判断の必要性』で、「疾患負荷/炎症基準の判定には、基礎疾患、または、病態、臨床症状、臨床検査マーカーの値などの情報を統合した**臨床的な判断**が必要となる。」（2 章-4，**表 2**，p.59）と記載されており、適切な判断が行われたと思います。

このように、単に CRP などの検査値をもとに画一的な判断をするのではなく、病態を把握し、1 例 1 例、個別の判断をすることが重要です。電子カルテにシステムを構築する際も CRP が高値の場合、自動的に「炎症あり」とするのは問題ないと思いますが、その炎症が中等度なのか重度なのかの判断や、**CRP が上昇していない症例**での判断は、後から手動で修正できる仕組みにしておくことが必要だと思います。

2 GLIM 基準による地域連携

診療報酬改定により、GLIM 基準が急性期病院、回復期リハビリテーション病棟のみならず、精神科の病棟や在宅などの現場にも広がっていくことが予想されます。今回の改定では、リハビリテーション・栄養・口腔連携加算（急性期病棟では 1 日につき 120 点、地域包括医療病棟などでは 1 日につき 80 点）、栄養情報連携料（70 点）（**図 3**）などが新設されました[2]（3 章-2「各領域で GLIM 基準の診断結果をどう活用する？」，p.81 参照）。また、折しも、厚生労働省による**医療・福祉・介護地域包括ケアシステム**の構築が急がれています。

介護報酬においても、リハビリテーションマネジメント加算（240〜793 単位）が新設され、リハビリテーションにあわせて口腔・栄養のアセスメントも実施し、その情報を関係職種間で一体的に共有することが求められています。また、退所時栄養情報連携加算（70単位）も新設されました[3]（3 章-2「各領域で GLIM 基準の診断結果をどう活用する？」参照）。

こうした流れは、GLIM 基準という『媒体』を通じて、**栄養ケアの地域連携**を深めていくにはとてもいいチャンスかもしれません。しかし、栄養に関する情報を GLIM 基準のみに1 本化することは若干キケンなことではないかと思います。なぜなら、『大腿骨近位部骨折の症例』（p.111）でお示ししたように、GLIM 基準の診断結果だけでは表現できない栄養管

（別紙様式12の5）

記入日　　　年　　　月　　　日

情報提供先医療機関・施設名

担当医師又は管理栄養士　　　　　　　　　　　殿

【注2の場合】
左記管理栄養士への説明日
　　　年　　　月　　　日

患者氏名		男・女	生年月日	年　　　月　　　日
				（　　　）歳

身長	cm　（測定日　　年　　月　　日）　□計測不能	BMI	kg/m^2　□算出不能
体重	kg　（測定日　　年　　月　　日）		

体重変化	変化なし ・ 過去（　　）週間・カ月 ／ 増加 ・ 減少	変化量	kg

栄養状態の評価と課題（傷病名を含む）

【GLIM基準による評価　（□非対応）※1】判定：□ 低栄養非該当　　□ 低栄養（□ 中等度低栄養、□ 重度低栄養）

　該当項目：表現型（□ 体重減少、□ 低BMI、□ 筋肉量減少）病因（□ 食事摂取量減少/消化吸収能低下、□ 疾病負荷/炎症）

栄養補給に関する事項

必要栄養量	エネルギー　　　　　kcal	たんぱく質　　　　g	
摂取栄養量	エネルギー　　　　　kcal	たんぱく質　　　　g	

経口摂取	食事内容（治療食、補助食品等）			
	嚥下調整食の必要性	主食	□ 無 □ 有（学会分類コード※2　　　　　）	
		副食	□ 無 □ 有（学会分類コード※2　　　　　）	
		とろみ	□ 無 □ 有（学会分類コード※2　　　　　）	
□ 無	留意事項（食物アレルギー、その他禁止食品等）：			
経管栄養	□ 経鼻	留意事項（製品名、投与速度等）：		
	□ 胃瘻			
□ 無	□ その他			
静脈栄養	□ 末梢	留意事項（製品名、投与速度等）：		
□ 無	□ 中心			

入院中の栄養管理に係る経過、栄養指導の内容等

※1　GLIM基準による評価を行っている場合は、記載すること。行っていない場合は、非対応にチェックすること。
※2　日本摂食嚥下リハビリテーション学会の分類

問合せ先　　　医療機関名：

　　　　　　担当管理栄養士名：

　　　　　　　　電話番号：　　　　　　　　　　（FAX）：

図3　栄養情報連携料の栄養情報提供書の様式

理上の問題点も多々あるからです。栄養に関する情報提供を行う際、別紙として、MNA®−SF や MUST による判定結果、SGA による評価を添付して、より詳細な情報の連携を構築していく必要性を感じます。

参考文献

1) Jensen GL, Mirtallo J, Compher C, et al : International consensus guideline committee. adult starvation and disease-related malnutrition ; a proposal for etiology-based diagnosis in the clinical practice setting from the International Consensus Guideline Committee. *Clin Nutr* 2010 ; 29 : 151-153.
2) 厚生労働省保険局医療課：令和6年度診療報酬改定 全体概要版. 令和6年3月5日版.
3) 厚生労働省老健局：令和6年度介護報酬改定の主な事項について. 令和6年1月22日.

2 大腸がんの症例

A病院に、大腸がんの手術を行う予定の患者が入院してきました。

患者のプロフィール	61歳、女性

診断名：S状結腸がん（術前病期診断；T2N1M0、ステージⅢa）
既往歴：高血圧症、脂質異常症
身体所見：身長156 cm、体重50.1 kg、BMI 20.5 kg/m²
　　　　　　ふくらはぎ周囲長は右31 cm、左32 cm

外来の診察室で看護師の田中さんが問診を行います。

今回はS状結腸がんの手術のための入院ですね。ここ最近で体重が減ったりしませんでしたか？

患者
いえ、体重は変わりません。

いま、食事はきちんと摂れていますか？

患者
食欲は問題なくて、朝、昼、夕の3食、いつもどおり食べています。

下痢や便秘などはないですか？

患者
とくにありません。便もいままでどおり出ています。トイレでいつも確認していますが、見たところ、出血などもないようです。

　この患者さんは61歳で高齢者には該当しません。A病院では、65歳未満の患者の栄養スクリーニングにはMUSTを用いています。MUSTの判定を行うと、BMI、体重減少率、栄養摂取を障害する急性疾患のいずれにも該当しないため低リスクと判定されました（図1）。

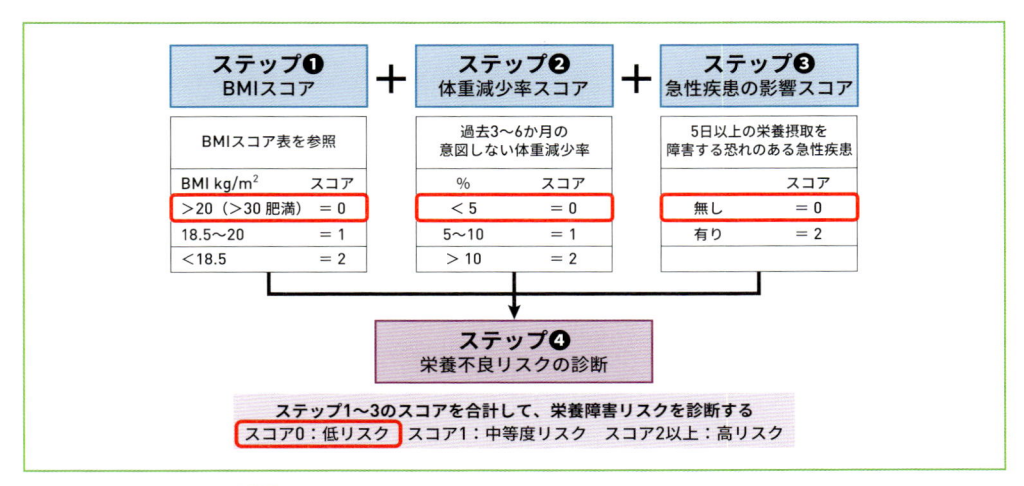

図 1 症例のMUSTによるスクリーニングの結果
(Abbott Nutrition：臨床栄養ハンドブック，p.30，2014より作成)

 栄養状態は問題ないようですね。

　その後、体温、脈拍、血圧、酸素飽和度などを測定した際、ふくらはぎの周囲長の測定も行いました。ふくらはぎの周囲長は右 31 cm、左 32 cm でした。

 （声には出さず）ふくらはぎはカットオフ値ギリギリね…。

　主治医の診察後、患者は病室へと移動しました。
　管理栄養士の高橋さんも病室で問診や身体計測を行います。

 食べ物のアレルギーや嫌いなものはありませんか？

　　　　　　　　　　　　　　　　　　　　　　　　　　　　　　　　　患者

　特別、アレルギーや嫌いなものはありません。

 腕の太さなどを測らせてもらっていいですか？

　上腕周囲長、上腕三頭筋皮下脂肪厚を測定すると、上腕周囲長は 20.1 cm、上腕三頭筋皮下脂肪厚は 18 mm でした。タブレット端末には、表計算ソフトで上腕筋周囲長が計算できるように計算式が入力してあります。さっそく上腕周囲長、上腕三頭筋皮下脂肪厚の値を入力してみると、上腕筋周囲長は 14.4 cm と算出されました。A 病院では、身体計測基準値 JARD 2001 のデータ（コラム⑥「栄養アセスメントのための身体計測」、p.198 参照）の−2 SD をカットオフ値として、上腕周囲長、上腕三頭筋皮下脂肪厚、上腕筋周囲長

表 1 症例のGLIM基準による低栄養の診断結果

表現型	病因
■ 意図しない体重減少	■ 食事摂取量減少/消化吸収能低下
□ 6か月以内に5％以上の体重減少	□ エネルギー必要量の50％以下が1週間以上
□ 6か月以上で10％以上の体重減少	□ 食事摂取量の低下が2週間以上
■ 低BMI（アジア人）	□ 消化吸収障害、慢性的な消化器症状
□ 18.5 kg/m² 未満（70歳未満）	■ 疾患による炎症
□ 20.0 kg/m² 未満（70歳以上）	□ 急性疾患/外傷などによる侵襲
■ 骨格筋量減少	☑ 慢性疾患
☑ BIAによるSMIで男性7.0kg/m²未満、女性 5.7kg/m²未満	
☑ 上記の一つ以上が該当	☑ 上記の一つ以上が該当

表現型・病因から 中等度の低栄養 状態であると診断

の評価を行っています。

（声には出さず）上腕周囲長、上腕三頭筋皮下脂肪厚は問題ないようだけど、上腕筋周囲長は減少しているみたい…。

A 病院では、BIA による体組成分析を管理栄養士が担当しています。

この器械で、体の中の筋肉、脂肪、水分などの量を測定します。

BIA による体組成分析の結果、四肢骨格筋量指数（SMI）は 5.4 kg/m²（女性のカットオフ値は 5.7 kg/m²）でした。骨格筋量は減少しているようです。

GLIM 基準による低栄養の診断を行った結果、骨格筋量の低下、慢性疾患に該当し、中等度の低栄養と診断されました（**表 1**）。

数日後、NST の回診が行われました。

S状結腸がんの手術で入院した患者さん、栄養状態は問題なさそうでしたね。

GLIM 基準による診断の結果は中等度の低栄養でした。

え？ ……たしかに、ふくらはぎはカットオフ値ギリギリだとは思ったけど…。

MUST によるスクリーニングの結果は低リスクで、それ以上のアセスメントは必要ない

かのように思われました。しかし、管理栄養士の高橋さんが詳しい身体計測を行ったり、BIA による体組成分析を行った結果、骨格筋量が減少していることがわかり、中等度の低栄養と診断されたのでした。

NST の回診に参加していた理学療法士（PT）の渡辺さんは、患者さんをみて、とくに痩せているわけではないのに低栄養？　と疑問に思いました。

　BMI は 20.5 kg/m² で、それほど痩せているようにはみえませんよね…。

NST を担当する小林医師がそれに答えました。

40 歳を過ぎると、だんだん骨格筋量が減少してきます。その逆に、体脂肪量は増加する傾向があります。とくに女性の場合、そうした傾向がみられやすいようです。なかには BMI が 30 kg/m² を超えて肥満なのに、骨格筋量が減少しサルコペニア肥満という状態の人もいます。

　術後、さらに骨格筋量が減少すると、日常生活に支障をきたす可能性がありますね。

がん患者では低栄養の判定によく PG-SGA が使われます。この患者さんも PG-SGA で評価してみましょうか？

NST のメンバーは患者の病室に向かいました。

　最近、発熱などはありましたか？

患者

いえ、ありませんでした。

　上下肢の筋肉の量をみせていただけますか？　なるほど、下肢の筋だけでなく三角筋も減少しているかもしれません。

むくみなどはないみたいですね。

PG-SGA で評価した結果、合計点は 2 点、軽度の骨格筋量の減少があることから総合評価はステージ B、「中等度の栄養障害、または、栄養障害の疑い」となりました（図 2）。

　この患者さんは、低栄養と低栄養リスクのボーダーラインの状態だったのかもしれません。

患者自記式による主観的包括的評価（PG-SGA）
1～4欄は患者さんが記入してください。

［第1～4欄で PG-SGA 短縮版（SF）と呼ばれます］

患者 ID 番号

---

1. 体重（ワークシート1を参照）

私の現在および最近の体重についてまとめると：
私の現在の体重は約 **50.1** kg です。
私の身長は **156** cm です。

1ヶ月前の私の体重は約 ___ kg でした。
6ヶ月前の私の体重は約 ___ kg でした。

この2週間に私の体重は：

☑ 減りました (1)　☐ 変わっていません (0)　☐ 増えました (0)

第1欄 **0**

2. 食事の摂取：私の普段の食事量と比べて、この1ヵ月間の食事量は：

☑ 変わっていない (0)
☐ 普段より多い (0)
☐ 普段より少ない (0)

私の今の食事は：

☐ 普通の食事だが、通常の量よりは少ない (1)
☐ 固形物をほんの少し (2)
☐ 重湯など流動食のみ (3)
☐ 栄養剤のみ (3)
☐ ほとんど何も食べられない (4)
☐ チューブや点滴による栄養のみ (0)

第2欄 **0**

3. 症状：私は以下のような問題があって、この2週間十分に食べられない状況が続いています（当てはまるものすべてをチェック）：

☑ 問題なく食べられた (0)

☐ 食欲がなかった、または食べようという気にならなかった (3)
☐ 吐き気 (1)
☐ 便秘 (1)
☐ 口の中の痛み (2)
☐ 味がおいしい、または味がしない (1)
☐ 飲み込みにくい (2)
☐ 痛み；どこですか？ (3) ___
☐ その他 ** ___

** 例：気分の落ち込み、経済的な問題、歯の問題

☐ 嘔吐 (3)
☐ 下痢 (3)
☐ 口の渇き (1)
☐ においが気になる (1)
☐ すぐに満腹になる (1)
☐ だるさ (1)

第3欄 **0**

4. 活動と機能：
この1ヵ月間の私の活動を全般的に評価すると：

☑ 何の制限もなく普通に活動できた (0)
☐ 普段通りではないが、起き上がっておおむね普通に近い活動ができた (1)
☐ ほとんどのことができないと思われたが、ベッドや布団、または椅子で過ごすのは半日以下だった (2)
☐ ほとんど活動できず、一日の大半をベッドや布団、または椅子で過ごした (3)
☐ ほとんど横になっていてベッドや布団から出ることはまれだった (3)

第4欄 **0**

ここからは担当医、看護師、栄養士またはセラピストが記入します。ありがとうございました。

第1～4欄の合計点 **0** A

©FD Ottery 2005, 2006, 2015 v3.22.15
Japan 19-011 v01.27.19
email: faithotterymdphd@gmail.com or info@pt-global.org

患者自記式による主観的包括的評価（PG-SGA）

第1～4欄の合計点（1枚目を参照） **0** A

ワークシート1　体重減少のスコア判定

第1欄の点数の決定には、可能ならば過去1ヶ月間の体重データを使用する。過去1ヶ月間の体重データがない場合に限り、過去6ヶ月間の体重データを使用する。体重変動の各点には、以下の点数を使用し、患者が最近2週間で減少している場合はもう1点加算する。合計点をPG-SGAの第1欄に記入する。

1ヶ月間の体重減少	点数	6ヵ月間の体重減少
10% 以上	4	20% 以上
5-9.9%	3	10 - 19.9%
3-4.9%	2	6 - 9.9%
2-2.9%	1	2 - 5.9%
0-1.9%	0	0 - 1.9%

ワークシート1のスコア **0**

5. ワークシート2 ― 疾患とその栄養必要量との関係：
スコアは以下の各項目に該当する毎に1点加算する。

☑ がん
☐ AIDS
☐ 呼吸器疾患または心疾患による悪液質
☐ 慢性腎不全
☐ 褥瘡、開放創または瘻孔あり
☐ 外傷あり
☐ 65 歳以上

その他の関連する診断（具体的に）： ___
原疾患の病期（分かっている場合、あるいは適切なものを○で囲んでください）
I、II、III、IV、その他 ___

ワークシート2のスコア **1** B

6. ワークシート3 ― 代謝による必要量の増加

タンパク質やエネルギーの必要量を増やすことがわかっている要因の数によって、代謝ストレスのスコアを計算する。注意点：熱の高さか持続期間のスコアの高い方を採用する。スコアは加算制で、例えば72時間未満の（1点）38.8℃の発熱（3点）、プレドニゾン10mgの長期投与を受けている（2点）患者は、この項の合計点は5点となる。

代謝ストレス	なし (0)	軽度 (1)	中等度 (2)	重度 (3)
発熱の高さ	なし	> 37.2 and < 38.3	≥ 38.3 and < 38.8	≥ 38.8 ° C
発熱の持続時間	なし	< 72 hours	72 hours	> 72 hours
コルチコステロイド	なし	低用量 （< 10 mg プレドニゾン換算量／日）	中等量 （≥ 10 and < 30 mg プレドニゾン換算量／日）	高用量 （≥ 30 mg プレドニゾン換算量／日）

ワークシート3のスコア **0** C

7. ワークシート4 ― 身体所見

身体所見は、体成分の3要素：体脂肪、筋肉、体液の主観的評価を行う。主観的評価であるため、身体の各領域は程度によって評価される。筋肉量の減少は脂肪量の減少よりもスコアに大きく影響する。カテゴリーの定義：0=異常なし、1+=軽度、2+=中等度、3+=重度。これらのカテゴリー（筋肉量・体脂肪量の減少）のスコアは加算式ではなく、（筋肉量・体脂肪量の）減少のスコアは全体的（体液貯留を除く）に評価するために用いる。

筋肉の状態

	なし	軽度	中等度	重度
側頭部（側頭筋）	0	1+	2+	3+
鎖骨下部（胸鎖＆三角筋）	0	1+	2+	3+
肩（三角筋）	0	(1+)	2+	3+
骨間関節	0	1+	2+	3+
肩甲骨（広背筋、僧帽筋、三角筋）	0	1+	2+	3+
大腿（大腿四頭筋）	0	1+	2+	3+
ふくらはぎ（腓腹筋）	0	1+	2+	3+
筋肉の状態の総合評価	0	(1+)	2+	3+

体脂肪の蓄積

	なし	軽度	中等度	重度
眼窩脂肪体	0	1+	2+	3+
上腕三頭筋皮下脂肪	0	1+	2+	3+
下部肋骨下脂肪	0	1+	2+	3+
体脂肪の減少の総合評価	(0)	1+	2+	3+

体液の状態

	なし	軽度	中等度	重度
くるぶしの浮腫	0	1+	2+	3+
仙骨部の浮腫	0	1+	2+	3+
腹水	0	1+	2+	3+
体液の状態の総合評価	(0)	1+	2+	3+

体組成の悪化（筋肉や脂肪の減少や体液の貯留）に対する全体的な程度を主観的に評価して、身体所見のスコアを計算する。

低下なし	score = 0 points
軽度の低下	score = 1 point
中程度の低下	score = 2 points
重度の低下	score = 3 points

前述のように、筋肉量の低下は体脂肪の減少または体液貯留よりも重要され

ワークシート4のスコア **1** D

PG-SGA 合計スコア（A+B+C+Dの合計スコア） **2**

PG-SGAカテゴリー総合評価（ステージ A、B、または C） **B**

Clinician Signature ___ RD RN PA MD DO Other ___ Date ___

ワークシート5 PG-SGA 総合評価カテゴリー

カテゴリー	Stage A 栄養状態良好	Stage B 中等度または栄養障害・栄養障害の疑い	Stage C 高度の栄養障害者
体重	体重減少なし	1ヶ月間の体重減少5%（または6ヶ月間で10%未満）、または、体重減少がない	1ヶ月間 体重減少>5%（または6ヶ月間で>10%）、または、体重減少の進行
栄養摂取	不足なし、または最近著しく改善	栄養摂取量の明らかな減少	栄養摂取量の重度の不足
栄養状態に影響する症状（NIS）	なし、または最近著明に改善	NIS あり（PG-SGAの第3欄）	NIS あり（PG-SGAの第3欄）
機能	低下なし、または最近著明に改善	中等度の機能低下	重度の機能低下
身体所見	低下なし、または慢性的に低下しているが、最近臨床的に改善	筋肉量、かつ／または、脂肪体の軽度減少、かつ／または、皮下脂肪の程度～中等度の減少	低栄養の明らかな兆候（例：重度の筋肉量、または脂肪量の低下、また、浮腫も認める可能性あり）

栄養トリアージの推奨 患者および家族への教育をはじめとする栄養学的介入や、薬物治療を含む症状管理、適切な栄養介入（食品、栄養補助食品、経腸栄養または静脈栄養などの選択）を決定するために、全体の合計点を使用する。

はじめに行われる栄養介入には、症状マネジメントを最大限行うことを含む。

PG-SGA スコアに基づくトリアージ
0-1 現時点で介入は不要。治療中は日常的および定期的に再評価を行う。
2-3 症状の調査（第3欄）および検査値に基づいて、栄養士、看護師、またはその他の医療者が、患者および家族への教育を必要があれば行う。
4-8 症状の調査（第3欄）に基づき、看護師または医師と連携して栄養士が介入する必要がある。
≥ 9 症状マネジメントの改善および／または栄養介入の選択が緊急に必要である。

©FD Ottery 2005, 2006, 2015 v3.22.15
Japan 19-011 v01.27.19
email: faithotterymdphd@gmail.com or info@pt-global.org

図2　症例のPG-SGAによる判定結果（http://pt-global.org/?page_id=6098より改変引用）

106

PG-SGA では合計点が 2 点の場合、「必要に応じて患者に教育を行う」とされていますが、術後の骨格筋量の減少を最小限にするために術前からの栄養管理が必要だと思います。

MUST の結果だけでは低栄養とはいえず、低栄養、栄養管理の必要性を見逃してしまうところでした。やはり、骨格筋量の評価は大切ですね。

PG-SGA の結果は、「中等度の栄養障害、または、栄養障害の疑い」で、低栄養と確定したわけではありませんが、手術を控えていることを考えると潜在的な低栄養と考えて、エネルギー、たんぱく質を十分摂取していただく必要があるかもしれません。今回のように、MUST、GLIM 基準、PG-SGA の結果が完全に一致しないことも少なくありませんが、一人ひとりの患者の状態に応じて、その結果を適切に判断し、ケアへとつなげていくのが医療従事者の務めですよね。

では、エネルギー、たんぱく質を少し増量して、エネルギー 2,000 kcal/日（体重あたり 40 kcal）、たんぱく質 75 g（体重あたり 1.5 g）の食事に変更してみます。

　手術は無事終了。遠隔転移も認められませんでした。術後の経過も順調で、手術の翌日より病室内での歩行訓練を開始、リハビリを継続し、12 日後、独歩で自宅に退院しました。

この症例から学ぶこと

① 栄養アセスメントと GLIM 基準による診断は必ずしも一致しない

　本症例は、MUST によるスクリーニングで低リスクと判定されました。MUST でスクリーニングを行い、低リスクと判定された場合、GLIM 基準による診断はもとより、それ以上のアセスメントは行わないというケアプロセスを運用している病院もあるかもしれません。

　その場合、この症例は、NST の回診にリストアップされることもなく、個別の栄養管理も行われなかった可能性があります。全例でBIA による体組成分析を行っているわけではないとすると、骨格筋量の減少も気づかれずじまいだったかもしれません。今回は、管理栄養士の身体計測、BIA による体組成分析によって、骨格筋量の減少を適切に評価することができました。

　この症例が低栄養かもしれないということに早く気づくきっかけがあったとすると、それはふくらはぎ周囲長を測定したときです。ふくらはぎ周囲長がカットオフ値ギリギリで、やや減少しているかもしれないという情報を共有することで、身体計測や医師の診察、セラピストの評価などにより、骨格筋量の減少がより早く明らかになり、GLIM 基準での

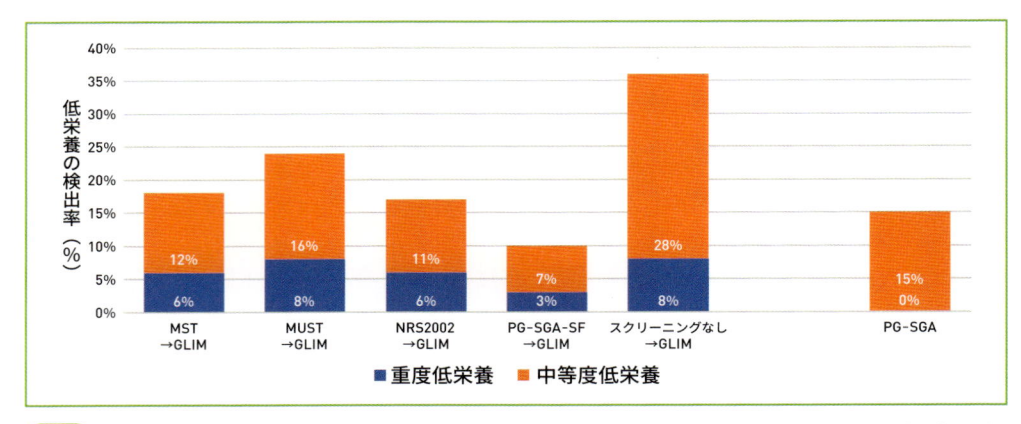

図 3 大腸がん患者で 2 段階評価を行った場合と直接診断・判定を行った場合の低栄養の検出率（文献 2 より筆者作成）

「中等度の低栄養」という診断にたどり着くことができたはずです。

　この症例では、MUST、GLIM 基準、PG-SGA の結果にわずかに相違が認められました。使用するスクリーニングのツール、あるいはスクリーニングを行わず、直接 GLIM 基準による診断を行った場合で<mark>低栄養の検出率が異なる</mark>ことはすでに解説しました[1]（「コラム⑤「GLIM 基準による診断の前のスクリーニングは必須？」、p.194 参照）。

　大腸がん術後の患者の横断研究[2]でも、使用するスクリーニングツール、あるいはスクリーニングを行わず直接 GLIM 基準による診断を行った場合、直接 PG-SGA による判定を行った場合で、低栄養の検出率は大きく異なりました（**図 3**）。とくに、直接 GLIM 基準による診断を行った場合、症例の 1／3 以上が中等度以上の低栄養と診断されました。

　診断基準に合致したのだから低栄養にはまちがいないのかもしれませんが……、大腸がん術後の患者の 1／3 に対して、個別の栄養管理を行うべきかどうかは疑問です。

　これらの結果からわかるのは、栄養スクリーニング、GLIM 基準、PG-SGA、いずれの方法においても、低栄養を 100％正確に判定できるわけではなく、必ず<mark>見逃される症例</mark>や<mark>過剰診断（overdiagnosis）となる症例</mark>があるということです。

　がん患者の低栄養を適切に診断するためには、今後も、低栄養と診断された症例の術後合併症の発生率や生存率、QOL など、多くの情報を収集していく必要があると思われます。

2 術前の骨格筋量評価の重要性

　骨格筋量の評価はサルコペニアの判定にも必須です。今回の症例は、「ペットボトルが開けられない」といったような握力低下を疑う訴えはなく、歩行も問題がなかったため、幸いにもサルコペニアではなかったようですが、手術を控えた症例では、サルコペニアを発症していないかどうかを確認することがとても重要です。サルコペニアは、<mark>術後の生存率の</mark>

低下や、**合併症のリスクの増加**につながるからです[3]~[5]。

　食道がん[6]、原発性肝細胞がん[7]、大腸がんの肝転移[8]、膵がん[9]、非小細胞肺がん[10]などさまざまながんで、サルコペニアの症例は術後の生存率が低下することが報告されています。

　また胃がん[11][12]、結腸がん[13]、大腸がんの肝転移[14]、膵がん[15]などでは、術後の合併症が増加することが報告されています。サルコペニアに肥満を合併したサルコペニア肥満の症例は、腹腔鏡下胃全摘術後の手術部位感染症が、サルコペニア単独の症例と比較してさらに増加するという報告もあります[16]。サルコペニア肥満は、単なるサルコペニア＋肥満ではなく、より深刻な問題であることが予測されます。

　術前に、**低栄養**、**骨格筋量**減少、**サルコペニア**を評価することは、合併症の発症を防止するリスク管理の観点からも重要だといえます。ぜひ多職種で取り組むケアプロセスを構築してください。

参考文献

1）Bian W, Li Y, Wang Y, et al：Prevalence of malnutrition based on global leadership initiative in malnutrition criteria for completeness of diagnosis and future risk of malnutrition based on current malnutrition diagnosis；systematic review and meta-analysis. *Front Nutr*　2023；**10**：1174945.

2）Henriksen C, Paur I, Pedersen A, et al：Agreement between GLIM and PG-SGA for diagnosis of malnutrition depends on the screening tool used in GLIM. *Clin Nutr*　2022；**41**：329-336.

3）吉田貞夫：サルコペニア，フレイル患者の周術期感染症のリスクと栄養管理. 外科と代謝・栄養　2019；**53**：97-103.

4）吉田貞夫：サルコペニアやフレイルは術後のアウトカムに影響するの？ ニュートリションケア　2017；**10**：30-32.

5）Wagner D, DeMarco MM, Amini N, et al：Role of frailty and sarcopenia in predicting outcomes among patients undergoing gastrointestinal surgery. *World J Gastrointest Surg*　2016；**8**：27-40.

6）Sheetz KH, Zhao L, Holcombe SA, et al：Decreased core muscle size is associated with worse patient survival following esophagectomy for cancer. *Dis Esophagus*　2013；**26**：716-722.

7）Harimoto N, Shirabe K, Yamashita YI, et al：Sarcopenia as a predictor of prognosis in patients following hepatectomy for hepatocellular carcinoma. *Br J Surg*　2013；**100**：1523-1530.

8）van Vledder MG, Levolger S, Ayez N, et al：Body composition and outcome in patients undergoing resection of colorectal liver metastases. *Br J Surg*　2012；**99**：550-557.

9）Mintziras I, Miligkos M, Wächter S, et al：Sarcopenia and sarcopenic obesity are significantly associated with poorer overall survival in patients with pancreatic cancer；systematic review and meta-analysis. *Int J Surg*　2018；**59**：19-26.

10）Suzuki Y, Okamoto T, Fujishita T, et al：Clinical implications of sarcopenia in patients undergoing complete resection for early non-small cell lung cancer. *Lung Cancer*　2016；**101**：92-97.

11）Fukuda Y, Yamamoto K, Hirao M, et al：Sarcopenia is associated with severe postoperative complications in elderly gastric cancer patients undergoing gastrectomy. *Gastric Cancer*　2016；**19**：986-993.

12）Shen Y, Hao Q, Zhou J, et al：The impact of frailty and sarcopenia on postoperative outcomes in older patients undergoing gastrectomy surgery；a systematic review and meta-analysis. *BMC Geriatr*　2017；**17**：188.

13）Lieffers JR, Bathe OF, Fassbender K, et al：Sarcopenia is associated with postoperative infection and delayed recovery from colorectal cancer resection surgery. *Br J Cancer*　2012；**107**：931-936.

14) Peng PD, van Vledder MG, Tsai S, et al : Sarcopenia negatively impacts short-term outcomes in patients undergoing hepatic resection for colorectal liver metastasis. *HPB (Oxford)* 2011 ; **13** : 439-446.

15) Amini N, Spolverato G, Gupta R, et al : Impact total psoas volume on short- and long-term outcomes in patients undergoing curative resection for pancreatic adenocarcinoma ; a new tool to assess sarcopenia. *J Gastrointest Surg* 2015 ; **19** : 1593-1602.

16) Nishigori T, Tsunoda S, Okabe H, et al : Impact of sarcopenic obesity on surgical site infection after laparoscopic total gastrectomy. *Ann Surg Oncol* 2016 ; **23** (suppl 4) : 524-531.

3 大腿骨近位部骨折の症例

A病院に、大腿骨近位部骨折術後の患者が入院してきました。

患者のプロフィール　90歳、女性

診断名：左大腿骨頸部・転子部骨折

既往歴：高血圧症

現病歴：6週間前、トイレに行こうとして転倒、左股関節痛が出現し歩行困難となった。X線、CT（**図1**）の結果、左大腿骨頸部・転子部骨折と診断された。固定が難しい骨折と判断され、同日、総合病院に転院。翌日、観血的固定術を施行（**図2**）。術後4週間、患肢は免荷、その後荷重を開始。立位、歩行が困難なため、リハビリを継続する目的で回復期リハビリテーション病棟に入院。

身体所見：身長142cm、体重34.6kg、BMI 17.2kg/m²
　　　　　体温36.6℃、血圧124/69mmHg、脈泊80/分（整）
　　　　　動脈血酸素飽和度（パルスオキシメーター）97%
　　　　　皮膚乾燥軽度、黄疸なし、腹部は平坦、圧痛なし、筋性防御なし、下腿浮腫軽度

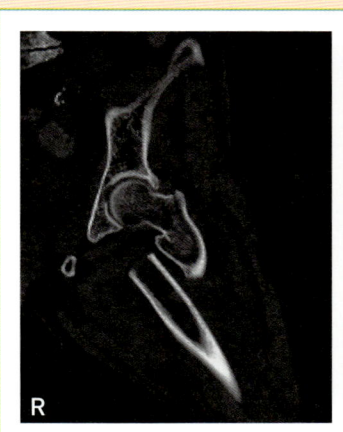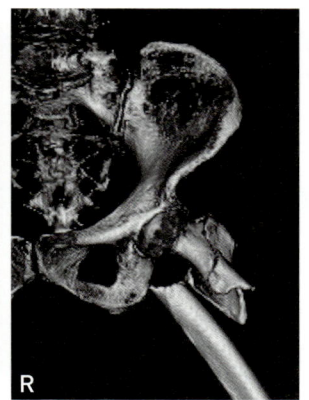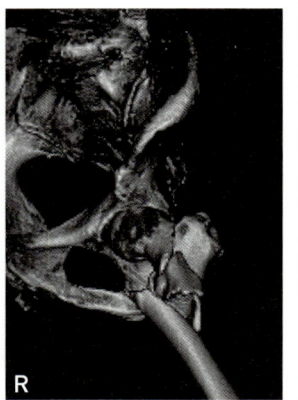

図1 症例のCT画像

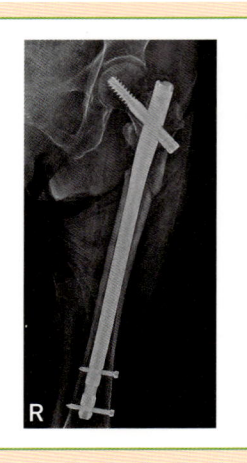

歩行器を使用して歩行はかろうじて可能。握力は右 14 kg、左 13 kg

図 2 症例の術後のX線画像

外来の診察室で看護師の田中さんが問診を行います。

 今回は大腿の骨折で手術をしてたいへんでしたね。でも、手術の部位もきれいに治っているみたいでよかったですね。けがをして以降、体重が減ったりしませんでしたか？

患者の家族

体重は 3 kg 以上減ったみたいです。

 いま、食事はきちんと摂れていますか？

患者の家族

食事はしっかり食べているようです。

 吐き気、下痢や便秘などお腹の症状はないですか？

患者の家族

とくにないようです。

 脚の太さなどを測らせてもらっていいですか？

ふくらはぎ周囲長を測定したところ、右 26.6 cm、左 24.9 cm でした。

 (声には出さずに)ふくらはぎは細くなっていて、骨格筋量が減少しているみたいね…。

　続いて、MNA®–SF によるアセスメントを行うために、認知症やうつ状態の有無を確認しました。

田中さん

　もの忘れとか、服がきちんと着られないといったことはありますか？

患者の家族

　あ、もの忘れは年齢相応にありますね。でも、身のまわりのことはたいてい自分でやっていますよ。

　MNA®–SF による判定を行うと、3 点で、低栄養と判定されました（**図 3**）。
　主治医の診察後、患者は病室へと移動しました。
　管理栄養士（RD）の高橋さんも病室で問診や身体計測を行います。

高橋さん

　食べ物のアレルギーや嫌いなものはありませんか？

患者の家族

　特別、アレルギーや嫌いなものはありません。

　BIA による体組成分析の結果、四肢骨格筋量指数（SMI）は 3.9 kg/m^2（女性のカットオフ値は 5.7 kg/m^2）でした。骨格筋量は減少しているようです。カットオフ値から−32％の減少なので、重度の減少と考えていいかもしれません。

高橋さん

　（声には出さずに）術後、創の感染もなくて問題なく治癒しているみたい。検査データでも、CRP は 0.2 mg/dL、白血球数は 5,200/mm^{3}なので炎症もないみたい…。

　GLIM 基準による低栄養の診断を行ったところ…、表現型の 3 項目（体重減少、低 BMI、骨格筋量の減少）はすべて該当しました。低 BMI、骨格筋量減少は重度でしたが、病因の 2 項目（食事摂取量減少/消化吸収能低下、疾患による炎症）には該当せず、栄養状態は問題ないと診断されました（**表 1**）。
　数日後、NST の回診が行われました。

　大腿骨近位部骨折術後で入院した患者さん、MNA®–SF の結果は 3 点で低栄養みたいですね。体重もかなり減ったみたいで NST でしっかりサポートしないと。

田中さん

MNA®
Mini Nutritional Assessment

Nestlé Nutrition Institute

氏名：

性別：　　　　年齢：　　　　体重：　　　　kg　身長：　　　　cm　調査日：

下の□欄に適切な数値を記入し、それらを加算してスクリーニング値を算出する。

スクリーニング

A 過去3ヶ月間で食欲不振、消化器系の問題、そしゃく・嚥下困難などで食事量が減少しましたか？
0 = 著しい食事量の減少
1 = 中等度の食事量の減少
2 = 食事量の減少なし　　　　←**1**

B 過去3ヶ月間で体重の減少がありましたか？
0 = 3 kg 以上の減少
1 = わからない
2 = 1～3 kg の減少
3 = 体重減少なし　　　　←**0**

C 自力で歩けますか？
0 = 寝たきりまたは車椅子を常時使用
1 = ベッドや車椅子を離れられるが、歩いて外出はできない
2 = 自由に歩いて外出できる　　　　←**1**

D 過去3ヶ月間で精神的ストレスや急性疾患を経験しましたか？
0 = はい　　　　2 = いいえ　　　　←**0**

E 神経・精神的問題の有無
0 = 強度認知症またはうつ状態
1 = 中程度の認知症
2 = 精神的問題なし　　　　←**1**

F1 BMI 体重(kg)÷[身長(m)]^2
0 = BMI が19 未満
1 = BMI が19 以上、21 未満
2 = BMI が21 以上、23 未満
3 = BMI が 23 以上　　　　←**0**

BMI が測定できない方は、**F1** の代わりに **F2** に回答してください。
BMI が測定できる方は、**F1** のみに回答し、**F2** には記入しないでください。

F2 ふくらはぎの周囲長(cm)：CC
0 = 31cm未満
3 = 31cm以上　　　　←**(0)**

スクリーニング値
(最大：14ポイント)　　　　←**03**

12-14 ポイント： 栄養状態良好
8-11 ポイント： 低栄養のおそれあり (At risk)
☑→ **0-7 ポイント：** 低栄養

Ref.　Vellas B, Villars H, Abellan G, et al. *Overview of the MNA® - Its History and Challenges. J Nutr Health Aging 2006;10:456-465.*
Rubenstein LZ, Harker JO, Salva A, Guigoz Y, Vellas B. *Screening for Undernutrition in Geriatric Practice: Developing the Short-Form Mini Nutritional Assessment (MNA-SF). J. Geront 2001;56A: M366-377.*
Guigoz Y. *The Mini-Nutritional Assessment (MNA®) Review of the Literature - What does it tell us? J Nutr Health Aging 2006; 10:466-487.*
Kaiser MJ, Bauer JM, Ramsch C, et al. *Validation of the Mini Nutritional Assessment Short-Form (MNA®-SF): A practical tool for identification of nutritional status. J Nutr Health Aging 2009; 13:782-788.*

図 3 症例のMNA®-SF（許諾を得て転載）によるスクリーニングの結果

表1　症例のGLIM基準による低栄養の診断結果

表現型	病因
■**意図しない体重減少**	■**食事摂取量減少/消化吸収能低下**
☑ 6か月以内に5％以上の体重減少	□ エネルギー必要量の50％以下が1週間以上
□ 6か月以上で10％以上の体重減少	□ 食事摂取量の低下が2週間以上
■**低BMI（アジア人）**	□ 消化吸収障害、慢性的な消化器症状
□ 18.5 kg/m^{2}未満（70歳未満）	■**疾患による炎症**
☑ 20.0 kg/m^{2}未満（70歳以上）	□ 急性疾患/外傷などによる侵襲
■**骨格筋量減少**	□ 慢性疾患
☑ BIAによるSMIで男性7.0 kg/m^{2}未満、女性 　5.7 kg/m^{2}未満	
☑ 上記の一つ以上が該当	☑ 上記の一つ以上が該当

表現型・病因から 低栄養には該当しない と診断

GLIM基準による診断の結果は「栄養状態は問題なし」でした。なので、この患者さんはNSTの回診のリストに入ってないですよ。

え…？　どういうこと？　問題ないってことはないんじゃないの？

NSTを担当する小林医師がそれに答えました。

MNA$^®$–SFは感度が高いので、スクリーニングには使いやすいけど特異度が低いといわれているよ。GLIM基準による診断のとおり、栄養状態は問題ないんじゃないの？

そんなことはないと思いますよ。PG–SGAで評価してみたら、やはり高度の低栄養という結果になりました（**図4**）。

うーん、どういうことなのかな…。たしかに体重も骨格筋量も減少しているし、下腿には軽度の浮腫もある。PG–SGAスコアでは、「看護師、または、医師と連携して、管理栄養士が支援に加わる必要がある」っていうことになっているね。

そうですよー。こういう症例、何例もいままでNSTがサポートして、その結果、みなさん元気になって退院してくれていました。この患者さんをサポートしなくてどうするんですか！

でも、この間の会議で、NSTはGLIM基準で低栄養と診断された症例を回診することになったんだよね…。GLIM基準で「栄養状態は問題なし」となると…。主治医の先生に確認してNSTがサポートしても差し支えないということだったら、NSTでのサポートを継続させてもらうようにしようか…。

患者自記式による主観的包括的評価（PG-SGA）
1～4欄は患者さんが記入してください。
［第1～4欄で PG-SGA 短縮版（SF）と呼ばれます］

患者 ID 番号

1. 体重（ワークシート1を参照）

私の現在および最近の体重についてまとめると：
私の現在の体重は約 **34.6** kg です。
私の身長は **142** cm です。

1ヶ月前の私の体重は約 **38** kg でした。
6ヶ月前の私の体重は約 ___ kg でした。

この2週間に私の体重は：

☐ 減りました (1)　☑ 変わっていません (0)　☐ 増えました (0)

第1欄 0

2. 食事の摂取：私の普段の食事量と比べて、この1ヵ月間の食事量は：

☑ 変わっていない (0)
☐ 普段より多い (0)
☐ 普段より少ない (0)
　私の今の食事は：
　☐ 普通の食事だが、通常の量よりは少ない (1)
　☐ 固形物をほんの少し (2)
　☐ 重湯など流動食のみ (3)
　☐ 栄養剤のみ (3)
　☐ ほとんど何も食べられない (4)
　☐ チューブや点滴による栄養のみ (0)

第2欄 0

3. 症状：私は以下のような問題があって、この2週間十分に食べられない状況が続いています（当てはまるものすべてをチェック）：

☑ 問題なく食べられた (0)
☐ 食欲がなかった、または食べようという気にならなかった (3)　☐ 嘔吐 (3)
☐ 吐き気 (1)　☐ 下痢 (3)
☐ 便秘 (1)　☐ 口の渇き (1)
☐ 口の中の痛み (2)　☐ においが気になる (1)
☐ 味がおかしい、または味がしない (1)　☐ すぐに満腹になる (1)
☐ 飲み込みにくい (2)　☐ だるさ (1)
☐ 痛み；どこですか？ _____
☐ その他 ** _____
**例：気分の落ち込み、経済的な問題、歯の問題

第3欄 0

4. 活動と機能：この1ヵ月間の私の活動を全般的に評価すると：

☐ 何の制限もなく普通に活動できた (0)
☐ 普段通りではないが、起き上がっておおむね普通に近い活動ができた (1)
☑ ほとんどのことができないと思われたが、ベッドや布団、または椅子で過ごすのは半日以下だった (2)
☐ ほとんど活動できず、一日の大半をベッドや布団、または椅子で過ごした (3)
☐ ほとんど横になっていてベッドや布団から出ることはまれだった (3)

第4欄 2

ここからは担当医、看護師、栄養士またはセラピストが記入します。ありがとうございました。

第1～4欄の合計点 2 A

©FD Ottery 2005, 2006, 2015 v3.22.15
Japan 19-011 v01.27.19
email: faithotterymdphd@gmail.com or info@pt-global.org

患者自記式による主観的包括的評価（PG-SGA）

第1～4欄の合計点（1枚目を参照） 2 A

ワークシート1　体重減少のスコア判定

第1欄の点数の決定には、可能ならば過去1ヵ月間の体重データを使用する。過去1ヵ月間の体重データがない場合に限り、過去6ヶ月間の体重データを使用する。体重変動の採点には、以下の点数を使用し、患者の体重がこの2週間で減少している場合はもう1点加算する。合計点を PG-SGA の第1欄に記入する。

1ヵ月間の体重減少	点数	6ヵ月間の体重減少
10% 以上	4	20% 以上
5-9.9%	3	10 - 19.9%
3-4.9%	2	6 - 9.9%
2-2.9%	1	2 - 5.9%
0-1.9%	0	0 - 1.9%

ワークシート1のスコア 3

5. ワークシート2 − 疾患とその栄養必要量との関係：

スコアは以下の各項目に該当する毎に1点加算して求める：
☐ がん　☐ 褥瘡、開放創または瘻孔あり
☐ AIDS　☑ 外傷あり
☐ 呼吸器疾患または心疾患による悪液質　☐ 65 歳以上
☐ 慢性腎不全
その他の関連する診断（具体的に）：_____
原疾患の病期（分かっている場合、あるいは適切なものを○で囲んでください）
I、II、III、IV、その他 _____

ワークシート2のスコア 1 B

6. ワークシート3 − 代謝による必要量の増加

タンパク質やエネルギーの必要量を増やすことがわかっている要因の数によって、代謝ストレスのスコアを計算する。注意点：熱の高さや持続期間のスコアの高い方を採用する。スコアは加算制で、例えば72時間未満の（1点）38.8℃の発熱（3点）、プレドニゾン10mgの長期投与を受けている（2点）患者は、この項の合計点は5点となる。

代謝ストレス	なし (0)	軽度 (1)	中等度 (2)	重度 (3)
発熱の高さ	なし	> 37.2 and < 38.3	≥ 38.3 and < 38.8	≥ 38.8 °C
発熱の持続時間	なし	< 72 hours	72 hours	> 72 hours
コルチコステロイド	なし	低用量	中等用量	高用量
		(< 10 mg)	(≥ 10 and < 30 mg)	(≥ 30 mg)
		（プレドニゾン換算量/日）	（プレドニゾン換算量/日）	（プレドニゾン換算量/日）

ワークシート3のスコア 0 C

7. ワークシート4 − 身体所見

身体所見は、体組成の3要素：体脂肪、筋肉、体液の主観的評価を行う。主観的な評価であるため、所見の各領域は程度によって採点される。筋肉量の減少は脂肪量の減少よりもスコアに大きく影響する。カテゴリーの定義：0＝異常なし、1+＝軽度、2+＝中等度、3+＝重度。これらのカテゴリーは（筋肉量・体脂肪量の）減少のスコアは加算式ではなく、（筋肉量・体脂肪量の）減少（または過剰な体液貯留）の程度を臨床的に評価するために用いる。

筋肉の状態
| | 0 | 1+ | 2+ | 3+ |
側頭部（側頭筋）
鎖骨下部（鎖骨筋＆三角筋）
肩（三角筋）
手骨間筋
肩甲骨（広背筋、僧帽筋、三角筋）
大腿（大腿四頭筋）
ふくらはぎ（腓腹筋）
筋肉の状態の総合評価

体脂肪の蓄積
眼窩脂肪体
上腕三頭筋皮下脂肪
下部肋骨を覆う脂肪
体脂肪の減少の総合評価

体液の状態
くるぶしの浮腫
仙骨部の浮腫
腹水
体液の状態の総合評価

体組織の悪化（筋肉や脂肪の減少や体液の貯留）に対する全体的な程度を主観的に評価して、身体所見のスコアを計算する。
低下なし　score = 0 points
程度の低下　score = 1 point
中程度の低下　score = 2 points
重度の低下　score = 3 points

前述のように、筋肉量の低下は体脂肪の減少または過剰な体液貯留よりも重視される。

ワークシート4のスコア 1 D

PG-SGA 合計スコア（A+B+C+D の合計スコア） 7

Clinician Signature　　　RD RN PA MD DO Other　　Date

PG-SGA カテゴリー総合評価（ステージ A、B、または C） C

ワークシート5 PG-SGA 総合評価カテゴリー

カテゴリー	Stage A 栄養状態良好	Stage B 中等度の栄養障害/栄養障害の疑い	Stage C 高度の栄養障害
体重	体重減少なし	1ヵ月間の体重減少≤5% （6ヵ月間で≤10%） または、体重減少の進行なし	1ヵ月間の体重減少＞5% 6ヶ月間で＞10% または、体重減少の進行
栄養摂取	不足なし、または最近摂取量が改善	摂取量減少の明らかな減少	重度の摂取量不足
栄養状態に影響する症状 (NIS)	なし、または最近症状が改善、摂取量が可能になった	NIS あり（PG-SGA 第3欄）	NIS あり（PG-SGA 第3欄）
機能	低下なしまたは最近著明な改善あり	中等度の機能低下、または最近の悪化	重度の機能低下、または著明かつ急性の悪化
身体所見	低下なし、または慢性的に低下しているが、臨床的に改善	軽度から中等度の筋肉や皮下脂肪の減少	明らかな栄養不良の徴候（重度の筋肉量、また皮下脂肪の低下、また、浮腫も認める可能性あり）

栄養トリアージの推奨
患者および家族への教育や家族への教育による栄養学的介入や、薬物治療を含む症状管理、適切な栄養介入（食品、栄養補助食品、経腸栄養または静脈栄養などの選択）を決定するために、全体の合計点を使用する。

はじめに行われる栄養的介入には、*症状マネジメントを大眼行う*ことを含む。
PG-SGA スコアに基づくトリアージ
0-1　現時点で介入は不要；治療の状況に応じて定期的に再評価を行う。
2-3　症状の調査（第3欄）および指導に基づいて、薬物療法とともに、栄養士、看護師、またはその他の医療者が、患者および家族への教育を含めた介入を行う。
4-8　症状の調査（第3欄）に基づき、看護師または医師と連携して栄養が介入する必要がある。
9　症状マネジメントの改善および/または栄養介入の選択が必要である。

©FD Ottery 2005, 2006, 2015 v3.22.15
Japan 19-011 v01.27.19
email: faithotterymdphd@gmail.com or info@pt-global.org

図 4 症例のPG-SGAによる判定結果 (http://pt-global.org/?page_id=6098より改変引用)

たしかに、この患者さんが「栄養状態は問題なし」と診断されたことには違和感があります。「栄養状態は問題なし」と診断された原因は、病因の2項目（食事摂取量減少/消化吸収能低下、疾患による炎症）に該当しなかったからです。GLIM基準は、表現型と病因、どちらも該当しないと低栄養の診断にはならないんです。管理栄養士の目線では、この患者さんは低栄養の可能性が高いので、ぜひNSTでサポートを継続したいです。

栄養管理の専門家の管理栄養士の目線で低栄養なんだとしたら、それはやっぱり低栄養なんだな…。医師の目線でもそう思うよ。

先生、さっき、「栄養状態は問題ないんじゃないの？」って言ってましたよ（笑）

いやいや、専門家としての目線でみたらやっぱり低栄養だよ、うん。

　本症例はリハビリを行い、T字杖を使用して短距離の歩行が可能なレベルまで回復し、無事自宅に退院しました。退院時のGLIM基準による診断結果は表現型の3項目（体重減少、低BMI、骨格筋量の低下）に該当しました。低BMI、骨格筋量の低下は重度のままでした。しかし、食事摂取などは問題なかったため、病因の項目は該当せず栄養状態は問題なしでした（表2）。

▌この症例から学ぶこと

① 表現型と病因のいずれかに該当しない場合

　GLIM基準は、表現型と病因のどちらにも該当しないと低栄養の診断にはなりません。したがって、この症例のように表現型では該当したものの、病因で該当しなかったために、低栄養と診断されないという症例が発生してしまいます。

　本症例は固定が難しい骨折だったために、術後4週間、患肢に体重をかけないようにされていました。また、疼痛も強かったと思われ、高齢であることもあいまって、立位、歩行なども思うようにできていなかった可能性があります。そのような期間に、体重、骨格筋量が減少した可能性があります。握力も低下しており、骨格筋量の減少は、骨折した患肢にとどまらず全身に及んでいたかもしれません。歩行速度も低下していると考えられ、AWGS 2019で重度のサルコペニアと判定されます。

　こうした症例に栄養サポートを行わないとどうなるでしょうか？　リハビリによってエネルギー消費量がさらに増加するため、体重、骨格筋量がいま以上に減少する危険性もあります。

表2 症例のGLIM基準による診断結果経過表

	入院時	退院時
体重減少	✓	✓
低BMI	✓	✓
骨格筋量減少	✓	✓
エネルギー50%未満が1週間		
食事摂取低下が2週間以上		
消化吸収障害/慢性消化器症状		
急性疾患/外傷などによる侵襲		
慢性疾患による炎症		
診断	問題なし	問題なし

該当 ✓
重度該当 ✓

問題なし
低栄養
重度低栄養

② GLIM 基準は特異度優先

　GLIM 基準は低栄養を診断するための基準なので、低栄養と診断された症例は、実際に栄養ケアが必要となる症例であるべきであるという『宿命』のようなものがあるのだと思います。したがって、GLIM 基準は感度よりも<mark>特異度</mark>を優先しているのです。表現型と病因、どちらも該当しないと低栄養の診断にはならないといったアルゴリズムも、特異度を確保しようとしているためではないかと思います。

　もし、万が一、GLIM 基準で低栄養と診断された症例のなかに、栄養ケアが必要とならない『なんちゃって低栄養』が含まれるとすると、診断基準としてはあまり適切ではないということになり、内容の見直しが行われることになるでしょう。

③ MNA®–SF は検出感度優先

　GLIM 基準が感度よりも特異度を優先しているのに対して、MNA®–SF は、栄養スク

リーニングで使用した際に軽度の低栄養の高齢者や、今後低栄養になる高齢者（At risk）を漏れなく検出するために、**検出感度**を確保する構造となっています（コラム④「栄養スクリーニング・栄養アセスメントツールの特徴と使い方」、p.178 参照）。そうした理由からご存じのように、高齢の入院患者のアセスメントを行うと高率に低栄養、At risk と判定され、実際に栄養ケアが必要かどうか明確ではない症例も低栄養、At risk と判定されることとなります。

　MNA®-SF で低栄養、At risk と判定された症例のなかには、一定の確率で『なんちゃって低栄養』が含まれることになりますが、感度を確保するためには特異度が犠牲になるのはやむを得ないことなのです。こうしたコンセプトの違いにより、MNA®-SF の判定と GLIM 基準による診断結果が一致しないというケースは、かなり多く存在する可能性があります。

　MNA®-SF で誤って判定された『なんちゃって低栄養』は、おそらく、GLIM 基準による診断を行うことによって正しい診断に修正されることでしょう。しかし、私たちは、MNA®-SF で低栄養、At risk と判定されたものの、GLIM 基準では栄養状態は問題なしと判定された症例のなかに GLIM 基準では見逃されてしまった、実際に栄養ケアが必要な低栄養の症例が存在する可能性があることを忘れないようにしないといけないと思います。

> *check!*
> **GLIM 基準は特異度優先、常に低栄養の見逃しに留意**

4 LVEFの保たれた心不全（HFpEF）の症例

A病院に、心不全の患者が入院してきました。

患者のプロフィール 83歳、男性

診断名：LVEFの保たれた心不全(heart failure with preserved ejection fraction；HFpEF)

既往歴：高血圧症、2型糖尿病、慢性腎臓病

現病歴：体重増加、浮腫を主訴に受診。もともとの体重は52 kg前後だったが、6週間ほど前より増加し、かかりつけ医によりフロセミド20 mg/日が追加されたが増加が続いた。受診時、体重は59.9 kgだった（**図1**）。倦怠感が強く、食事、トイレなどで離床する際にも息切れが認められるようになった。

身体所見：身長159 cm、体重59.9 kg、BMI 23.7 kg/m²
平常時体重52 kg、体重減少はなし
体温36.3℃、血圧138/74 mmHg、脈泊83/分
動脈血酸素飽和度（パルスオキシメーター）98％

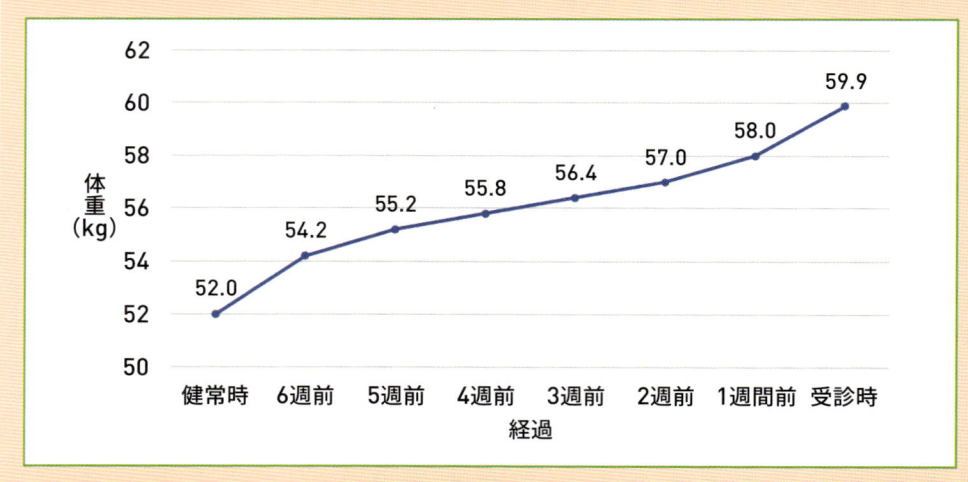

図1 症例の体重変化

> 貧血なし、下腹部から下肢に著明な浮腫、黄疸なし、心雑音なし、呼吸音は清、腹部に圧痛なし、筋性防御なし
> ふくらはぎ周囲長は両側とも 34 cm

外来の診察室で看護師の田中さんが問診を行います。

ここ最近、体重が増えてしまったみたいですね。

患者の家族

むくみがひどくなってきたので、測ってもらったら 7 キロ以上増えているとか…。

食事はきちんと食べていますか？

患者の家族

もともとそれほど多くは食べませんが、ほかの家族と同じくらいの量は食べます。最近もいつもの 8 割以上は食べています。

下痢や便秘など消化器系の症状はないですか？

患者の家族

とくにそういうことはありません。

家でも車いすを使用していましたか？

患者の家族

家の中は杖を使ったり伝い歩きで移動していました。買いものや病院受診などのときに車いすを使用する程度でした。車いすは自分では操作できませんけど。

（声には出さずに）『障害高齢者の日常生活自立度（寝たきり度）』（**表 1** 上）[1] ではランク B-1、「屋内での生活は何らかの介助を要し、日中もベッド上での生活が主体であるが、座位を保つ。車いすに移乗し、食事、排泄はベッドから離れて行う」に該当するわね。MNA®-SF の「自力で歩けますか？」の質問は、「1 点＝ベッドや車いすを離れられるが、歩いて外出はできない」に該当するのかしら……。このあいだ、システムエンジニアの人が来て、「『日常生活自立度』で B ランク、C ランクに該当する人は、MNA®-SF の「自力で歩けますか？」を、一律で「0 点＝寝たきりまたは車いすを常時使用」と自動入力するようにしてもいいでしょうか？」って言っていたけど、『日常生活自立度』と MNA®-SF が尋ねていることはそれぞれ違うし、やっぱり一人ひとり評価する必要があるわね。

表 1 障害高齢者の日常生活自立度（寝たきり度）と認知症高齢者の日常生活自立度（文献 1、2 より）

生活自立	ランク J	何らかの障害等を有するが、日常生活はほぼ自立しており独力で外出する 1. 交通機関等を利用して外出する 2. 隣近所へなら外出する
準寝たきり	ランク A	屋内での生活は概ね自立しているが、介助なしには外出しない 1. 介助により外出し、日中はほとんどベッドから離れて生活する 2. 外出の頻度が少なく、日中も寝たり起きたりの生活をしている
寝たきり	ランク B	屋内での生活は何らかの介助を要し、日中もベッド上での生活が主体であるが、座位を保つ 1. 車いすに移乗し、食事、排泄はベッドから離れて行う 2. 介助により車いすに移乗する
	ランク C	1 日中ベッド上で過ごし、排泄、食事、着替において介助を要する 1. 自力で寝返りをうつ 2. 自力では寝返りもうてない

※判定に当たっては、補装具や自助具等の器具を使用した状態であっても差し支えない。

（参考）
認知症高齢者の日常生活自立度

ランク	判 定 基 準	見られる症状・行動の例
I	何らかの認知症を有するが、日常生活は家庭内及び社会的にほぼ自立している。	
II	日常生活に支障を来すような症状・行動や意志疎通の困難さが多少見られても、誰かが注意していれば自立できる。	
IIa	家庭外で上記 II の状態が見られる。	たびたび道に迷うとか、買い物や事務、金銭管理などそれまでできたことにミスが目立つ等
IIb	家庭内でも上記 II の状態が見られる。	服薬管理ができない、電話の対応や訪問者との対応などひとりで留守番ができない等
III	日常生活に支障を来すような症状・行動や意志疎通の困難さがときどき見られ、介護を必要とする。	
IIIa	日中を中心として上記 III の状態が見られる。	着替え、食事、排便・排尿が上手にできない・時間がかかる、やたらに物を口に入れる、物を拾い集める、徘徊、失禁、大声・奇声を上げる、火の不始末、不潔行為、性的異常行為等
IIIb	夜間を中心として上記 III の状態が見られる。	ランク IIIa に同じ
IV	日常生活に支障を来すような症状・行動や意志疎通の困難さが頻繁に見られ、常に介護を必要とする。	ランク III に同じ
M	著しい精神症状や問題行動あるいは重篤な身体疾患が見られ、専門医療を必要とする。	せん妄、妄想、興奮、自傷・他害等の精神症状や精神症状に起因する問題行動が継続する状態等

　あのとき、『認知症高齢者の日常生活自立度』[2]が「III 日常生活に支障を来すような症状・行動や意志疎通の困難さがときどき見られ、介護を必要とする。」以上の人は、MNA®-SF の「神経・精神的問題の有無」を自動で「0 点＝強度認知症またはうつ状態」と入力することもできるって言われたけど、それも、行動心理症状（BPSD）の有無や介護依存度と認知症の進行度は必ずしも一致するわけではないし…。『認知症高齢者の日常生活自立度』が III の人のなかには、「1 点＝中程度の認知症」と判定される人もいるから…。こういうの、AI が判断してくれたらいいのに…。

入院時のアセスメント、AI が自動で判断してくれたらいいのに…

以上、と〜っても長い田中さんの独り言でした。

表2 症例のGLIM基準による低栄養の診断結果

表現型	病因
■ **意図しない体重減少** □ 6か月以内に5％以上の体重減少 □ 6か月以上で10％以上の体重減少 ■ **低BMI（アジア人）** □ 18.5 kg/m² 未満（70歳未満） □ 20.0 kg/m² 未満（70歳以上） ■ **骨格筋量減少** ☑ BIAによるSMIで男性7.0 kg/m²未満、女性 　5.7 kg/m²未満	■ **食事摂取量減少／消化吸収能低下** □ エネルギー必要量の50％以下が1週間以上 □ 食事摂取量の低下が2週間以上 □ 消化吸収障害、慢性的な消化器症状 ■ **疾患による炎症** □ 急性疾患／外傷などによる侵襲 ☑ 慢性疾患
☑ 上記の一つ以上が該当	☑ 上記の一つ以上が該当

表現型・病因から 重度の低栄養 状態であると診断

もの忘れとか、服がきちんと着られないといったことはありますか？

患者の家族

あ、もの忘れは年齢相応にありますね。服も誰かが準備して手伝わないと着られません。

　MNA®–SF による判定を行うと 10 点で、低栄養の恐れあり（At risk）と判定されました（**図2**）。

　管理栄養士（RD）の高橋さんが問診や身体計測、BIA による体組成分析を行いました。BIA による体組成分析の結果、四肢骨格筋量指数（SMI）は 4.8 kg/m²（男性のカットオフ値は 7.0 kg/m²）でした。骨格筋量の減少は重度のようです。

　GLIM 基準による低栄養の診断を行った結果、骨格筋量の低下、慢性疾患に該当し、骨格筋量の減少は重度だったことから重度の低栄養と診断されました（**表2**）。

　数日後、NST の回診が行われました。

心不全で入院した患者さん、体重は増加しているけど栄養状態は若干問題ありですね。

GLIM 基準による診断の結果は重度の低栄養でした。MNA®–SF は 10 点で低栄養の恐れあり（At risk）だったのに、GLIM 基準では重度の低栄養、ずいぶん違うものですね。

GLIM 基準による診断は、表現型の 3 項目で重症度を判定するから、こうした違いが生まれてくるんだろうね。

MNA®
Mini Nutritional Assessment

Nestlé Nutrition Institute

氏名：

性別：　　　年齢：　　　体重：　　　kg　身長：　　　cm　調査日：

下の□欄に適切な数値を記入し、それらを加算してスクリーニング値を算出する。

スクリーニング

A 過去3ヶ月間で食欲不振、消化器系の問題、そしゃく・嚥下困難などで食事量が減少しましたか？
0 = 著しい食事量の減少
1 = 中等度の食事量の減少
2 = 食事量の減少なし　　　　　　　　　　　　　　　　　　　　□ ← 2

B 過去3ヶ月間で体重の減少がありましたか？
0 = 3 kg 以上の減少
1 = わからない
2 = 1〜3 kg の減少
3 = 体重減少なし　　　　　　　　　　　　　　　　　　　　　□ ← 3

C 自力で歩けますか？
0 = 寝たきりまたは車椅子を常時使用
1 = ベッドや車椅子を離れられるが、歩いて外出はできない
2 = 自由に歩いて外出できる　　　　　　　　　　　　　　　　□ ← 1

D 過去3ヶ月間で精神的ストレスや急性疾患を経験しましたか？
0 = はい　　　　　　2 = いいえ　　　　　　　　　　　　　　□ ← 0

E 神経・精神的問題の有無
0 = 強度認知症またはうつ状態
1 = 中程度の認知症
2 = 精神的問題なし　　　　　　　　　　　　　　　　　　　　□ ← 1

F1 BMI 体重(kg)÷[身長(m)]^2　□
0 = BMI が19 未満
1 = BMI が19 以上、21 未満
2 = BMI が21 以上、23 未満
3 = BMI が 23 以上　　　　　　　　　　　　　　　　　　　　□ ← (3)

BMI が測定できない方は、**F1** の代わりに **F2** に回答してください。
BMI が測定できる方は、**F1** のみに回答し、**F2** には記入しないでください。

F2 ふくらはぎの周囲長(cm)：CC
0 = 31cm未満
3 = 31cm以上　　　　　　　　　　　　　　　　　　　　　　□ ← 3

スクリーニング値
(最大：14ポイント)　　　　　　　　　　　　　　　　　　□ □ ← 1 0

12-14 ポイント：□　　栄養状態良好
☑→ 8-11 ポイント：□　　低栄養のおそれあり (At risk)
0-7 ポイント：□　　低栄養

Ref.　Vellas B, Villars H, Abellan G, et al. *Overview of the MNA® - Its History and Challenges*. J Nutr Health Aging 2006;10:456-465.
Rubenstein LZ, Harker JO, Salva A, Guigoz Y, Vellas B. *Screening for Undernutrition in Geriatric Practice: Developing the Short-Form Mini Nutritional Assessment (MNA-SF)*. J. Geront 2001;56A: M366-377.
Guigoz Y. *The Mini-Nutritional Assessment (MNA®) Review of the Literature - What does it tell us?* J Nutr Health Aging 2006; 10:466-487.
Kaiser MJ, Bauer JM, Ramsch C, et al. *Validation of the Mini Nutritional Assessment Short-Form (MNA®-SF): A practical tool for identification of nutritional status.* J Nutr Health Aging 2009; 13:782-788.

図② 症例のMNA®-SF（許諾を得て転載）によるスクリーニングの結果

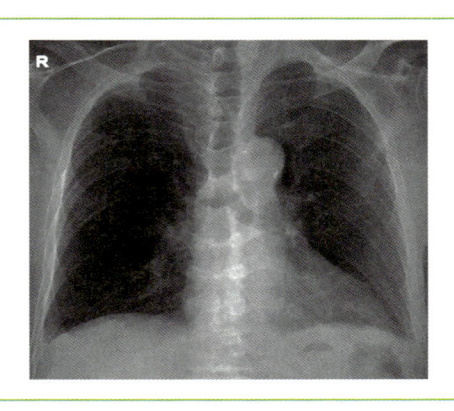

図 3 症例のX線

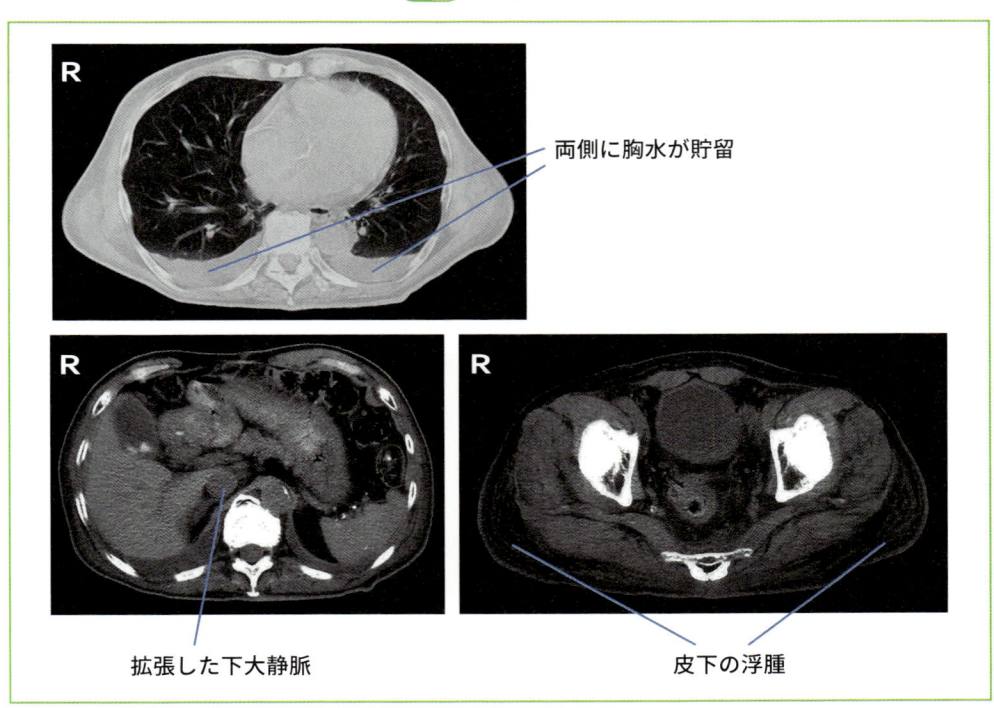

両側に胸水が貯留

拡張した下大静脈　　　皮下の浮腫

図 4 症例のCT画像

小林先生、この患者さんの病態について詳しく教えてください。
高橋さん

小林さん

この患者さんは、LVEF の保たれた心不全（heart failure with preserved ejection fraction；HFpEF）といって、心臓が血液を送り出す力は問題ないのに心不全の症状が認められるというケースだね。近年、そうした患者さんの入院が増えているんだよ。徐々に体重が増加したのは、健康的な増加ではなくて体水分量が増加したからだね。食事、トイレなどの日常的な身体活動でも息切れが生じているとのことなので、NYHA 分類ではⅢ〜Ⅳに該当するね。

放射線技師（RT）の中村さんが、X線（**図3**）とCT（**図4**）の画像が表示されたモニターを指差しました。

両側に胸水が貯留していますね。皮下の浮腫も認めます。下大静脈が拡張しているのは心臓にかなりの負担がかかっている証拠ですね。
中村さん

利尿薬などによる治療を行いながら、サルコペニアが進行しないように適切な量のエネルギー、たんぱく質を摂取することが大切だね。
小林さん

この症例から学ぶこと

① LVEF の保たれた心不全（HFpEF）

本症例は以前、文献3、4でもご紹介させていただきました[3)4)]。

心不全のうちLVEFが50％以上である場合、HFpEFと診断されます。日本人の調査では心不全の約半数がHFpEFで、近年、増加傾向がみられるようです[5)6)]。

HFpEFの治療は、まず、フロセミド、アゾセミド、トルバプタンなどの利尿薬の投与から開始します[6)]。スピロノラクトンなどの鉱質コルチコイド受容体拮抗薬が使用されることもあります。βブロッカーがHFpEFの予後を改善し死亡率を低下させるという報告（システマティック・レビュー）があります[6)〜9)]。近年、サクビトリルバルサルタン（アンジオテンシン受容体ネプリライシン阻害薬；ARNI）が、標準的な心不全の治療として使用されるようになりました[7)10)]。

ダパグリフロジンとエンパグリフロジンなどのSGLT2阻害薬は、もともと2型糖尿病の治療薬として開発されましたが、近年、2型糖尿病を合併しているか・合併していないかにかかわらず、HFpEF患者の心不全イベントを抑制する効果が報告されています[7)11)12)]。この症例の治療の経緯については文献3、4をご参照ください。

② HFpEF 患者の低栄養、サルコペニアと予後

心不全患者では低栄養のリスクが高く、低栄養は死亡リスクと関連すると考えられています[13)]。HFpEF患者では低栄養の検出率が42％と高く、低栄養は入院、死亡のリスクにつながるという研究結果が報告されています[14)]。

今回の症例は、低栄養に加えてサルコペニアも進行していました。心不全の治療が成功したとしても、サルコペニアによって著しくADLが低下するおそれがあります。ドイツ、英国、スロベニアの117人のHFpEF患者での研究では、サルコペニアの検出率は19.7％で、サルコペニアが身体機能、QOLの低下と関連することが報告されています[15)]。

HFpEFの症例でも、低栄養を防止・改善し、サルコペニアの進行を防止するサポートが

重要です。GLIM基準は、サルコペニアを合併したHFpEFの症例の低栄養を見事検出し、栄養サポートを行うきっかけを提供してくれました。

　低栄養の心不全患者に、栄養サポートを行うことで予後が改善するかどうかについてはいまだ確立されたコンセンサスはありません。しかし、小規模の研究ではありますが、適切な量のエネルギー、たんぱく質を摂取することで、入院、死亡のリスクが減少したという報告があります。スペインで、心不全患者に適切な量のエネルギー、たんぱく質を摂取するよう指導した介入群59人と対照群61人で、12か月間の死亡、心不全悪化による入院の発生率は、介入群では27.1％だったのに対して対照群では60.7％と高率でした（ハザード比0.45、95％信頼区間0.19-0.62、p＝0.0004）。また、死亡率だけをみても、介入群では20.3％だったのに対して対照群では47.5％と高率でした（ハザード比0.37、95％信頼区間0.19-0.72、p＝0.003）[16]。さらに小規模ながら、エネルギー量600 kcal、たんぱく質20 gの補助食品を追加することで、QOLが改善したという報告もあります[17]。

　心不全の治療は広範な知識と経験が必要です。循環器の専門医と連携して、適切な栄養サポートを行うことで治療に貢献していきたいですね。

● 参考文献

1）厚生労働省：障害高齢者の日常生活自立度（寝たきり度）．https://www.mhlw.go.jp/file/06-Seisaku jouhou-12300000-Roukenkyoku/0000077382.pdf
2）厚生労働省：認知症高齢者の日常生活自立度．https://www.mhlw.go.jp/topics/2013/02/dl/tp0215-11-11d.pdf
3）吉田貞夫：パズルで紐解く病態別栄養療法．心不全の症例に適切に対応するために必要なピースはどれ？　月刊薬事　2024；66：129-136.
4）吉田貞夫：パズルで紐解く病態別栄養療法．月刊薬事（臨時増刊号），2025（印刷中）．
5）日本循環器学会，日本心不全学会合同ガイドライン：急性・慢性心不全診療ガイドライン（2017年改訂版）．https://www.j-circ.or.jp/cms/wp-content/uploads/2017/06/JCS2017_tsutsui_h.pdf（2022年4月1日更新）
6）日本循環器学会，日本心不全学会合同ガイドライン：JCS/JHFS　フォーカスアップデート版　急性・慢性心不全診療．2021年3月26日発行．https://www.j-circ.or.jp/cms/wp-content/uploads/2021/03/JCS2021_Tsutsui.pdf
7）Ushigome R, Sakata Y, Nochioka K, et al：CHART-2 Investigators：temporal trends in clinical characteristics, management and prognosis of patients with symptomatic heart failure in Japan--report from the CHART studies. *Circ J*　2015；**79**：2396-2407.
8）Lund LH, Benson L, Dahlström U, et al：Association between use of β-blockers and outcomes in patients with heart failure and preserved ejection fraction. *JAMA*　2014；**312**：2008-2018.
9）Wu M, Ni D, Huang LL, et al：Association between the beta-blockers, calcium channel blockers, all-cause mortality and length of hospitalization in patients with heart failure with preserved ejection fraction；a meta-analysis of randomized controlled trials. *Clin Cardiol*　2023；**46**：845-852.
10）Solomon SD, McMurray JJV, Anand IS, et al：Angiotensin-neprilysin inhibition in heart failure with preserved ejection fraction. *N Engl J Med*　2019；**381**：1609-1620.
11）Anker SD, Butler J, Filippatos G, et al：Empagliflozin in heart failure with a preserved ejection fraction. *N Engl J Med*　2021；**385**：1451-1461.
12）Solomon SD, McMurray JJV, Claggett B, et al：Dapagliflozin in heart failure with mildly reduced

or preserved ejection fraction. *N Engl J Med* 2022 ; **387** : 1089-1098.

13) Hu Y, Yang H, Zhou Y, et al : Prediction of all-cause mortality with malnutrition assessed by nutritional screening and assessment tools in patients with heart failure ; a systematic review. *Nutr Metab Cardiovasc Dis* 2022 ; **32** : 1361-1374.

14) Zainul O, Perry D, Pan M, et al : Malnutrition in heart failure with preserved ejection fraction. *J Am Geriatr Soc* 2023 ; **71** : 3367-3375.

15) Bekfani T, Pellicori P, Morris DA, et al : Sarcopenia in patients with heart failure with preserved ejection fraction ; impact on muscle strength, exercise capacity and quality of life. *Int J Cardiol* 2016 ; **222** : 41-46.

16) Bonilla-Palomas JL, Gámez-López AL, Castillo-Domínguez JC, et al : Nutritional intervention in malnourished hospitalized patients with heart failure. *Arch Med Res* 2016 ; **47** : 535-540.

17) Rozentryt P, von Haehling S, Lainscak M, et al : The effects of a high-caloric protein-rich oral nutritional supplement in patients with chronic heart failure and cachexia on quality of life, body composition, and inflammation markers ; a randomized, double-blind pilot study. *J Cachexia Sarcopenia Muscle* 2010 ; **1** : 35-42.

5 肝硬変の症例

A 病院に、進行した肝硬変の患者が入院してきました。

> **患者のプロフィール** 82歳、女性
>
> **診断名**：肝硬変、食道静脈瘤
>
> **既往歴**：発作性心房細動、うっ血性心不全
>
> **現病歴**：全身倦怠感、腹部膨満を主訴に受診。多量の腹水の貯留を認め、CT（**図1**）などで肝硬変と診断された。肝硬変の原因の精査、腹水減量のため利尿薬の投与などを目的に入院。
>
> **身体所見**：身長 150 cm、体重 55.5 kg、BMI 24.7 kg/m²
>
> 　　　　　体温 37℃、血圧 124/60 mmHg、脈泊 80/分（不整）
>
> 　　　　　動脈血酸素飽和度（パルスオキシメーター）98%
>
> 　　　　　ふくらはぎ周囲長は両側とも 33.5 cm
>
> 　　　　　皮膚乾燥軽度、黄疸なし、腹部は著しく膨満、波動を触知し腹水と判断、圧痛なし、筋性防御なし、下腿浮腫著明、歩行は困難で移動は車いす。

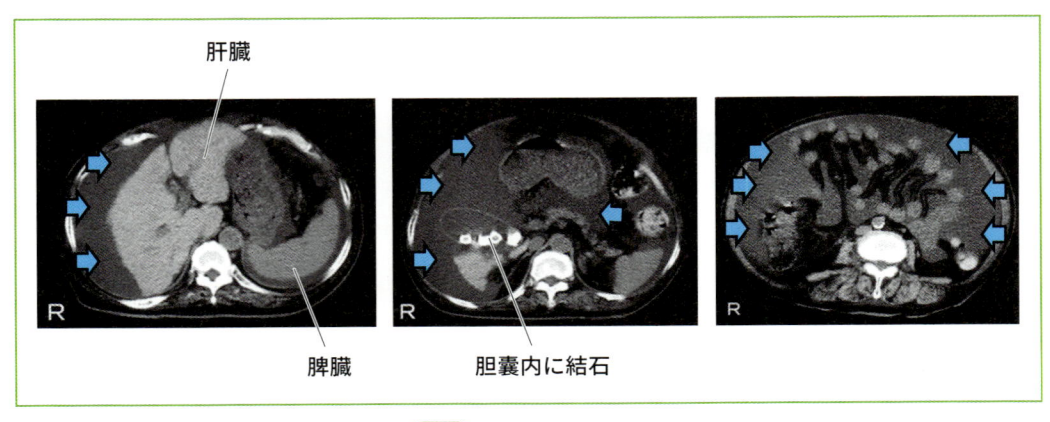

肝臓

脾臓　　　　　胆嚢内に結石

図 1 症例のCT画像

肝臓は萎縮し表面に凹凸が認められる。脾臓は腫大。胆のう内に多数の結石。多量の腹水の貯留（矢印で示すグレーの部分）。

外来の診察室で看護師の田中さんが問診を行います。

> おなかが張って苦しいですね。治療で腹水が減るといいですね。ここ最近、体重の変化はいかがでしたか？

患者

> 体重は測ってなかったのでわかりません…。

> 今日体重を測ったところ、55.5 kg でした。もともとの体重は何 kg くらいでしたか？

患者

> え？ 55 キロ？ 50 キロ超えたことはなかったと思うけど…。

> そうですか…。体重が増えたのは腹水と浮腫のせいかもしれませんね。食事はきちんと摂れていますか？

患者

> 食欲はあまりないです。食事を摂るとおなかが張ってつらいのですが、なんとかふつうに食べていた量を食べるようにしています。

> 下痢や便秘などはないですか？

患者

> やや便秘気味です。

> 便に血が混じったり、黒っぽい色になったりすることはありませんか？

患者

> そういうことはありません。

　続いて、MNA®-SF によるアセスメントを行うために、認知症やうつ状態の有無を確認しましたが、とくにそのようなことを指摘されたことはないとのことでした。MNA®-SF の結果は 10 点で、低栄養の恐れあり（At risk）と判定されました（**図 2**）。

> （声には出さず）いまのところ栄養状態は維持されているようだけど、これから要注意ってことね。

　管理栄養士（RD）の高橋さんも病室で問診や身体計測を行います。

MNA®
Mini Nutritional Assessment

NNI Nestlé Nutrition Institute

氏名：[　　　　　　　　　　　　　　　]

性別：[　　] 年齢：[　　] 体重：[　　]kg 身長：[　　]cm 調査日：[　　　]

下の□欄に適切な数値を記入し、それらを加算してスクリーニング値を算出する。

スクリーニング

A 過去3ヶ月間で食欲不振、消化器系の問題、そしゃく・嚥下困難などで食事量が減少しましたか？
0＝著しい食事量の減少
1＝中等度の食事量の減少
2＝食事量の減少なし
[　] ← 2

B 過去3ヶ月間で体重の減少がありましたか？
0＝3kg 以上の減少
1＝わからない
2＝1～3kg の減少
3＝体重減少なし
[　] ← 3

C 自力で歩けますか？
0＝寝たきりまたは車椅子を常時使用
1＝ベッドや車椅子を離れられるが、歩いて外出はできない
2＝自由に歩いて外出できる
[　] ← 0

D 過去3ヶ月間で精神的ストレスや急性疾患を経験しましたか？
0＝はい　　　2＝いいえ
[　] ← 0

E 神経・精神的問題の有無
0＝強度認知症またはうつ状態
1＝中程度の認知症
2＝精神的問題なし
[　] ← 2

F1 BMI　体重(kg)÷[身長(m)]² [　]
0＝BMI が19 未満
1＝BMI が19 以上、21 未満
2＝BMI が21 以上、23 未満
3＝BMI が23 以上
[　] ← 3

BMI が測定できない方は、F1 の代わりに F2 に回答してください。
BMI が測定できる方は、F1 のみに回答し、F2 には記入しないでください。

F2 ふくらはぎの周囲長(cm)：CC
0＝31cm未満
3＝31cm以上
[　] ← (3)

スクリーニング値
(最大：14ポイント)
[　][　] ← 1 0

12-14 ポイント：[　] 栄養状態良好
☑→ 8-11 ポイント：[　] 低栄養のおそれあり (At risk)
0-7 ポイント：[　] 低栄養

Ref.　Vellas B, Villars H, Abellan G, et al. *Overview of the MNA® - Its History and Challenges.* J Nutr Health Aging 2006;10:456-465.
Rubenstein LZ, Harker JO, Salva A, Guigoz Y, Vellas B. *Screening for Undernutrition in Geriatric Practice: Developing the Short-Form Mini Nutritional Assessment (MNA-SF).* J. Geront 2001;56A: M366-377.
Guigoz Y. *The Mini-Nutritional Assessment (MNA®) Review of the Literature - What does it tell us?* J Nutr Health Aging 2006; 10:466-487.
Kaiser MJ, Bauer JM, Ramsch C, et al. *Validation of the Mini Nutritional Assessment Short-Form (MNA®-SF): A practical tool for identification of nutritional status.* J Nutr Health Aging 2009; 13:782-788.

図2 症例のMNA®-SF（許諾を得て転載）によるスクリーニングの結果

表1 症例のGLIM基準による低栄養の診断結果

表現型		病因	
■ **意図しない体重減少**		■ **食事摂取量減少/消化吸収能低下**	
□ 6か月以内に5％以上の体重減少		□ エネルギー必要量の50％以下が1週間以上	
□ 6か月以上で10％以上の体重減少		□ 食事摂取量の低下が2週間以上	
■ **低BMI（アジア人）**		☑ 消化吸収障害、慢性的な消化器症状	
□ 18.5 kg/m² 未満（70歳未満）		■ **疾患による炎症**	
□ 20.0 kg/m² 未満（70歳以上）		□ 急性疾患/外傷などによる侵襲	
■ **骨格筋量減少**		☑ 慢性疾患	
□ BIAによるSMIで男性7.0kg/m²未満、女性 5.7kg/m²未満			
□ 上記の一つ以上が該当		☑ 上記の一つ以上が該当	

表現型・病因から 低栄養には該当しない と診断

早朝に気分が悪くなることはありませんでしたか？

患者

そういうことはありませんでした。

腕の太さなどを測らせてもらっていいですか？

　上腕周囲長、上腕三頭筋皮下脂肪厚を測定すると、上腕周囲長は19.2 cm、上腕三頭筋皮下脂肪厚は26 mmで、上腕筋周囲長は11 cmと算出されました。

（声には出さず）上腕筋周囲長の値でみると骨格筋量はかなり減少しているみたい…。

　BIAによる体組成分析を行った結果、四肢骨格筋量指数（SMI）は9.3 kg/m²（女性のカットオフ値は5.7 kg/m²）でした。骨格筋量の減少はないのでしょうか？

　GLIM基準による低栄養の診断を行った結果、表現型の3項目（体重減少、低BMI、骨格筋量の低下）のいずれも該当せず、栄養状態は問題ないと診断されました（**表1**）。
　入院時の血液検査の結果報告が届きました（**表2**）。
　数日後、NSTの回診が行われました。

肝硬変の腹水で入院した患者さん、GLIM基準による診断の結果はどうでしたか？

表2　入院時の血液検査結果

白血球数 3,700/mm³ ↓	血清尿素窒素 36.9 mg/dl ↑
総リンパ球数 960/mm³ ↓	血清クレアチニン 1.0 mg/dl ↑
血小板数 19.2万/mm³	eGFR 40.0 mL/min/1.73 m² ↓
ヘモグロビン 9.7 g/dL ↓	ナトリウム 144 mEq/L
CRP 1.7 mg/dL ↑	カリウム 4.7 mEq/L
血清アルブミン 2.3 g/dL ↓	クロール 106 mEq/L
総ビリルビン 0.4 mg/dL	カルシウム 9.9 mg/dL
AST 27 U/L	（アルブミン値で補正後）
ALT 20 U/L	マグネシウム 2.1 mg/dL
ALP 277 U/L ↑	無機リン 3.4 mg/dL
LDH 173 U/L	空腹時血糖 64～188 mg/dL ↑↓
Ⅳ型コラーゲン 7.4 ng/mL ↑	HbA1c 5.2%
プロトロンビン時間 14秒 ↑	NT-proBNP 209 pg/mL ↑
PT-INR 1.4 ↑	HBs抗原（−）　HCV抗体（−）

（↑は基準値に比較し上昇、↓は基準値に比較し低下）

GLIM 基準による診断の結果は「栄養状態は問題なし」でした。

MNA®-SF の結果は At risk、血清アルブミン値も 2.3 g/dL とずいぶん低かったけど…。

臨床検査技師(MT)の伊藤さんが患者の血液検査結果を説明します。

この患者さんの血清アルブミン値が低いのは、きっと肝硬変だからではないでしょうか？　肝細胞が脱落して線維化することで、たんぱく質合成能が低下しているんだと思います。Ⅳ型コラーゲンが上昇しているのは線維化が進行していることを示しています。プロトロンビン時間、INR(プロトロンビン時間-国際標準化比；Prothrombin Time-International Normalized Ratio)が上昇しているのも肝硬変の所見です。でも総リンパ球数が、1,200/mm³未満なのは低栄養と関連があるかもしれないので気になります…。

NST を担当する小林医師がそれに答えました。

肝硬変で歩行が困難なくらい衰弱しているし、栄養状態に問題がないってことはないよね…？

　メンバーは一斉に高橋さんの顔をみました。高橋さんが行った GLIM 基準による診断は誤りだったのでしょうか？

あ、ちょっと待ってください…。私も、GLIM 基準による診断の結果に疑問をもったので PG-SGA でも評価してみたんです。

　PG-SGA で評価した結果（**図 3**）、合計点は 10 点で、総合評価はステージ C「高度の栄養障害」となりました。合計点によるトリアージでは、9 点以上は「症状マネジメントの改善および／または栄養介入の選択が緊急に必要である。」と書かれています。

 やっぱりそうだよね。この患者さんが低栄養じゃないわけがないって思ったんだ。BIA の結果、骨格筋量の減少はないようにみえるけど、上腕筋周囲は 11 cm と著明に低下しているし、きっと骨格筋量も減少しているはずだよね？

理学療法士の渡辺さんが患者の下腿などを触診しました。

下腿は浮腫で太くなっていますが、その奥にある腓腹筋、ヒラメ筋はかなり減少しているようです。

 浮腫のせいで、体重減少や骨格筋量の低下が見落とされていたことが GLIM 基準による診断が、正しい結果にならなかった原因ですね。でも、浮腫のある方は、ふくらはぎ周囲長を測定しても BIA 法でも実際より大きな値となって、骨格筋量の低下を見落としてしまいます…。どうしたらいいんでしょうか…？

そういえば、この間買った『これですぐ始められる！ GLIM で低栄養診断 徹底解説』って本に、血清シスタチン C 濃度を使って骨格筋量を推定する方法（**図 4**）が載ってたな。主治医の先生、シスタチン C も測定してくれてたかな？

 先ほど結果を報告した検体で血清シスタチン C 濃度も測定されていました。血清シスタチン C 濃度は外注の検査なので結果が数日遅れるんです。血清シスタチン C 濃度 1.8 mg/dL、eGFRcys（血清シスタチン C から算出した eGFR）は 30 mL/min/1.73 m^2 です。

計算してみると推定骨格筋量は 5.3 kg/m^2 だね。この値のほうが、この患者さんの実際の状態に近い気がするなぁ…。

 自分がこれまで経験してきた症例と比較しても、実際の骨格筋量はこの値に近いような気がします。

この患者さんは、Child-Pugh 分類（**表 3**）の class B、非代償性肝硬変です。アルコール乱用歴もないようですし、HBs 抗原、HCV 抗体とも陰性なので原因は不明です。NASH（非アルコール性脂肪肝炎；nonalcoholic steato-hepatitis）の可能性も否定できませんね。

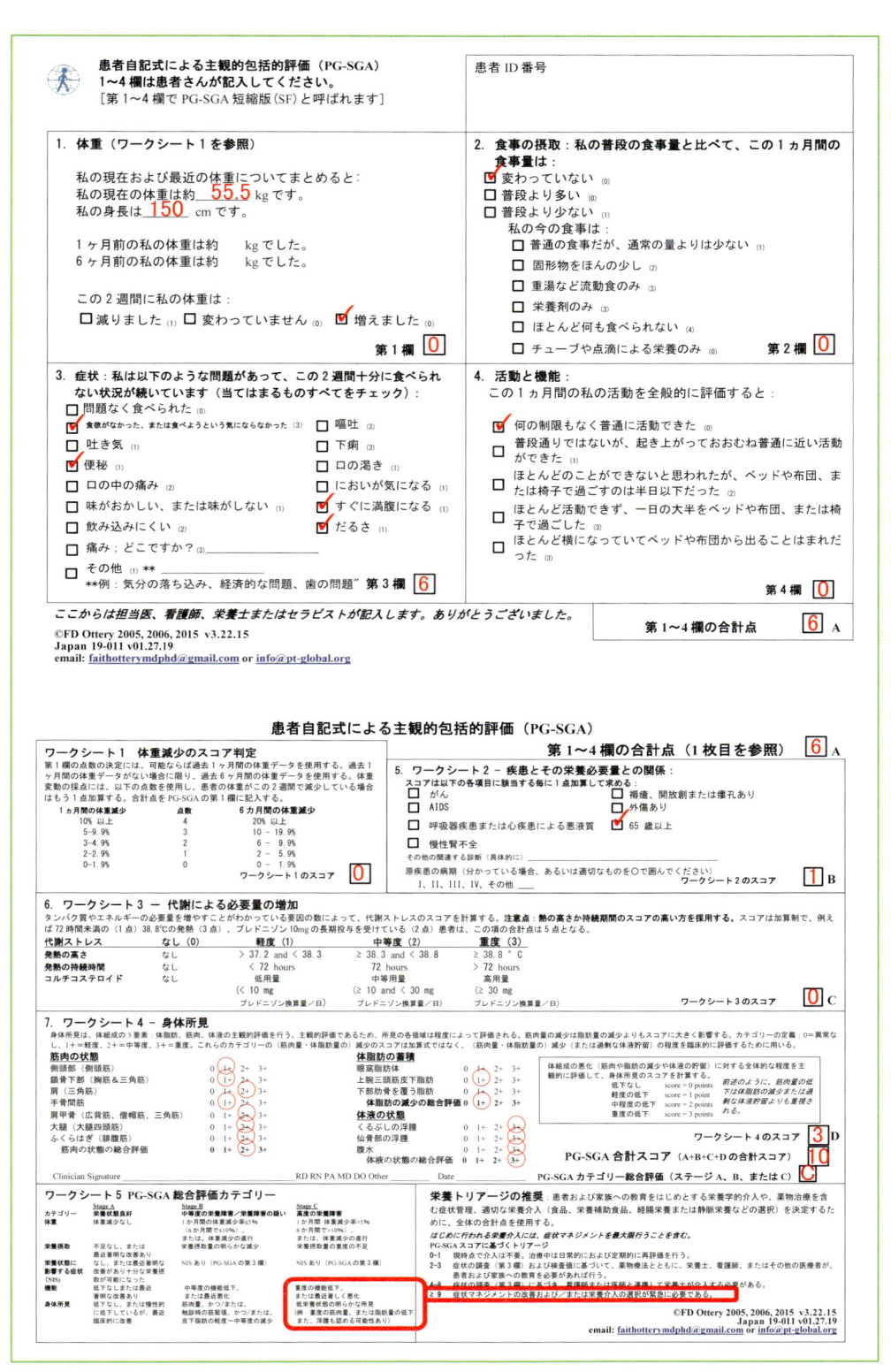

図3 症例のPG-SGAによる判定結果 (http://pt-global.org/?page_id=6098より改変引用)

血清シスタチンC、クレアチニンの濃度から算出したeGFRの比を用いて骨格筋指数（eSMI）を算出する推定式[2]〜[4]

eGFR比＝シスタチンCによるeGFR/クレアチニンによるeGFR

男性
$$eSMI = 2.3 \times eGFR比 + 4.7$$

女性
$$eSMI = 3.6 \times eGFR比 + 2.6$$

症例の推定骨格筋量
$$eSMI = 3.6 \times 30.0/40.0 + 2.6 = 5.3 \ kg/m^2$$

図 4 血清シスタチンCを用いた骨格筋量の推定

表 3 Child-Pugh分類（日本消化器病学会，日本肝臓学会（編）：肝硬変診療ガイドライン 2020（改訂第3版）．南江堂，p. xxiv，2020より）

評点	1点	2点	3点
肝性脳症	なし	軽度（Ⅰ・Ⅱ）	昏睡（Ⅲ以上）
腹水	なし	軽度	中度量以上
血清ビリルビン値（mg/dL）*	2.0未満	2.0〜3.0	3.0超
血清アルブミン値（g/dL）	3.5超	2.8〜3.5	2.8未満
プロトロンビン時間活性値（%） 国際標準比（INR）**	70超 1.7未満	40〜70 1.7〜2.3	40未満 2.3超

＊：血清ビリルビン値は、胆汁うっ滞（PBC）の場合は、4.0 mg/dL未満を1点とし、10.0 mg/dL以上を3点とする。
＊＊：INR：international normalized ratio

各項目のポイントを加算し、その合計点で分類する。

class A	5〜6点
class B	7〜9点
class C	10〜15点

(Pugh RN et al. *Br J Surg* 1973；**60**：646-649を参考に作成)

表4 肝硬変症例のたんぱく質摂取量（文献1より筆者作成）

栄養状態に問題のない代償性肝硬変	1.2 g/kg
低栄養やサルコペニアを合併	1.2～1.5 g/kg

肝性脳症を発症した際、たんぱく質摂取制限は推奨されない。

肝性脳症を繰り返す症例（たんぱく質不耐症）	0.5～0.7 g/kg
分岐鎖アミノ酸（BCAA）	12～18 g/kg

非代償性肝硬変の栄養管理はどうしたらいいですか？

まず、たんぱく質の摂取量だけど、以前は肝性脳症の発症を防ぐため、肝硬変の症例ではたんぱく質の摂取を制限するほうがよいと考えられていた。でも最近は、たんぱく質の摂取を制限することで体たんぱく質の分解を促進してしまう、つまり、サルコペニアが進行してしまうのでたんぱく質摂取制限はあまり推奨されていないんだよ。2020年の肝硬変診療ガイドラインには、肝硬変の症例のたんぱく質摂取量の推奨が記載されている（表4）[1]。栄養状態に問題がなくても、体重あたり1.2 gのたんぱく質摂取が推奨されているよ。
低栄養やサルコペニアを合併する肝硬変症例では、さらに多く体重あたり1.2～1.5 g摂取する必要があると書かれている。けっこう多めだよね。ただ、肝性脳症を繰り返す症例（たんぱく質不耐症）では、たんぱく質摂取を制限せざるを得ないので、体重あたり0.5～0.7 gのたんぱく質に、分岐鎖アミノ酸（BCAA）12～18 gを併用することが推奨されているね。

この患者さんは肝性昏睡の既往はないようです。でも、腎機能が低下していますね…。体重あたり0.8 g程度から開始して、状況をみながら、可能であれば体重あたり1 gまで増量するようにしてもいいでしょうか？　BCAA製剤の追加もお願いしてみます。

たんぱく質の摂取量が多すぎると、尿素窒素の排泄が滞って、血清尿素窒素の値がさらに上昇してくるから、検査値をみながらやってみようね。

非代償性肝硬変でNASHの可能性があるとしたら、糖質、脂質はどのようにしたらいいですか？

NASHの主な原因は、糖質や脂質などのエネルギー摂取の過剰といわれているよね。とくに動物性の脂質は、飽和脂肪酸を多く含むからなるべく少量にするほうがいい。

では、MCT（中鎖脂肪酸トリグリセリド；Medium Chain Fatty Acid Triglyceride）などを使ってみますね。血糖コントロールも不安定なので、糖質もどのようにしたらいいかと…？

この患者さんは肝硬変による耐糖能障害、いわゆる肝性糖尿病なんだね。肝臓は、エネルギーとして使用されなかったブドウ糖をグリコーゲンとして貯蔵する。肝硬変では、肝細胞の脱落によってグリコーゲンの貯蔵量が減少し、深夜、早朝などに低血糖がみられることがあるんだ。それに食後、肝細胞へのブドウ糖の取り込みが減少するため高血糖となる。だから、1日のなかで血糖の変動が大きくなることがあるんだよ。サルコペニアを合併しているから、ブドウ糖の筋肉内への取り込みも減少して、高血糖のリスクがさらに高くなっているんだろうね。

では、1日5回の分食とLES（就寝前エネルギー投与；late evening snack）ですね。LESはBCAAを含有した補助食品200 kcalでいいですか？

ぜひそれ、お願いします！　BCAAを含有した補助食品でLESを行うことで、Child-Pugh分類class C症例の生存率が改善したり、肝硬変症例の血清アルブミン値が上昇し、QOLも改善、心の健康や全体的健康感が改善、有痛性筋痙攣（こむらがえり）も改善したって報告されているんだ[1)5)]。

■ この症例から学ぶこと

① 肝硬変の症例のGLIM基準による診断は要注意

　本症例は以前、他書[4)6)]でもご紹介しました。栄養管理の経験があれば、この症例が低栄養ではないとは決して判断しないと思います。血清アルブミンが低値なのは、肝硬変でたんぱく質合成が障害されているためであったとしても、骨格筋量が減少し、総リンパ球数が960/mm^{3}と低下していたのは、低栄養が原因である可能性が高いと思われます。

　しかし、GLIM基準による診断では「栄養状態は問題なし」でした。肝硬変の症例では、**浮腫**、**腹水**が原因で、体重、体重変化、骨格筋量が正しく評価できないことが原因だと思われます。

　PG-SGAによる評価を追加したのはとてもよいことだったと思います。PG-SGAの評価では最も重度の「高度の栄養障害」となり、合計点によるトリアージで栄養管理が「緊急に必要である。」となったことで、NSTの支援につながりました。BCAA、MCTの追加、分食やLESを行うことで、症例の栄養状態、全身状態、QOLが少しでも維持、改善できたのではないでしょうか。

　ところで、浮腫は肝硬変だけでなく、慢性腎臓病、うっ血性心不全、がんの終末期、大量輸液後などさまざまな病態で認められます。浮腫が存在すると、ふくらはぎ周囲長は浮腫がないときに比較してより大きな値となるため、正確な骨格筋量の評価は困難です。BIA法による体組成分析も、浮腫や腹水が存在すると正確な評価が困難になります。測定してみて、予測した骨格筋量よりも大きい値となり、おやっ？　と思ったときは、**体水分均衡（ECW/TCW）**の値を確認してみてください。おおむね、ECW/TCWが0.4を超え

【BIA法でのGLIM基準による診断結果】

表現型	病　因
■ 意図しない体重減少 ☐ 6か月以内に5％以上の体重減少 ☐ 6か月以上で10％以上の体重減少 ■ 低BMI（アジア人） ☐ 18.5 kg/m² 未満（70歳未満） ☐ 20.0 kg/m² 未満（70歳以上） ■ 骨格筋量減少 ☐ BIAによるSMIで男性7.0kg/m² 未満、女性 　5.7kg/m² 未満	■ 食事摂取量減少/消化吸収能低下 ☐ エネルギー必要量の50％以下が1週間以上 ☐ 食事摂取量の低下が2週間以上 ☑ 消化吸収障害、慢性的な消化器症状 ■ 疾患による炎症 ☐ 急性疾患/外傷などによる侵襲 ☑ 慢性疾患
☐ 上記の一つ以上が該当	☑ 上記の一つ以上が該当

⬇

低栄養には該当しない

【ふくらはぎ周囲長でのGLIM基準による診断結果】

表現型	病　因
■ 意図しない体重減少 ☐ 6か月以内に5％以上の体重減少 ☐ 6か月以上で10％以上の体重減少 ■ 低BMI（アジア人） ☐ 18.5 kg/m² 未満（70歳未満） ☐ 20.0 kg/m² 未満（70歳以上） ■ 骨格筋量減少 ☐ BIAによるSMIで男性7.0kg/m² 未満、女性 　5.7kg/m² 未満	■ 食事摂取量減少/消化吸収能低下 ☐ エネルギー必要量の50％以下が1週間以上 ☐ 食事摂取量の低下が2週間以上 ☑ 消化吸収障害、慢性的な消化器症状 ■ 疾患による炎症 ☐ 急性疾患/外傷などによる侵襲 ☑ 慢性疾患
☐ 上記の一つ以上が該当	☑ 上記の一つ以上が該当

⬇

低栄養には該当しない

【推定骨格筋量（eSMI）でのGLIM基準による診断結果】

表現型	病　因
■ 意図しない体重減少 ☐ 6か月以内に5％以上の体重減少 ☐ 6か月以上で10％以上の体重減少 ■ 低BMI（アジア人） ☐ 18.5 kg/m² 未満（70歳未満） ☐ 20.0 kg/m² 未満（70歳以上） ■ 骨格筋量減少 ☑ BIAによるSMIで男性7.0kg/m² 未満、女性 　5.7kg/m² 未満	■ 食事摂取量減少/消化吸収能低下 ☐ エネルギー必要量の50％以下が1週間以上 ☐ 食事摂取量の低下が2週間以上 ☑ 消化吸収障害、慢性的な消化器症状 ■ 疾患による炎症 ☐ 急性疾患/外傷などによる侵襲 ☑ 慢性疾患
☑ 上記の一つ以上が該当	☑ 上記の一つ以上が該当

⬇

中等度の低栄養

図5 この症例のBIA法、ふくらはぎ周囲長、推定骨格筋量（eSMI）でのGLIM基準による診断結果の比較

ている場合、浮腫による影響があると考えられます。この症例でも、ECW/TCWは0.447で0.4を大きく超えていました。

②　浮腫のある症例で骨格筋量推定式は有用か？

手前みそで恐縮ですが、ワタクシの開発した骨格筋量推定式(eSMI)[2]〜[4]、この症例でも実際の骨格筋量と推測される値に近い値を示しました。

BIA法、ふくらはぎ周囲長、骨格筋量推定式(eSMI)の3つの方法で得られた骨格筋量をもとに、GLIM基準による診断を行って結果を比較してみましょう(図5)。

低栄養を検出できたのは、骨格筋量推定式(eSMI)を使用したときのみでした。ちなみに、AWGS 2019によるサルコペニアの診断(コラム②「高齢者などでみられるサルコペニアって？」、p.165参照)においても、適切に診断できたのは骨格筋量推定式(eSMI)を使用したときのみでした。

血清シスタチンC、クレアチニンの濃度から算出する推定骨格筋量(eSMI)は、浮腫や腹水、胸水などといった体水分量の増加の影響を受けにくい可能性があります。さまざまな症例での結果が集積すると、将来、その信頼性などについても評価できるようになるかもしれません。

肝硬変の症例で、GLIM基準による診断を行う際に注意すべきピットフォールをご紹介しました。このように、病態によっては特別な配慮を行わないと適切な診断に至らない場合があることを念頭に、アセスメント、診断を進める必要があります。

▶参考文献

1) 日本消化器病学会，日本肝臓学会：肝硬変診療ガイドライン2020（改訂第3版）. 南江堂，2020年.
2) Yoshida S, Nakayama Y, Nakayama J, et al：Assessment of sarcopenia and malnutrition using estimated GFR ratio（eGFRcys/eGFR）in hospitalised adult patients. *Clin Nutr ESPEN* **48**：456-463, 2022.
3) 吉田貞夫：クレアチニン，シスタチンCによる腎機能評価の特性を応用した骨格筋量評価の試み. 臨床栄養 2023；**142**：484-487.
4) 吉田貞夫：パズルで紐解く病態別栄養療法. 肝硬変の症例に適切に対応するために必要なピースはどれ？ 月刊薬事 2024；**66**：137-144.
5) Hanai T, Shiraki M, Imai K, et al：Late evening snack with branched-chain amino acids supplementation improves survival in patients with cirrhosis. *J Clin Med* 2020；**9**：1013.
6) 吉田貞夫：パズルで紐解く病態別栄養管理. 月刊薬事臨時増刊号，2025年（印刷中）.

6 脳血管障害の症例

A病院に、右視床出血の患者が入院してきました。

> **患者のプロフィール** 90歳、男性
>
> **診断名**：右視床出血、脳室穿破、左片麻痺、嚥下障害、高次脳機能障害
>
> **既往歴**：高血圧症、2型糖尿病、脂質異常症、慢性腎臓病
>
> **現病歴**：自宅で意識を失って倒れているところを家族が発見。救急搬送された。
> 左片麻痺を認め、CT（**図1**）で右視床出血、脳室穿破と診断された。
> 降圧などの保存的治療を行うために入院。
>
> **身体所見**：身長150 cm、体重44.6 kg、BMI 19.8 kg/m^2（標準体重49.5 kg）
> 体温36.7℃、血圧136/84 mmHg、脈泊74/分（整）
> 動脈血酸素飽和度（パルスオキシメーター）96％
> 皮膚乾燥軽度、黄疸なし、腹部は平坦、圧痛なし、筋性防御なし。

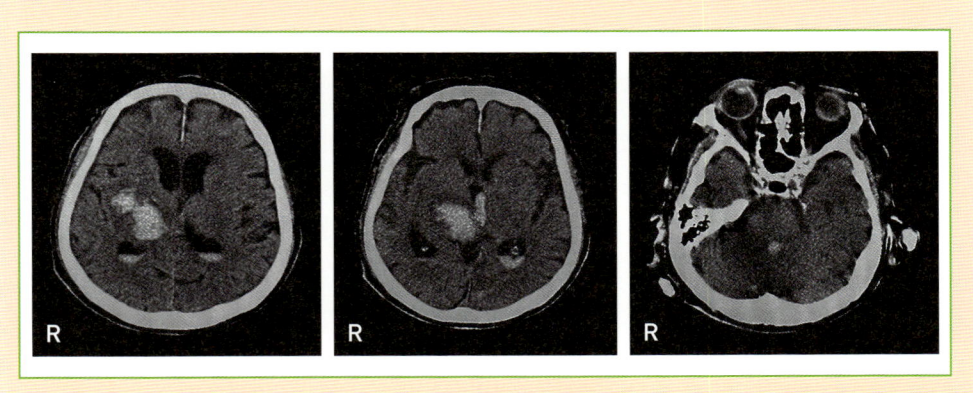

図1 症例のCT画像

右視床から被殻に広範な出血が認められる。周囲に低吸収域（low density area：LDA）を認め浮腫像と考えられる。軽度の正中偏位（midline shift）を認める。両側の側脳室三角部、第3脳室、第4脳室に血液の貯留を認める。

翌日のCTで、血腫の増大はなく保存的治療を継続することになりました。

看護師の田中さんが、家族に問診を行います。

今回は突然のことでたいへんでしたね。いまは、ご自分で食事が摂れる状況ではないので、鼻から管を入れて経腸栄養を行う予定です。栄養状態が悪化しないように NST でもサポートさせていただきます。

患者の家族
よろしくお願いします。

栄養のことで、少しおうかがいしてもいいですか？　発症する以前、ここ最近で、体重の変化はありましたか？

患者の家族
体重は測ってなかったのでわかりません…。もともとあまり食事を食べるほうではなかったので痩せてはいましたが…。

食事はどのくらいの量を食べていましたか？

患者の家族
うーん……。ほかの家族の半分くらいの量しか食べていなかったと思います。

食欲がない、吐いてしまう、下痢や便秘など消化器系の症状はなかったですか？

患者の家族
以前から便秘ぎみとは言っていました。

　続いて、MNA®–SF によるアセスメントを行いました。「自力で歩けますか？」の質問は、発症前、歩行は問題なかったということだったため「自由に歩いて外出できる 2 点」とし、「過去 3 か月間で精神的ストレスや急性疾患を経験しましたか？」の質問は、「いいえ 2 点」としました。認知症やうつ状態の有無を確認しましたが、とくにそのようなことを指摘されたことはないとのことでした。MNA®–SF の結果は 9 点で At risk と判定されました。
　管理栄養士(RD)の高橋さんも問診や身体計測を行います。

発症前、おかずでお肉やお魚、卵などのたんぱく質も召し上がっていましたか？

患者の家族
好き嫌いがあって食べないときもありました。主食のご飯はまあまあ食べるんですけど…。

表1 症例のGLIM基準による低栄養の診断結果

表現型	病因
■ 意図しない体重減少	**■ 食事摂取量減少／消化吸収能低下**
□ 6か月以内に5％以上の体重減少	□ エネルギー必要量の50％以下が1週間以上
□ 6か月以上で10％以上の体重減少	☑ 食事摂取量の低下が2週間以上
■ 低BMI（アジア人）	□ 消化吸収障害、慢性的な消化器症状
□ 18.5 kg/m² 未満（70歳未満）	**■ 疾患による炎症**
☑ 20.0 kg/m² 未満（70歳以上）	☑ 急性疾患／外傷などによる侵襲
■ 骨格筋量減少	□ 慢性疾患
☑ BIAによるSMIで男性7.0 kg/m² 未満、女性 5.7 kg/m² 未満	
☑ 上記の一つ以上が該当	☑ 上記の一つ以上が該当

表現型・病因から 低栄養 状態であると診断

では、腕や脚の太さなどを測らせてもらっていいですか？

　ふくらはぎ周囲長は、右24.8 cm、左24.4 cmでした。BIAによる体組成分析を行ってみると、四肢骨格筋量指数（SMI）が5.4 kg/m²とカットオフ値と比較して大幅に低下しており、重度の骨格筋量減少と考えられました。

（声には出さずに）発症前から低栄養だった可能性もあるようね…。

　GLIM基準による低栄養の診断を行うと、表現型は2項目（低BMI、骨格筋量の低下）に該当しましたが、病因の判定をどうしたらよいかと困ってしまいました。

（声には出さずに）エネルギー必要量の50％以下が1週間以上続いたということはないようだけど、食事摂取量の低下が2週間以上あったかは、家族からの聞きとりでははっきりとはわからない…。脳出血は、炎症の原因となる急性疾患としてもいいのだろうか…？

　悩んだ末、「重度の閉鎖性頭部外傷」も炎症の原因となる急性疾患に含まれることから、病因では、疾患による炎症の1項目に該当すると判断し低栄養と診断されました（**表1**）。
　入院時の血液検査の結果報告が届きました（**表2**）。
　数日後、NSTの回診が行われました。

視床出血で入院した患者さん、GLIM基準による診断の結果はどうでしたか？

表 2 入院時の血液検査結果

白血球数 7,100/mm³	HDL-cho 54 mg/dL
総リンパ球数 1,065/mm³ ⬇	TG 82 mg/dL
血小板数 15.7万/mm³	ナトリウム 141 mEq/L
ヘモグロビン 10.3 g/dL ⬇	カリウム 3.9 mEq/L
CRP 0.7 mg/dL	クロール 105 mEq/L
血清アルブミン 4.1 g/dL	カルシウム 9.6 mg/dL
（アルブミン値で補正後）	マグネシウム 2.4 mg/dL
AST 15 U/L	無機リン 2.9 mg/dL
ALT 10 U/L	NT-proBNP 267 pg/mL ⬆
ALP 70 U/L	空腹時血糖 117 mg/dL
LDH 184 U/L	HbA1c 6.2%
血清尿素窒素 13.9 mg/dL	インスリン（IRI）3.6μU/mL
血清クレアチニン 0.59 mg/dL	亜鉛 87μg/dL
eGFR 95.3 mL/min/1.73 m²	尿たんぱく（+/−）
LDL-cho 58 mg/dL ⬇	尿糖（−）

（⬆は基準値に比較し上昇、⬇は基準値に比較し低下）

 GLIM基準による診断、とっても悩んだのですが「低栄養」の診断にしました。

臨床検査技士（MT）の伊藤さんも炎症の判断に困っていました。

CRP は 0.7 mg/dL、白血球数は 7,100/mm³ だったので炎症ありとすべきか、なしとすべきか悩んでいました…。

 脳出血が炎症の原因となる急性疾患に該当するかどうかは難しいところだね…。小さい出血なら、症状が軽度で通常どおり食事も摂れる患者さんもいるし。でも、今回の症例は表現型の2項目に該当しているし、血腫も大きくて経口摂取も困難みたいだから、今後の経過も考慮して低栄養と診断しても差し支えないと思うけど…。

総リンパ球数も 1,065/mm³ と低下しているので、低栄養と診断するのが適切なように思います。

 現状、経口摂取が困難で経腸栄養を開始したところだから、経腸栄養による下痢や肺炎などの合併症が発生しないように注意して、経過をみないといけないね…。

　この症例はその後、回復期リハビリテーション病棟に移り、経口摂取訓練を継続していましたが、1か月後も経口摂取による摂取量は不十分で、経腸栄養を併用している状態で

表3 症例の1か月後のGLIM基準による低栄養の診断結果

表現型	病因
■ **意図しない体重減少**	■ **食事摂取量減少／消化吸収能低下**
□ 6か月以内に5％以上の体重減少	□ エネルギー必要量の50％以下が1週間以上
□ 6か月以上で10％以上の体重減少	□ 食事摂取量の低下が2週間以上
■ **低BMI（アジア人）**	☑ 消化吸収障害、慢性的な消化器症状
□ 18.5 kg/m^{2}未満（70歳未満）	■ **疾患による炎症**
☑ 20.0 kg/m^{2}未満（70歳以上）	☑ 急性疾患／外傷などによる侵襲
■ **骨格筋量減少**	□ 慢性疾患
☑ BIAによるSMIで男性7.0 kg/m^{2}未満、女性 5.7 kg/m^{2}未満	
☑ 上記の一つ以上が該当	☑ 上記の一つ以上が該当

表現型・病因から 低栄養 状態であると診断

した。食物繊維を含有する栄養剤を使用するなど対策は行われていましたが、ブリストルスケール6程度の下痢が持続していました。エネルギー必要量は1,400 kcal/日と評価されていました。これに対して、経腸栄養、経口摂取訓練の摂取量を合計すると1,600 kcal/日以上摂取していましたが、体重は43.9 kg、BMI 19.5 kg/m^{2}で、前回よりも0.7 kg（1.6％）減少していました。SMI も4.8 kg/m^{2}と減少していました。

　NSTの回診の際、1か月後の状況について検討が行われました。

1か月後なので、GLIM基準による診断を再度行ったんですが、前回同様「低栄養」の診断でした（**表3**）。

臥床の時間が長いから骨格筋量が減少するのはやむを得ないとして、体重も減少してしまったんだね…。1,600 kcal/日以上摂取できていたから、体重が維持できるといいなと思っていたけど…。重症の脳血管障害の症例は、発症後1〜2か月は体重が減少することが多いみたいだ。

あと少しで3食経口摂取に移行できそうですが、経口摂取に移行した際、さらに体重が減少しないよう注意したいと思います。

　発症して2か月後、若干の介助が必要なものの、ほぼ自力で食事が摂取できるようになり経腸栄養は終了しました。誤嚥のリスクはあり、水分はトロミが必要で食形態もペースト状（嚥下調整食2-2）ですが、なんとか肺炎を発症することもなく、安定して1,700 kcal/日ほど摂取できています。左片麻痺は重度ですが、装具を作製し歩行訓練も行っています。

表 4　症例の２か月後のGLIM基準による低栄養の診断結果

表現型	病　因
■ 意図しない体重減少	■ 食事摂取量減少/消化吸収能低下
□ 6か月以内に5％以上の体重減少	□ エネルギー必要量の50％以下が1週間以上
□ 6か月以上で10％以上の体重減少	☑ 食事摂取量の低下が2週間以上
■ 低BMI（アジア人）	☑ 消化吸収障害、慢性的な消化器症状
□ 18.5 kg/m² 未満（70歳未満）	■ 疾患による炎症
☑ 20.0 kg/m² 未満（70歳以上）	□ 急性疾患/外傷などによる侵襲
■ 骨格筋量減少	□ 慢性疾患
☑ BIAによるSMIで男性7.0 kg/m² 未満、女性5.7 kg/m² 未満	
☑ 上記の一つ以上が該当	☑ 上記の一つ以上が該当

表現型・病因から 低栄養 状態であると診断

体重は 43.5 kg、BMI 19.3 kg/m²で、前回よりも 0.4 kg、発症時からは 1.1 kg（2.5％）減少していました。仙骨部に 1.0×0.7 cm の褥瘡（D3-e3s6i1G4N3p0：20 点）を発症し処置を行っています。管理栄養士の高橋さんは、2 か月後の GLIM 基準による診断を行うことにしました（表 4）。

（声には出さずに）体重は減少したけど、幸い、5％以内にとどまった。でも、活動量が増加したことで、必要量も増加して摂取量が十分でなかったのかもしれない…。CT で血腫は吸収されてきているようだから、炎症の原因となる急性疾患には該当しないかも…。褥瘡を発症してしまったものの、全身性の炎症の原因とはいえない…。ただ、嚥下障害、誤嚥のリスクがあるので消化吸収障害、慢性的な消化器症状に該当するとしてもいいのかな…？

さらに体重が減っていますね…。歩行訓練などを行ってエネルギー消費量が増加しているのに対して、摂取量が追いついていないのかな…？　2 型糖尿病の既往があるけど血糖値、HbA1c も基準値以下だから、もう少し食事を増やしてみてもいいのかなぁ…？

そうですね。様子を見ながら、2,000 kcal/日まで増やしてみるようにします。

発症 3 か月、体重が 44.2 kg、BMI 19.6 kg/m²と増加傾向になりました。食べこぼしはあるものの、2,000 kcal/日の食事を安定して摂取できています。SMI も 5.6 kg/m²と増加していました。とはいえ、男性のカットオフ値よりは低い値です。

表5 症例の3か月後のGLIM基準による低栄養の診断結果

表現型	病因
■ **意図しない体重減少**	■ **食事摂取量減少/消化吸収能低下**
□ 6か月以内に5％以上の体重減少	□ エネルギー必要量の50％以下が1週間以上
□ 6か月以上で10％以上の体重減少	□ 食事摂取量の低下が2週間以上
■ **低BMI（アジア人）**	☑ 消化吸収障害、慢性的な消化器症状
□ 18.5 kg/m² 未満（70歳未満）	■ **疾患による炎症**
☑ 20.0 kg/m² 未満（70歳以上）	□ 急性疾患/外傷などによる侵襲
■ **骨格筋量減少**	□ 慢性疾患
☑ BIAによるSMIで男性7.0 kg/m²未満、女性5.7 kg/m²未満	
☑ 上記の一つ以上が該当	□ 上記の一つ以上が該当

表現型・病因から 低栄養には該当しない と診断

　管理栄養士の高橋さんは、3か月後のGLIM基準による診断を行おうとして、また困り果ててしまいました。

> 2,000 kcal/日の食事を安定して摂取できているので、食事摂取量の低下には該当しないようね…。嚥下障害、誤嚥のリスクは引き続きあるので、消化吸収障害、慢性的な消化器症状に該当するとしてもいいのかな…？　もし該当しないとすると、もう低栄養とは診断されないのかなぁ…？

　NSTの回診で、3か月後のGLIM基準による低栄養の診断結果（**表5**）についての検討が行われました。

> この患者さん、食事も摂取できているようなので、もう低栄養ではないってことになりますか？

> でも、まだ嚥下障害、誤嚥のリスクはあるんですよね…？　過去に、リハビリで順調に回復していたはずなのに誤嚥性肺炎を発症し、一気に状態が悪化してしまった患者さんもいました。表現型では2項目に該当しているし、低栄養ではなくなったと考えるのには少し早い気がするね…。

　チーム一同、考え込む。

　発症後6か月、退院の時期が近づいてきました。肺炎を発症することなくリハビリを継続することができました。体重は4か月後には45.1 kg、BMI 20 kg/m²となり低BMIに該当しなくなり、最終的には46.0 kg、BMI 20.4 kg/m²まで増加しました（**図2**）。SMIは

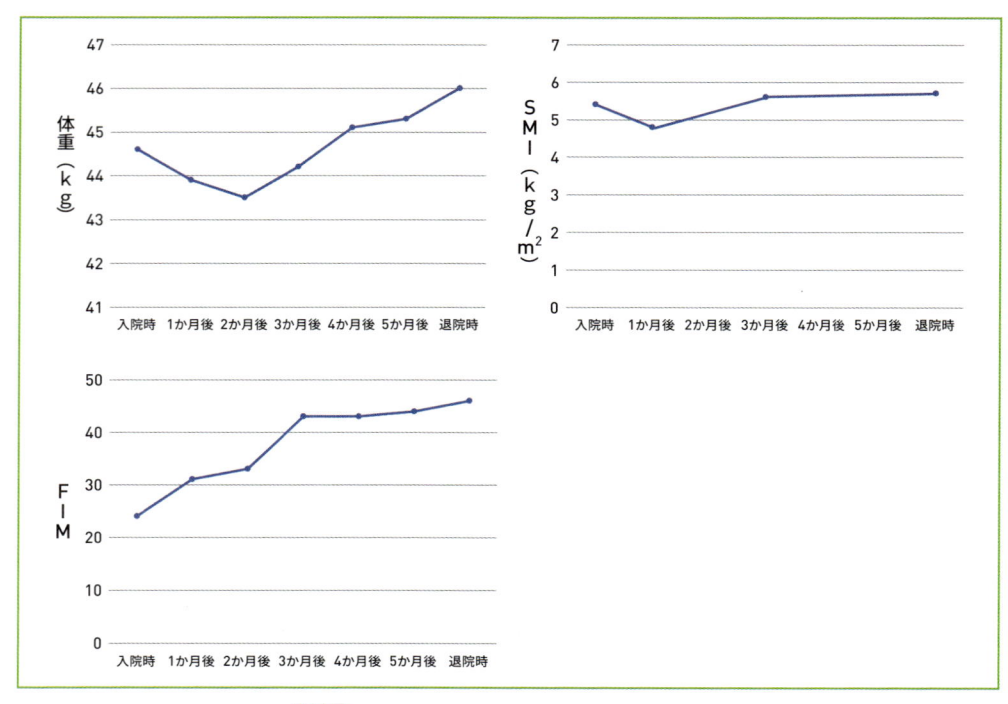

図2 症例の体重、SMI、FIMの推移

5.7 kg/m^{2}でした（**図2**）。依然、移動、歩行は全介助ですが、ADL の指標の FIM（Functional Independence Measure）は若干の改善が認められます（**図2**）。

　NST の回診で、6 か月後の GLIM 基準による低栄養の診断結果についての検討が行われました。

この患者さん、骨格筋量に関しては、男性のカットオフ値から−20％と、重度の骨格筋量減少が続いているのですが、食事は 2,000〜2,200 kcal/日を安定して摂取できていますし、体重も増加し、低 BMI にも該当しなくなりました。誤嚥のリスクはあるんですが肺炎も発症していません。もう、低栄養から「卒業」できないでしょうか？

該当するのが骨格筋量低下だけとなると、もう低栄養とはいえないかもしれないね…。ただ、退院後も食事摂取量が減少しないように栄養サポートを継続してもらいたいよね。栄養情報提供書（p.100 参照）では「低栄養非該当」となると思うけど、「筋肉量減少」のところに✓をいれて、これまでの GLIM 基準による診断結果経過表（**表6**）を添付して、ケアを継続してもらえるように依頼するといいかもね。

表6 症例のGLIM基準による診断結果経過表

	入院時	1か月後	2か月後	3か月後	4か月後	5か月後	退院時
体重減少							
低BMI	✓	✓	✓	✓			
骨格筋量減少	✓	✓	✓	✓	✓	✓	✓
エネルギー50%未満が1週間							
食事摂取低下が2週間以上	?		✓				
消化吸収障害/慢性消化器症状		✓	?	?	?	?	
急性疾患/外傷などによる侵襲	✓	✓					
慢性疾患による炎症							
診断	重度低栄養	重度低栄養	重度低栄養	重度低栄養	重度低栄養	重度低栄養	?

凡例：
- 該当 ✓
- 重度該当 ✓
- 問題なし
- 低栄養
- 重度低栄養
- 不明 ?

■この症例から学ぶこと

① 高齢者は疾患を発症する以前から低栄養のことも

　この症例は、発症時、MNA®-SF で At risk、体重、骨格筋量、総リンパ球数も低下していました。右視症出血を発症したため、GLIM 基準による診断を行ったところ低栄養と診断されました。疾患を発症して入院してくる高齢者は、**潜在的**に低栄養、あるいは低栄養のリスク状態である症例が少なくありません。可能なら、疾患を発症する以前に At risk として、栄養状態を改善するケアにつなぐことができたらよかったのかもしれません。

　低栄養は、高齢者の生死を分けることをコラム①（「衝撃！ 生死を分ける低栄養」、p.164 参照）で解説しました[1]。また、低栄養は、サルコペニア（コラム②「高齢者などでみられるサルコペニアって？」、p.165 参照）、フレイル（コラム③「高齢者のフレイルって？」、p.173 参照）のリスクとなります。高齢入院患者の低栄養は、死亡リスクにつながることも解説しました（3 章-1「GLIM 基準の診断結果をどう活用する？」、p.66 参照）[2]。高齢入院患者の治療を

進めていくうえでは、低栄養、あるいは低栄養のリスクに配慮することがきわめて重要です。

　また脳血管障害の症例では、GLIM 基準により低栄養と診断された場合、運動機能の改善に乏しく自宅への退院困難となる可能性が高いことも解説しました(p.69 参照)[3]。この症例も食事は見守りで可能なものの、移動、歩行、排泄、更衣など ADL 全般に介助が必要で、自宅ではなく高齢者施設へ退院されました。障害が重度だったことに加えて嚥下障害の影響、発症前からの低栄養の影響などにより、アウトカムが低下した可能性があります。

② 右視床出血の原因は低栄養？

　血清 LDL-コレステロール(通俗的に悪玉コレステロールといわれます)の上昇は、脳血管障害や心血管疾患の発症リスクとなることが知られています。循環器の分野では、LDL-コレステロールは低下させれば低下させるほどよいという意見もあるようです。

　しかし、血清 LDL-コレステロール濃度が著しく低下している人は、脳出血を発症しやすいのではないかともいわれています。96,043 人の地域住民を 9 年間観察したコホート研究では、血清 LDL-コレステロール濃度が 70 mg/dL 未満だった群は、70〜99 mg/dL だった群に比較して脳出血発症のリスクが高かったことが報告されています(血清 LDL-コレステロール濃度 50〜69 mg/dL の群；ハザード比 1.65、95%信頼区間 1.32-2.05、血清 LDL-コレステロール濃度が 70 mg/dL 未満の群；ハザード比 2.69、95%信頼区間 2.03-3.57)[4]。同様の結果が、茨城県などでの研究でも認められています[5]。

　血清 LDL-コレステロール濃度が著しく低下している人が、すなわち低栄養であるとはいいきれません。日本人では、スタチンなどの内服薬で血清 LDL-コレステロール濃度を低下させた場合でも、脳出血のリスクが高くなることはなかったという報告があります[6]。血清 LDL-コレステロール濃度それ自体よりも、食事摂取量低下、不適切な食事のバランスなどが脳出血のリスクとなっている可能性が否定できません。

　この症例も、入院時、LDL-コレステロール濃度が低値でした。脳出血の防止のためにも日頃からの栄養管理が必要かもしれません。

③ 治療の経過と GLIM 基準による再評価

　治療やリハビリの進行とともに栄養状態も刻々と変化します。とくに脳血管障害のリハビリは数か月もの長い期間を要します。経過の長い症例、変化の大きい症例では、経過中、GLIM 基準による診断を見直していくことが大切です。

　この症例でも低栄養と診断される要因、とくに病因の項目が経過とともに変化しているのがわかります(**表 6**)。経過の長い症例では、**表 6** のように、GLIM 基準による診断結果をまとめることによって改善の状況を把握することができるとともに、地域連携にも活用できるのではないかと思います。

参考文献

1) Kagansky A, Berner Y, Koren-Morag N, et al : Poor nutritinal habits are predictors of poor outcome in very old hospitalized patients. *Am J Clin Nutr* 2005 ; **82** : 784-791.

2) Sánchez-Rodríguez D, De Meester D, Minon L, et al : Association between malnutrition assessed by the global leadership initiative on malnutrition criteria and mortality in older people ; a scoping review. *Int J Environ Res Public Health* 2023 ; **20** : 5320.

3) Nozoe M, Yamamoto M, Masuya R, et al : Prevalence of malnutrition diagnosed with GLIM criteria and association with activities of daily living in patients with acute stroke. *J Stroke Cerebrovasc Dis* 2021 ; **30** : 105989.

4) Ma C, Gurol ME, Huang Z, et al : Low-density lipoprotein cholesterol and risk of intracerebral hemorrhage ; a prospective study. *Neurology* 2019 ; **93** : e445-e457.

5) Noda H, Iso H, Irie F, et al : Low-density lipoprotein cholesterol concentrations and death due to intraparenchymal hemorrhage ; The Ibaraki Prefectural Health Study. *Circulation* 2009 ; **119** : 2136-2145.

6) Hosomi N, Nagai Y, Kohriyama T, et al : The Japan Statin Treatment Against Recurrent Stroke (J-STARS) ; a multicenter, randomized, open-label, parallel-group study. *EBioMedicine* 2015 ; **2** : 1071-1078.

7 2型糖尿病の症例

A病院に、2型糖尿病の患者が入院してきました。

患者のプロフィール　77歳、女性

診断名：2型糖尿病

既往歴：高血圧症、脳梗塞、慢性腎臓病

現病歴：全身倦怠感を主訴に受診。血糖コントロール不良、重度の肥満（CT画像、**図1**）を認め、血糖管理と体重管理のため入院。

身体所見：身長155 cm、体重104 kg、BMI 43.3 kg/m^2（標準体重52.9 kg）
　　　　　体温36.8℃、血圧134/84 mmHg、脈泊74/分（整）

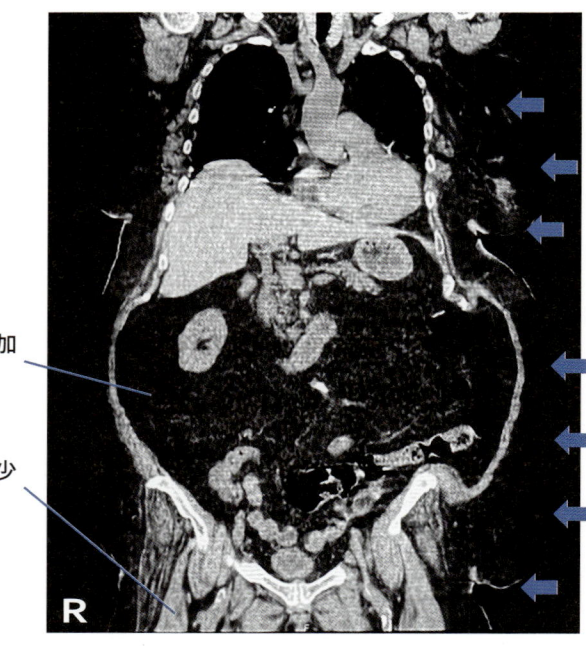

内臓脂肪の増加

大腿の筋は減少

図1 症例のCT画像

内臓脂肪、皮下脂肪（←）の増加が認められる。

動脈血酸素飽和度(パルスオキシメーター)96％
皮膚乾燥軽度、黄疸なし、腹部は著しく膨満、圧痛なし、筋性防御なし、下腿浮腫著明、両下腿に発赤・腫脹を認め、リンパ浮腫、蜂窩織炎と考えられた。歩行はかろうじて可能だが、5 m の移動に 2 分以上かかる(歩行速度は 0.1 m/秒未満)。握力は右 8.7 kg、左 8.2 kg

外来の診察室で看護師の田中さんが問診を行います。

ここ最近、体重の変化はありましたか？

患者

体重は測ってなかったのでわかりません…。かかりつけ医の先生に、いつも痩せないとダメだと言われるけどなかなか痩せられなくて…。

今日体重を測ったところ、104 kg でした。

患者

あ、まだそんなにあるんですね…。これでも以前よりは痩せたほうなんです…。

食事はどのくらいの量を食べますか？

患者

うーん……。

主食のごはんはお茶碗にどのくらい食べますか？

患者

ふつうのお茶碗に軽くよそった程度です。

1 日 3 食？

患者

1 日 3 食、そのくらいの量です。

おかずはどんなものを、どのくらい食べますか？

患者

朝は目玉焼きと野菜とみそ汁、昼はスーパーでお惣菜を買って食べます。魚のフライとかポテトサラダとか。かかりつけ医の先生に、肉はなるべく食べないようにといわれるので、夜は焼き魚などを食べています。

しっかりお食事は摂れているようですね。食欲がない、吐いてしまう、下痢や便秘など消化器系の症状はないですか？

患者

以前から便秘です。薬を飲んでいるのでいまはなんとか便が出せています。

便に血が混じったり、黒っぽい色になったりすることはありませんか？

患者

そういうことはありません。

　続いて、MNA®-SF によるアセスメントを行うために、認知症やうつ状態の有無を確認しましたが、とくにそのようなことを指摘されたことはないとのことでした。MNA®-SF の結果は 14 点（満点）で栄養状態良好と判定されました。

MNA®-SF は満点で栄養状態良好だから、きっと GLIM 基準による診断は必要ないわね。

　管理栄養士の高橋さんも病室で問診や身体計測を行います。

お食事以外におやつなども食べることはありますか？

患者

ときどきスナック菓子や甘いものも食べますが、かかりつけ医の先生に減らすように言われているので、なるべく食べないように気をつけています。

コーラなどの清涼飲料や砂糖入りのコーヒーなどは飲みますか？

患者

コーラなどは飲みません。コーヒーもあまり好きじゃないから、無糖のお茶を飲むようにしています。

では、腕や脚の太さなどを測らせてもらっていいですか？

　ふくらはぎ周囲長は右 53.4 cm、左 51.4 cm、上腕周囲長は 49.7 cm で測定が可能でしたが、上腕三頭筋皮下脂肪厚は 33 mm で皮下脂肪が非常に厚かったため、筋肉と体脂肪の境目がはっきりせず、正確な測定ができませんでした。正確ではないことを前提に上腕筋周囲長を計算してみると 39.3 cm でした。

表1 症例のGLIM基準による低栄養の診断結果

表現型	病因
■ 意図しない体重減少 □ 6か月以内に5％以上の体重減少 □ 6か月以上で10％以上の体重減少 ■ 低BMI（アジア人） □ 18.5 kg/m² 未満（70歳未満） □ 20.0 kg/m² 未満（70歳以上） ■ 骨格筋量減少 □ BIAによるSMIで男性7.0kg/m²未満、女性 5.7kg/m²未満	■ 食事摂取量減少/消化吸収能低下 □ エネルギー必要量の50％以下が1週間以上 □ 食事摂取量の低下が2週間以上 □ 消化吸収障害、慢性的な消化器症状 ■ 疾患による炎症 □ 急性疾患/外傷などによる侵襲 □ 慢性疾患
□ 上記の一つ以上が該当	□ 上記の一つ以上が該当

いずれの項目にもチェックが付かなかった。

表現型・病因から 低栄養には該当 しないと診断

（声には出さずに）ふくらはぎ周囲長は51.4 cm。BMIが30 kg/m²を超えているから、測定値から7 cmを引いて判定するとしても44.4 cm。カットオフ値を下回ることはないようね。

　BIAによる体組成分析も行ってみましたが、電極を何度貼り直しても、SMIが8.4 kg/m²と高い値になり正確な測定ができませんでした。

　やむを得ず、ふくらはぎ周囲長の結果を用いて、GLIM基準による低栄養の診断を行った結果、表現型の3項目（体重減少、低BMI、骨格筋量の低下）、病因の2項目（食事摂取量減少/消化吸収能低下、疾患による炎症）のいずれも該当せず、栄養状態は問題ないと診断されました（表1）。

　入院後、毎食前の血糖測定が行われました（図2）。食前の血糖は79〜200 mg/dLと変動が大きいようです。

　入院時の血液検査の結果報告が届きました（表2）。

　臨床検査技士（MT）の伊藤さんはさっそく主治医に報告します。

糖尿病で入院した患者さんですが、腎機能がずいぶん悪いようです。いくつか異常値があるのでご確認ください。

　数日後、NSTの回診が行われました。

2型糖尿病の増悪で入院した患者さん、GLIM基準による診断の結果はどうでしたか？

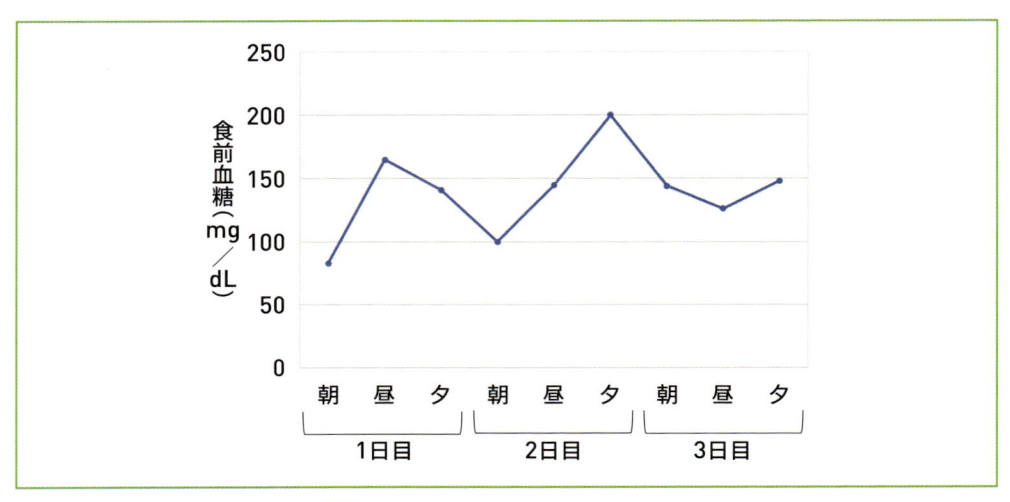

図 2 症例の毎食前の血糖の推移

表 2 入院時の血液検査結果

白血球数 8,400/mm³	HDL-cho 37 mg/dL
総リンパ球数 1,280/mm³ ⬇	TG 108 mg/dL
血小板数 38.8万/mm³	ナトリウム 139 mEq/L
ヘモグロビン 11.2 g/dL ⬇	カリウム 4.3 mEq/L
CRP 0.1 mg/dL	クロール 106 mEq/L
血清アルブミン 2.8 g/dL ⬇	カルシウム 9.1 mg/dL
（アルブミン値で補正後）	マグネシウム 2.1 mg/dL
AST 13 U/L	無機リン 3.9 mg/dL
ALT 10 U/L	NT-proBNP 435 pg/mL ⬆
ALP 183 U/L ⬆	空腹時血糖 80～200 mg/dL
LDH 178 U/L	HbA1c 7.2 %
血清尿素窒素 38.1 mg/dL ⬆	インスリン（IRI） 148 μU/mL ⬆
血清クレアチニン 2.6 mg/dL ⬆	亜鉛 56 μg/dL ⬇
eGFR 14.9 mL/min/1.73 m² ⬇	尿たんぱく（2+）
LDL-cho 40 mg/dL ⬇	尿糖（−）

⬆は基準値に比較し上昇、⬇は基準値に比較し低下

GLIM 基準による診断の結果は「栄養状態は問題なし」でした。

 MNA®-SF も満点だったし、BMI が 43.3 kg/m²で肥満（4 度）だから栄養状態は問題ないはずよね。NST ではなく、糖尿病専門のチームにお願いすればいいのかしらね。

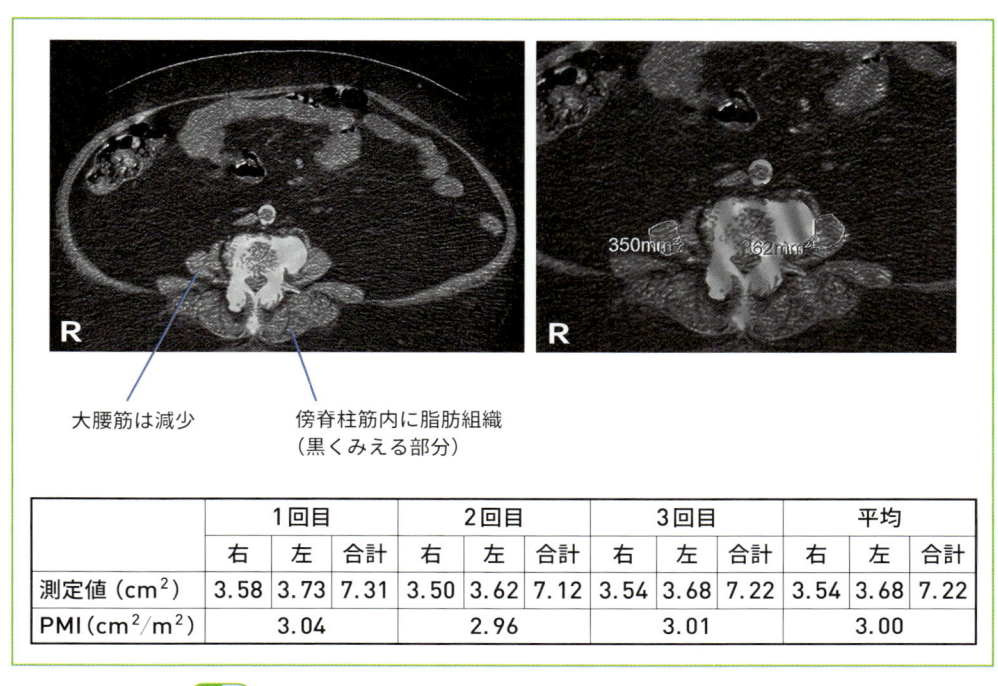

大腰筋は減少　　傍脊柱筋内に脂肪組織
（黒くみえる部分）

	1回目			2回目			3回目			平均		
	右	左	合計	右	左	合計	右	左	合計	右	左	合計
測定値（cm²）	3.58	3.73	7.31	3.50	3.62	7.12	3.54	3.68	7.22	3.54	3.68	7.22
PMI（cm²/m²）		3.04			2.96			3.01			3.00	

図3 症例の第3腰椎レベルの大腰筋の断面積の計測

今回は珍しく、放射線技師の中村さんが参加し口を開きました。

いつもは撮影で忙しくて参加できなくてすみません。今回の症例のCT、ご覧になりましたか？

CT？　見てなかった…。何か見つかったんですか？

小林先生の依頼で、CTの第3腰椎レベルの大腰筋の断面積を計測してみたんです。測定するまでもなく筋が萎縮しているのがわかるんですが、実際、測定してみたら 3.00 cm²/m² でした。3回、手動でトレースをして平均値を求めました（**図3**）。日本肝臓学会のサルコペニアの判定基準[1]のカットオフ値 3.92 cm²/m²（女性）を下回っていたんです。

あー、やっぱり！　だから言ったでしょー。この患者さん、サルコペニアなんじゃないかって。

（田中さんに、小声で）え？　そんなこと、いったい誰に言ったの？　後からなら、なんとでも言えるわよね。

2型糖尿病の患者さんは、インスリン抵抗性、つまりインスリンが作用しにくい病態になっているから骨格筋が減少しやすいんだよ[2]。

表3 症例のGLIM基準による低栄養の診断をやり直した結果

表現型	病因
■ **意図しない体重減少** □ 6か月以内に5%以上の体重減少 □ 6か月以上で10%以上の体重減少 ■ **低BMI（アジア人）** □ 18.5 kg/m² 未満（70歳未満） □ 20.0 kg/m² 未満（70歳以上） ■ **骨格筋量減少** ☑ BIAによるSMIで男性7.0kg/m² 未満、女性 　5.7kg/m² 未満	■ **食事摂取量減少/消化吸収能低下** □ エネルギー必要量の50%以下が1週間以上 □ 食事摂取量の低下が2週間以上 □ 消化吸収障害、慢性的な消化器症状 ■ **疾患による炎症** □ 急性疾患/外傷などによる侵襲 ☑ 慢性疾患
☑ 上記の一つ以上が該当	☑ 上記の一つ以上が該当

表現型・病因から 中等度の低栄養 状態であると診断

骨格筋の減少はインスリン抵抗性のためでしょうか？ この患者さん、空腹時のインスリン（IRI）がとても高いんです…。インスリン抵抗性の指標で、HOMA-IR（Homeostatic Model Assessment for Insulin Resistance）という値があるんですが、計算してみると28.9 ととても高かったです。

$$HOMA\text{-}IR = 空腹時血糖(mg/dL) \times 空腹時インスリン値(\mu U/mL)/405$$
$$= 79\ mg/dL \times 148.0\ \mu U/mL/405$$
$$= 28.9（2.5 以上をインスリン抵抗性）$$

骨格筋が減少しているのはきっとインスリン抵抗性の影響だろうな。

GLIM 基準では、急性疾患では CRP は 0.3 mg/dL 以上が「炎症あり」となっていますが、2 型糖尿病のような慢性疾患の場合は、仮に CRP が 0.3 mg/dL 未満でも、炎症があると考えていいのでしょうか？

オリジナルの GLIM 基準の論文[5]では、2 型糖尿病は炎症を伴う慢性疾患のリストに含まれていないけど、この患者さんのように血糖コントロールが不良で、強いインスリン抵抗性が存在するような症例は「炎症あり」と考えてもいいかもしれないね。

え？ となると、この患者さんは低栄養??

そう！ GLIM 基準による診断をやり直してみよう。表現型の骨格筋量の低下、病因の疾患による炎症に該当するから、低栄養という診断になるね（**表3**）。

（メンバー一同、しばし無言）

そ、そうなんですね…。では、この患者さんの栄養管理、どのようにしたらいいですか…？

 まずは血糖コントロールだね。厳密にコントロールして低血糖を発症するのはよくないけど、まずは空腹時血糖が 150 mg/dL を超えないようにしたいよね…。主治医の先生に内服とインスリンの調節をお願いしてみよう。

 MCT（中鎖脂肪酸トリグリセリド；Medium Chain Fatty Acid Triglyceride）なども使ってみますね。

 第2に体重のコントロール。若い患者さんには、1日 900 kcal 未満の VLCD（very low-calorie diet）を行ったりするけど[6]、この患者さんは高齢なので 1,200 kcal/日くらいが適切かなあ？

 標準体重あたり約 23 kcal/日ですね。

 たんぱく質は不足しないように、標準体重あたり 0.8〜0.9 g、42〜48 g/日。分岐鎖アミノ酸（BCAA）を追加できるといいな。そして、運動！ 理学療法士の渡辺さんの出番だよ。

 2 型糖尿病の患者さんに有酸素運動を行ってもらうと、HbA1c が低下することがわかっています[7]。レジスタンス運動（筋トレ）も HbA1c を低下させ、筋力を増強することが報告されています[8]。患者さんと一緒に頑張ります！

この症例から学ぶこと

① CT の第 3 腰椎レベルの大腰筋の断面積

　本症例は、身体計測値を参照して GLIM 基準による診断を行ったところ、「栄養状態は問題なし」でした。しかし、CT 画像から第 3 腰椎レベルの大腰筋の断面積を計測してみると、明らかに骨格筋量が減少していることがわかりました。肥満のためと、下肢のリンパ浮腫、蜂窩織炎のため、ふくらはぎ周囲長の評価が困難だったことが、骨格筋量を見逃してしまった原因だと思われます。

② 肥満の低栄養患者なんているの？ いるんです！

　2 型糖尿病は血糖が上昇し肥満を合併することも多いので、低栄養とは関連がないと考えられがちです。しかし病態が進行すると、**インスリン抵抗性**のため骨格筋や肝臓、そのほかの組織でブドウ糖を利用できず、骨格筋が減少、サルコペニアが進行します。

　この症例も、骨格筋量減少、握力低下、歩行速度低下の 3 つに該当するため、AWGS 2019 で「重度のサルコペニア」と判定されます。いわゆる、**サルコペニア肥満**の状態です。

2 型糖尿病の症例では、糖尿病以外の症例に比較しサルコペニアの罹患率が高いという報告があります[2]。インスリンの効果が発揮されないため、エネルギーとなる栄養を摂取しても組織でうまく利用されないのです。したがって、肥満なのに低栄養という患者さんは実際に少なからず存在します[8]。

　肥満、かつ低栄養の症例の栄養管理では、通常とは異なる特別な配慮が必要です。体重を減少させる必要があるためエネルギー量は少なめにしますが、骨格筋量を減少させないためにたんぱく質の不足を防ぎ、運動を併用するようにします[9]。たんぱく質を十分摂取することで、インスリン抵抗性が改善したというメタ解析結果も報告されています[9][10]。

3　骨格筋のなかに潜む脂肪

　この症例の CT 画像(図 3)で、傍脊柱筋内に黒くみえる部分があります。これが骨格筋のなかに潜む脂肪、**筋間脂肪組織**(IMAT：intermuscular adipose tissue)です。またこうした症例では、骨格筋の細胞一つひとつのなかにも脂肪が沈着していることがわかっており、**筋細胞内脂肪**(IMCL：intramyocellular lipids)とよばれています。IMAT、IMCLを合わせて、**骨格筋脂肪浸潤**(ミオステアトーシス：Myosteatosis)といいます[11]。

　CT、MRI 画像の断面積で骨格筋量を評価する場合、こうした骨格筋のなかに潜む脂肪も含む断面積を計測しています。肥満の症例では、実際の骨格筋量は計測値より少ないということを認識しておく必要があります。

参考文献

1) 日本消化器病学会，日本肝臓学会：肝硬変診療ガイドライン2020．2020年．
2) Murata Y, Kadoya Y, Yamada S, et al：Sarcopenia in elderly patients with type 2 diabetes mellitus；prevalence and related clinical factors. *Diabetol Int*　2017；**9**：136-142.
3) Yoshida S, Nakayama Y, Nakayama J, et al：Assessment of sarcopenia and malnutrition using estimated GFR ratio（eGFRcys/eGFR）in hospitalised adult patients. *Clin Nutr ESPEN*　2022；**48**：456-463.
4) 吉田貞夫：クレアチニン，システチン C による腎機能評価の特性を応用した骨格筋量評価の試み．臨床栄養　2023；**142**：484-487.
5) Cederholm T, Jensen GL, Correia MITD, et al：GLIM criteria for the diagnosis of malnutrition- a consensus report from the global clinical nutrition community. *Clin Nutr*　2019；**38**：1-9.
6) Jayedi A, Emadi A, Shab-Bidar S：Dose-dependent effect of supervised aerobic exercise on HbA1c in patients with type 2 diabetes；a meta-analysis of randomized controlled trials. *Sports Med*　2022；**52**：1919-1938.
7) Jansson AK, Chan LX, Lubans DR, et al：Effect of resistance training on HbA1c in adults with type 2 diabetes mellitus and the moderating effect of changes in muscular strength；a systematic review and meta-analysis. *BMJ Open Diabetes Res Care*　2022；**10**：e002595.
8) Mwala NN, Borkent JW, van der Meij BS, et al：Challenges in identifying malnutrition in obesity；an overview of the state of the art and directions for future research. *Nutr Res Rev*　2024；**5**：1-10.
9) Mesinovic J, Fyfe JJ, Talevski J, et al：Type 2 diabetes mellitus and sarcopenia as comorbid chronic diseases in older adults；established and emerging treatments and therapies. *Diabetes Metab J*

2023；**47**：719-742.

10）Yu Z, Nan F, Wang LY, et al：Effects of high-protein diet on glycemic control, insulin resistance and blood pressure in type 2 diabetes；a systematic review and meta-analysis of randomized controlled trials. *Clin Nutr* 2020；**39**：1724-1734.

11）Correa-de-Araujo R, Addison O, Miljkovic I, et al：Myosteatosis in the context of skeletal muscle function deficit；an interdisciplinary workshop at the national institute on aging. *Front Physiol* 2020；**11**：963.

アドバンスコラム

衝撃！　生死を分ける低栄養

　ワタクシが、数名の先生方と一緒に MNA®‒SF を日本で普及される仕事をさせていただいていたとき、国内外の文献を何百と集めて、MNA®‒SF に関するデータセットを作成しました。このときに、いちばん衝撃的だと思ったのが下記の論文です。

　MNA®（MNA®‒SF ではなく 30 点満点の MNA® を使用しています）で、栄養状態良好と判定された高齢者は、その約 3 年後、8 割が生存していたのに対して、低栄養と判定された高齢者の約 3 年後の生存率は、わずか 2 割程度だったという報告です（**図 1**）[1]。

　ここでいう生存率は累積生存率なので話はそう簡単ではありませんが、おおまかにいうと栄養状態が良好な人は、3 年後 10 人のうち 8 人が生存していたのに対して、低栄養の人は、3 年後 10 人のうち 2 人しか生存していない、10 人のうち 8 人は亡くなっているとすると、まさに生死の割合が逆転しているといっても過言ではありません。

　この研究で、こうした生存率の差が認められ始めるのは初期の段階からで、観察開始から 3 か月後には低栄養の生存率は 50％を下回っています。現在の倫理規定では、これほどの差がついた段階で低栄養と判定された参加者の不利益は明白なので、研究が中止され、低栄養の参加者にはしかるべき栄養管理が施されることになると思われます。2005 年当時だったので得られた『命のデータ』です。

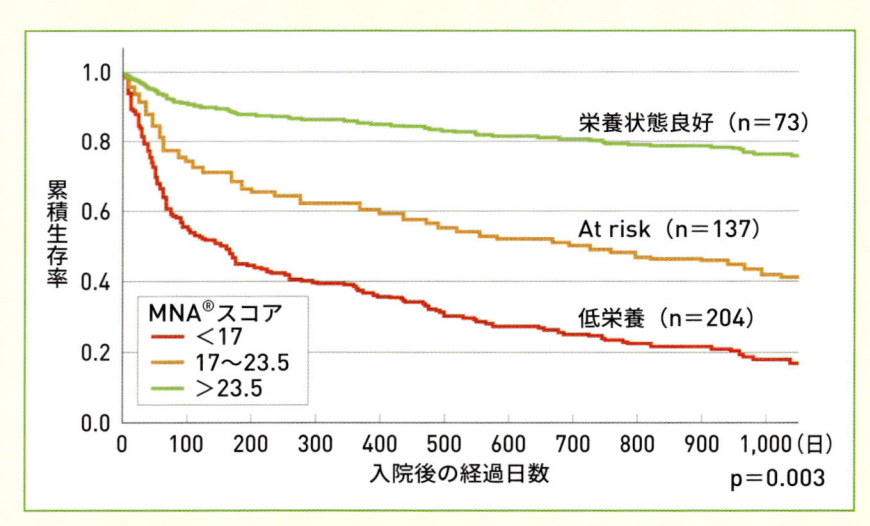

図 1　高齢者の栄養状態と生存率（文献 1 より筆者作成）

参考文献

1) Kagansky N, Berner Y, Koren-Morag N, et al：Poor nutritional habits are predictors of poor outcome in very old hospitalized patients. *Am J Clin Nutr*　2005：**82**：784-791.

高齢者などでみられるサルコペニアって？

（1）サルコペニアの定義と 3 つの要素

　サルコペニアという言葉はしばしば耳にしていると思います。では、みなさんはサルコペニアの定義は？ と聞かれたとき、すぐに答えることができるでしょうか？

　日本サルコペニア・フレイル学会による『サルコペニア診療ガイドライン 2017 年版』には、「サルコペニアは高齢期にみられる骨格筋量の低下と筋力もしくは身体機能（歩行速度など）の低下」と記載されています[1]。

　ここでとても重要なのは、サルコペニアには「骨格筋量の減少」、「筋力の低下」、「身体機能の低下」という 3 つの要素があるということです（図 1）[1)～3)]。骨格筋量が減少していても比較的筋力が保たれている方もいれば、骨格筋量は減少していないようなのに筋力が低下している方もいます。実際に多くの人を対象に骨格筋量や握力を測定してみると、この 2 つのパラメーターはまったく連動していないということがわかります。

　また身体機能の低下は、骨格筋量の減少や筋力の低下がある程度進行してから自覚されることも多いので、これもまた独立したパラメーターだといえるでしょう。

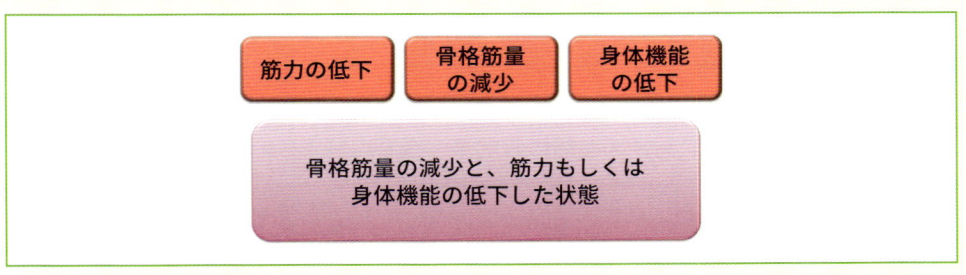

図 1　サルコペニアの定義と 3 つの要素（文献 1～3 より筆者作成）

（2）アジア人のためのサルコペニア診断のアルゴリズム

　日本では、サルコペニアの診断に主に AWGS（Asian Working Group for Sarcopenia）2019 による、アジア人のためのサルコペニア診断のアルゴリズムが用いられています（図 2）。AWGS 2019 は、歩行速度の測定や骨格筋量の測定が困難な一般の診療所や地域で流れと、装備の整った医療施設や研究を行う機関のための流れの 2 本立ての構成となっています。

　歩行速度や骨格筋量の測定が困難な場合、スクリーニングに SARC-F（表 1）[4)5)]を行うことを推奨しています。SARC-F は、5 つの質問でサルコペニアの可能性を推測できるツールで、各質問の点数の合計が 4 点以上でサルコペニアの可能性が高いと推測できます。これにふくらはぎ周囲長を追加した SARC-CalF が用いられることもあります。

　歩行速度や骨格筋量の測定が困難な環境では、ふくらはぎ周囲長がカットオフ値未満で SARC-F の点数が 4 点以上だった場合、握力または 5 回椅子立ち上がりテストなどで身体機能を評価します。握力低下または身体機能の低下が認められた症例は、サルコペニアの可能性が

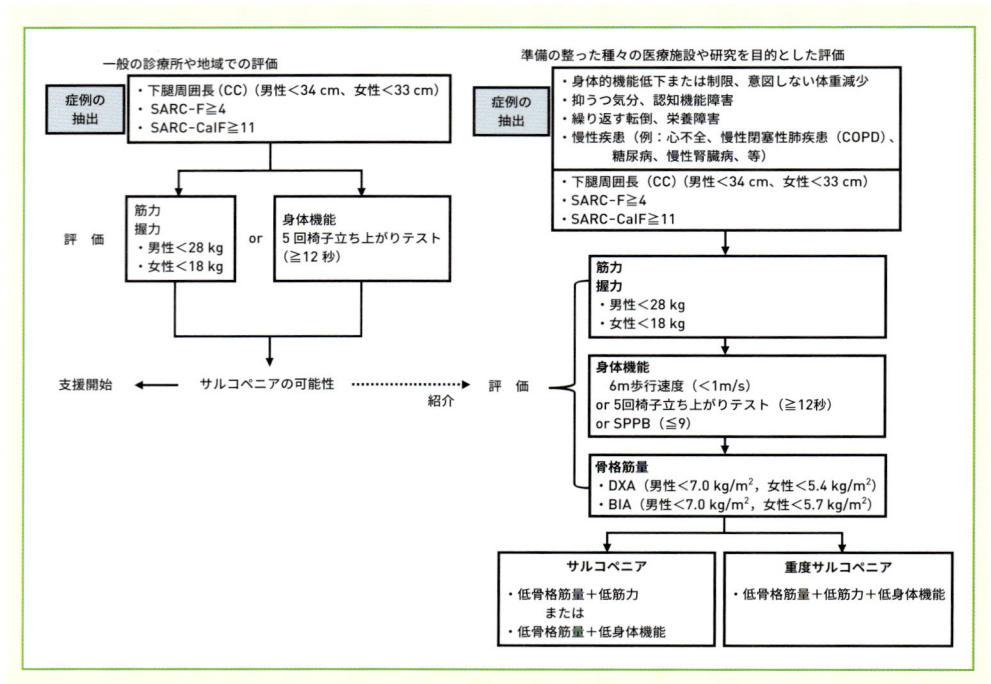

図 2　AWGS 2019によるアジア人のためのサルコペニア診断アルゴリズム（文献3より）

表 1　サルコペニア判定のための質問表　SARC-F（文献4、5より筆者翻訳）

筋力 Sluggishness	10ポンドを持ち上げるのはどのくらい大変ですか？ 10ポンド＝4.5 kg	まったく問題ない＝0 いくぶん大変＝1 とても大変、不可能＝2
歩行の補助 Assistance in walking	室内を歩くのにどのくらい大変ですか？	まったく問題ない＝0 いくぶん大変＝1 とても大変、補助具使用、不可能＝2
椅子からの起立 Rise from a chair	椅子からベッドに移るのにどのくらい大変ですか？	まったく問題ない＝0 いくぶん大変＝1 とても大変、介助なしでは不可能＝2
階段を昇る Climb stairs	階段10段を昇るのにどのくらい大変ですか？	まったく問題ない＝0 いくぶん大変＝1 とても大変、不可能＝2
転倒 Falls	過去1年で、何度転倒しましたか？	転倒なし＝0 1〜3回＝1 4回以上＝2

合計4点以上でサルコペニアの可能性

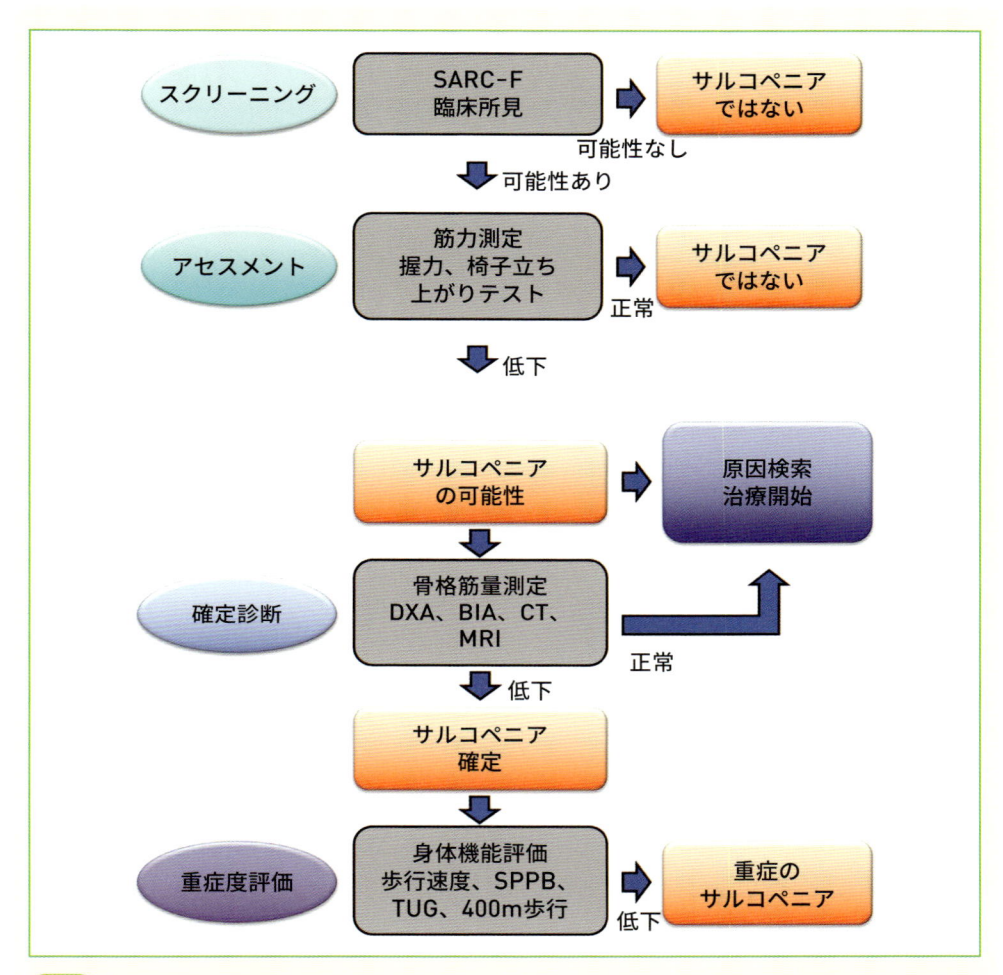

図3 EWGSOP2によるサルコペニア診断アルゴリズム（文献2より筆者翻訳のうえ引用）

あるとしてサポートを開始することができます。

　歩行速度や骨格筋量の測定が可能な環境では、筋力、身体機能、骨格筋量を評価し、骨格筋量の減少と筋力の低下、または骨格筋量の減少と身体機能の低下という2項目に該当した場合は中等度以下のサルコペニア、骨格筋量の減少、筋力の低下、身体機能の低下の3項目にすべて該当した場合は重度のサルコペニアと診断されます。いずれにおいても、骨格筋量の低下は必須条件となります。

（3）海外のサルコペニア診断のアルゴリズム

　アジア人のためのサルコペニア診断のアルゴリズムに先立って、ヨーロッパのグループ（EWGSOP；European Working Group on Sarcopenia in Older People）が、サルコペニア診断のアルゴリズムの改訂版（EWGSOP2）を発表しています（**図3**）[2]。

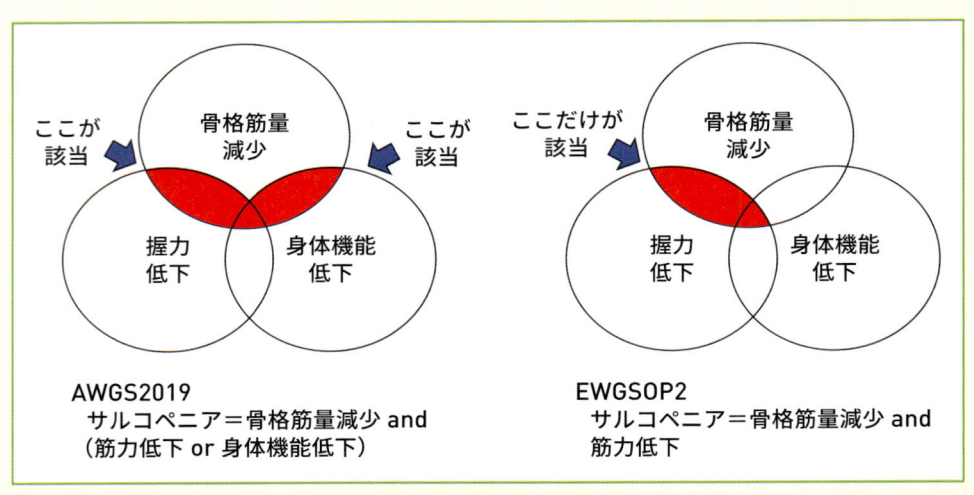

図 4 AWGS 2019 と EWGSOP 2 の診断ステップの違い

　EWGSOP2 では、SARC-F でサルコペニアの可能性が推察された場合、続いて、筋力測定を行います。筋力の低下が認められた症例では、この段階からサポートを開始することができます。可能であれば、骨格筋量を測定し、サルコペニアの確定診断を行います。最後に身体機能を評価し、身体機能の低下が認められる症例は重症のサルコペニアと診断されます。

　AWGS2019 と EWGSOP2 では診断のステップに若干の違いがあります。EWGSOP2 では、3 つの要素のうち筋力が優先されており、最初に筋力測定を行い、低下が認められた症例に対して骨格筋量の測定を行い、診断を確定します。したがって、骨格筋量が減少し、身体機能も低下していても、筋力が低下していない症例はサルコペニアと診断されません。

　実際に診断結果を比較してみると、EWGSOP2 のアルゴリズムを使用すると、AWGS2019 を使用した場合に比較し、検出率が低くなります。AWGS2019 では一部に「or」を用いた論理式であるのに対して、EWGSOP2 は「and」を用いた論理式であることが原因です（**図 4**）。

（4）サルコペニア診断の歴史
①サルコペニアという言葉ができたのは 1980 年代

　サルコペニアという言葉、概念を提唱したのは、ローゼンバーグ（Rosenberg）です[6]。加齢により骨格筋量が減少、代謝量も低下し、衰弱していき、転倒、骨折が増えるということは古くから知られていました。すでに、1977 年の論文でも、クレアチニンの排泄量が加齢によって減少することから、加齢によって骨格筋量は減少していくのだろうと報告されています[7]。

　ローゼンバーグは、1988 年の学術会議で、こうした骨格筋量減少と身体機能の低下は加齢による現象のなかでも最も重大で、注目すべき変化であるとし、この現象に名前をつけるべきだと提案しました。そして、ギリシャ語の「肉（サルクス；sarx）」という言葉と、医学、生

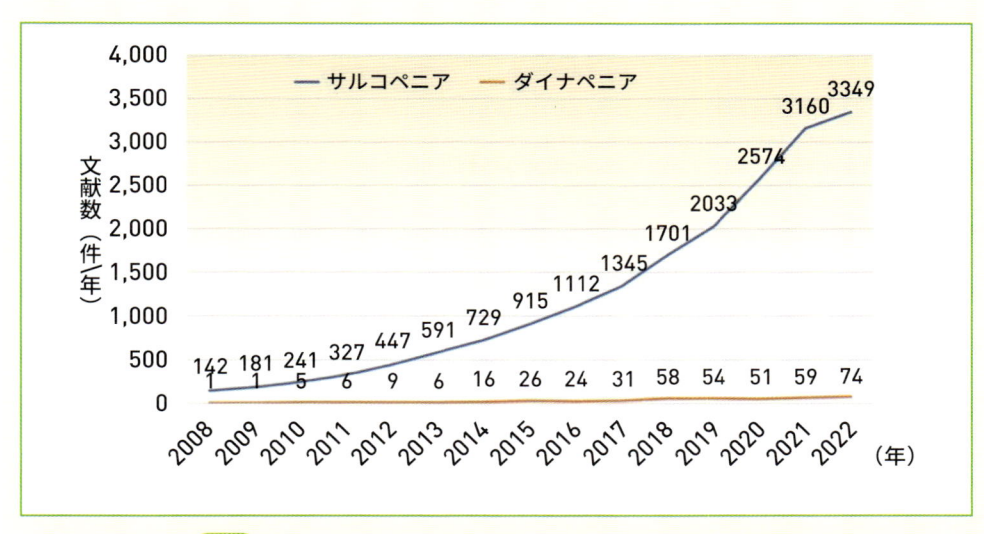

図 5 サルコペニアとダイナペニアの論文数の推移

物学で「不足（penia）、もとはラテン語」という意味の接尾語を用いて、サルコペニアと名づけたそうです。

　以後、サルコペニアの研究は急速に進みます。ローゼンバーグが提唱したときから、すでに骨格筋量、身体機能という、2つの要素が取り入れられていたことに注目すべきです。

②ダイナペニアと言い出した人たちも

　ローゼンバーグが、骨格筋量減少と身体機能の低下は加齢による現象のなかでも最も重大で、注目すべき変化であると表明していたのに対して、2008年、Clark らは、加齢による身体機能低下の原因は骨格筋の『量』ではなく、むしろ、筋収縮力や神経機能の変化によるのではないかと提案しました。この提案は、『Sarcopenia≠Dynapenia（サルコペニアとダイナペニアは違う）』という、やや挑発的なタイトルの論文[8]として発表されました。この論文が掲載されたのは、雑誌の Green Banana というコーナーで、「緑のバナナの多くは熟さずに腐ってしまう。そのなかで1本でも熟したら、価値があるのでは？」という趣旨で、最先端のアイデアを募集していたとのことです。

　PubMed で、サルコペニアとダイナペニアの論文数の推移を検索してみると（**図 5**）、圧倒的にサルコペニアが多いのですが、ダイナペニアの論文も年に数十件のペースで投稿されています。

　==ダイナペニア==は、骨格筋量の減少がないのに筋力、身体機能が低下した状態で、サルコペニアとは異なる症例のグループということになります（**図 6**）。

③サルコペニアが国際的な関心事に

　サルコペニアは、高齢者の日常生活動作（ADL）を低下させ、転倒・骨折[9][10]や、要介護・入院・死亡のリスク[11]を高める原因のひとつとされています。また、心血管疾患[12]、2型糖尿病[13]、メタボリック症候群[14]など、さまざまな疾患との関連が報告されています。また、手

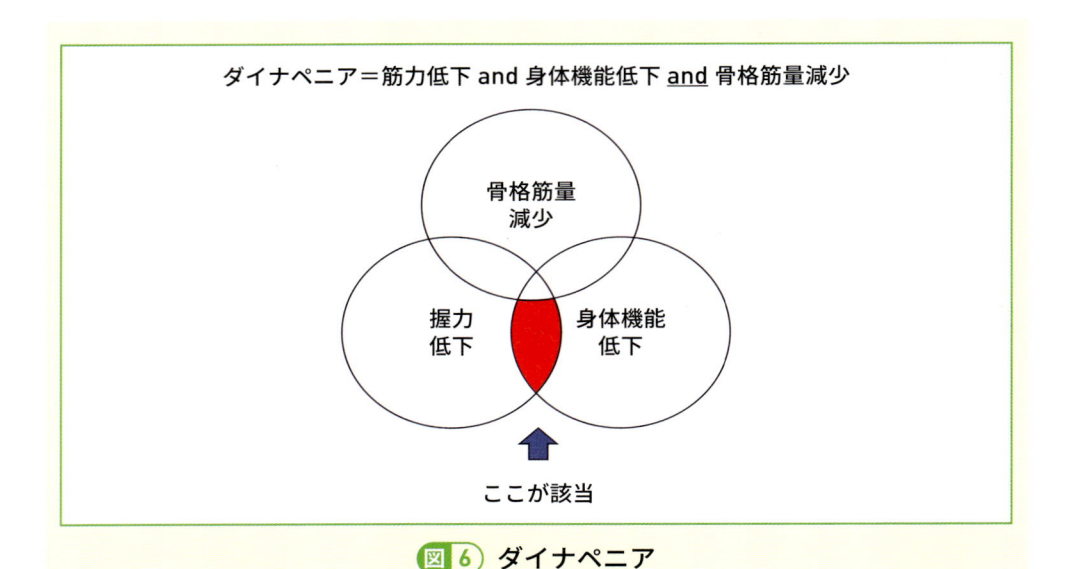

ダイナペニア＝筋力低下 and 身体機能低下 and 骨格筋量減少

骨格筋量
減少

握力
低下

身体機能
低下

ここが該当

図 6 ダイナペニア

術などの治療のアウトカムを低下させる可能性も多数報告されています[5)15)]

　世界的に超高齢社会が進行してくると、高齢者がさまざまな疾患を併発したり（コモビディティ；comobidity）、サルコペニアによって ADL が低下したりすることにより、医療・介護の需要と供給のバランスが乱れ、多大なコストが必要となります。医療・介護システムの維持やコストの低減は、国家的な社会・経済上の重大な問題だと考えられるようになりました（図7)[16)]。こうした観点から、サルコペニアを防止、あるいは進行を抑制するためにはどうすべきかといった研究もさかんに行われるようになりました。

　サルコペニアによる弊害を解決するには、まず、サルコペニアがなんたるかをきちんと定める必要があります。敵と戦うためには、まず、敵を知ることです。2010 年、まずヨーロッパのグループ（EWGSOP）が、サルコペニアの統一的な定義、診断基準（初版）を提唱します[17)]。サルコペニアは、「進行性かつ全身性に筋量と筋力が低下し、身体機能障害、QOL 低下、死亡のリスクを伴う状態」と定義され、筋肉量、握力、歩行速度から判定することとなりました。サルコペニアという概念が、ゆるぎないひとつの研究、診療のジャンルとして確立されたわけです。

　EWGSOP によるサルコペニアの定義、診断基準は、国際的に共通のものとして提唱されましたが、そのカットオフ値をめぐって、欧米とアジアでは体格や身体機能の違いがあるため、アジア人では独自の基準が必要なのではないかという意見が出されました。2014 年、AWGSがアジア人のサルコペニア診断基準（初版）を提唱します[18)]。

　EWGSOP、AWGS とも、初版の診断基準では骨格筋量の測定が必須でした。骨格筋量減少のことを論じるのだから、骨格筋量を測定するのは当然と考えられるかもしれません…。しかし、骨格筋量がどこでも測れるというわけではありません。2章-2「骨格筋量の測定法は？　測れないときはどうする？」（p.32）のところでも解説したとおり、むしろ骨格筋量が測定でき

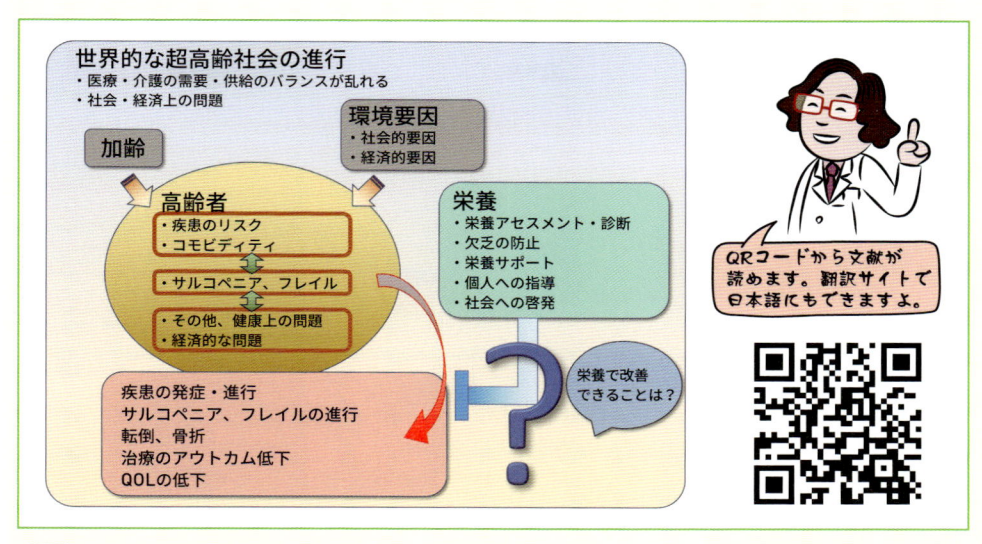

図 7 世界的な超高齢社会の進行と低栄養、サルコペニア、フレイル（文献16より筆者翻訳のうえ改変引用）

ない場合のほうが多いのです。

　現在でも測定できていないのですから、2010年～2015年の頃は、いま以上に苦労していたに違いありません。そこで、診断基準が改定され、2018～2019年、EWGSOP2[2]、AWGS2019[3]があいついで提唱されました。しかし、それぞれの診断アルゴリズムのところでも解説したように、高齢者の身体機能低下には「**まず骨格筋量ありき**」の考え方は、脈々と継承されているのです。

④日本におけるサルコペニアの認知度と栄養ケアとの密接度

　現在、日本では、一般の方でもサルコペニアという言葉をご存じの方が少なくありません。先日、ワタクシが監修させていただいた『45歳過ぎたらたんぱく質の朝ごはん』[19]という一般の方向けの雑誌にも、サルコペニアについて2ページにわたり解説が掲載されています。またサルコペニアを防ぐために、たんぱく質の摂取が不可欠だということも多くの方がご存じです。

　日本におけるサルコペニアの認知度と栄養ケアとの密接度を上げた要因のひとつは、MNA®-SFの普及ではないでしょうか。2009年にMNA®-SF（コラム④「栄養スクリーニング・栄養アセスメントツールの特徴と使い方」、p.178参照）が発表されMNA®-SFが急速に普及していきました。2011年には、『MNAガイドブック』[20]も出版されました。

　MNA®-SFのアセスメント項目には、BMI、またはふくらはぎ周囲長が含まれています。これは低栄養とともに、それによって生じるサルコペニアを検出することに配慮しています。ワタクシも、MNA®の普及のために全国各地で講演をさせていただきました。そのなかで、低栄養とサルコペニアについてもお話しさせていただきました。

GLIM基準も、表現型の項目に骨格筋量が含まれています。GLIM基準の普及にともない、サルコペニアの防止、進行抑制のために、低栄養の診断、治療が大切だということが、医療・介護の領域にさらに浸透していくように思います。

➤●参考文献

1) 日本サルコペニア・フレイル学会：サルコペニア診療ガイドライン2017年版. ライフサイエンス出版.
2) Cruz-Jentoft AJ, Bahat G, Bauer J, et al：Sarcopenia；revised European consensus on definition and diagnosis. *Age Ageing* 2019；**48**：16-31.
3) Chen LK, Woo J, Assantachai P, et al：2019 Consensus update on sarcopenia diagnosis and treatment. *J Am Med Dir Assoc* 2020；**21**：300-307.
4) Malmstrom TK, Morley JE：SARC-F；a simple questionnaire to rapidly diagnose sarcopenia. *J Am Med Dir Assoc* 2013；**14**：531-532.
5) 吉田貞夫：サルコペニア，フレイル患者の周術期感染症のリスクと栄養管理. 外科と代謝・栄養 2019；**53**：97-103.
6) Rosenberg IH：Sarcopenia；origins and clinical relevance. *J Nutr* 1997；**127**；990s-991s.
7) Tzankoff SP, Norris AH：Effect of muscle mass decrease on age-related BMR changes. *J Appl Physiol Respir Environ Exerc Physiol* 1977；**43**：1001-1006.
8) Clark BC, Manini TM：Sarcopenia＝/＝dynapenia. *J Gerontol A Biol Sci Med Sci* 2008；**63**：829-834.
9) Landi F, Liperoti R, Russo A, et al：Sarcopenia as a risk factor for falls in elderly individuals；results from the IlSIRENTE study. *Clin Nutr* 2012；**31**：652-658.
10) Yeung S, Reijnierse EM, Pham VK, et al：Sarcopenia and its association with falls and fractures in older adults；a systematic review and meta-analysis. *J Cachexia Sarcopenia Muscle* 2019；**10**：485-500.
11) Kitamura A, Seino S, Abe T, et al：Sarcopenia；prevalence, associated factors, and the risk of mortality and disability in Japanese older adults. *J Cachexia Sarcopenia Muscle* 2021；**12**：30-38.
12) Bahat G, Ilhan B：Sarcopenia and the cardiometabolic syndrome；a narrative review. *Eur Geriatr Med* 2016；**7**：220-223.
13) Sinclair AJ, Abdelhafiz AH, Rodríguez-Mañas L：Frailty and sarcopenia- newly emerging and high impact complications of diabetes. *J Diabetes Complications* 2017；**31**：1465-1473.
14) Kim SH, Jeong JB, Kang J, et al：Association between sarcopenia level and metabolic syndrome. *PLoS One* 2021；**16**：e0248856.
15) 吉田貞夫：サルコペニアやフレイルは術後のアウトカムに影響するの？ ニュートリションケア 2017；**10**：30-32.
16) Yoshida, S, Shiraishi, R, Nakayama, Y, et al：Can nutrition contribute to a reduction in sarcopenia, frailty, and comorbidities in a super-aged society? *Nutrients* 2023；**15**：2991.
17) Cruz-Jentoft AJ, Baeyens JP, Bauer JM, et al：Sarcopenia；European consensus on definition and diagnosis；report of the European working group on sarcopenia in older people. *Age Ageing* 2010；**39**：412-423.
18) Chen LK, Liu LK, Woo J, et al：Sarcopenia in Asia；consensus report of the Asian working group for sarcopenia. *J Am Med Dir Assoc* 2014；**15**：95-101.
19) 吉田貞夫（監）：45歳過ぎたらたんぱく質の朝ごはん. 宝島社, 2024年.
20) 雨海照祥，葛谷雅文，吉田貞夫，他：高齢者の栄養スクリーニングツール MNA ガイドブック. 医歯薬出版, 2011.

高齢者のフレイルって？

（1）フレイルの位置づけ～健常と疾患・要介護の中間的な存在～

　フレイルとは、高齢者の運動能力が低下し、転倒・骨折、入院・死亡のリスクが高くなった状態のことで、日本老年医学会は、「高齢期に生理的予備能が低下することでストレスに対する脆弱性が亢進し、生活機能障害、要介護状態、死亡などの転帰に陥りやすい状態」と記載しています[1]。フレイルは、健常（フレイルに対してロバスト；robust といいます）と疾患・要介護の中間的な存在と考えられています。

　サルコペニアと並んでフレイルも、高齢者の日常生活動作（ADL）を低下させ、入院や死亡のリスクを高める原因と考えられています。またフレイルの高齢者も、手術などの治療のアウトカムが低下する可能性があることが報告されています[2][3]

　フレイルは、サルコペニア同様、心血管疾患[4]、慢性呼吸器疾患[5]、2 型糖尿病[6]、慢性腎臓病（CKD）[7]など、さまざまな疾患との関連が報告されています[8]。

（2）フレイルの判定

　日本でのフレイルの判定は、日本人のためのフレイルの判定基準（改定日本版 CHS 基準）で行われています（**表1**）[9]。握力のカットオフ値は、AWGS2019[10]と同じ値が使用されています。5 項目のうち、3 項目以上に該当する場合をフレイル、1～2 項目に該当する場合をフレイルの前段階としてプレ・フレイルと判定します。

表1 改定日本版CHS基準（文献9より）

1. 体重減少 　　6か月間で2kg以上の（意図しない）体重減少
2. 筋力低下 　　握力：男性28kg未満、女性18kg未満（利き手で測定）
3. 疲労感 　　わけもなく疲れたような感じがする（ここ2週間で）
4. 通常歩行速度　1.0m/秒未満
5. 身体活動 　　①軽い運動・体操をしてますか？ 　　②定期的な運動・スポーツをしてますか？ 　　の2つのいずれにも「週に1回もしていない」と回答

5項目のうち3項目以上に該当する場合をフレイル、1～2項目に該当する場合をプレ・フレイルと判定。

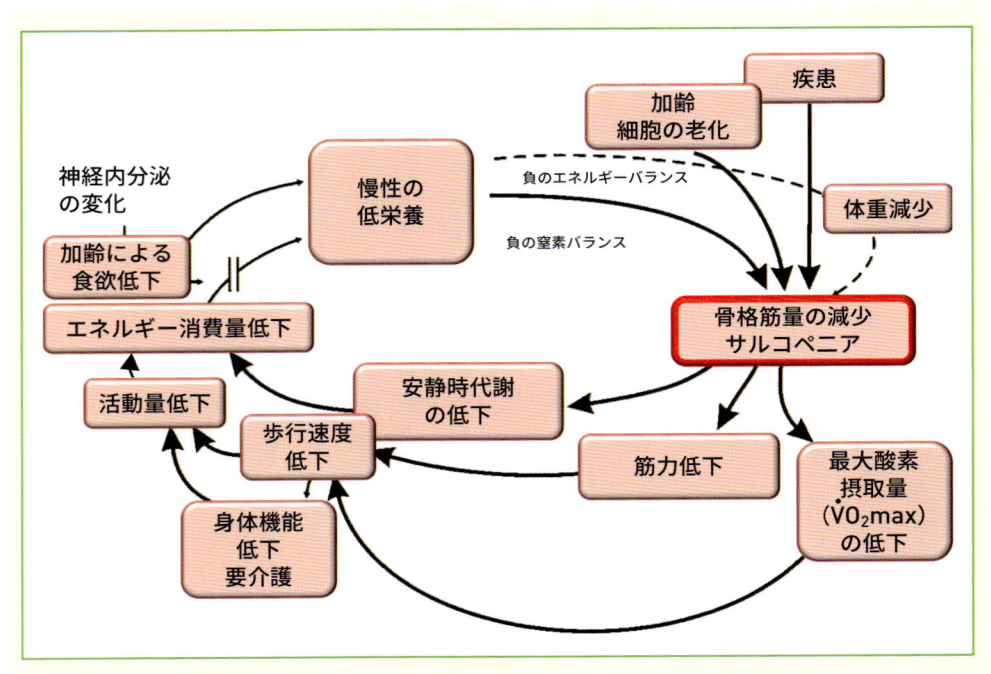

図 1　フレイルサイクル（文献 6 より一部改変のうえ翻訳引用）

（3）フレイルはサルコペニアも含む？

　みなさんは、フレイルとサルコペニアの違いは？　と聞かれたらなんと答えるでしょうか？　握力、歩行速度はサルコペニアの判定にも使用されていて、共通の要素も多いですよね。違いといえば、フレイルでは疲労感、活動量を評価します。また、サルコペニアでは骨格筋量を評価しますが、フレイルでは軽度の体重減少が評価項目となっています。

　ところで、サルコペニアと診断される方は、おそらくフレイルの評価項目の 3 項目以上に該当すると思います。とすると、判定基準のみで判断すると、フレイルはサルコペニアを完全に含むということになってしまいます。つまり、サルコペニアの高齢者はすべてフレイルということ。フレイルの判定基準には、「これ以上、ここまで」の「ここまで」がないことがその要因かもしれません。

　ここで、フレイルの産みの親、Fried が 2001 年に発表した『Frailty in older adults：evidence for a phenotype.（高齢者の脆弱性：表現型のエビデンス）』という論文[11]を読み返してみましょう。

　Fried の論文には、有名な「フレイル・サイクル」という図が掲載されています。フレイルへと移行する際のひとつの因子として「骨格筋の減少　サルコペニア」という語が記載されています（図 1）。やはり、サルコペニアはフレイルに含まれるのでしょうか？

　しかし、論文のなかで Fried が強調しているのは「フレイルの可逆性」です。「フレイルの高齢者は、適切なケアでまた元気な状態に戻れる」と解説されています。それに対して、AWGS2019[10]によって診断されるサルコペニアの高齢者はどうでしょうか？　サルコペニア

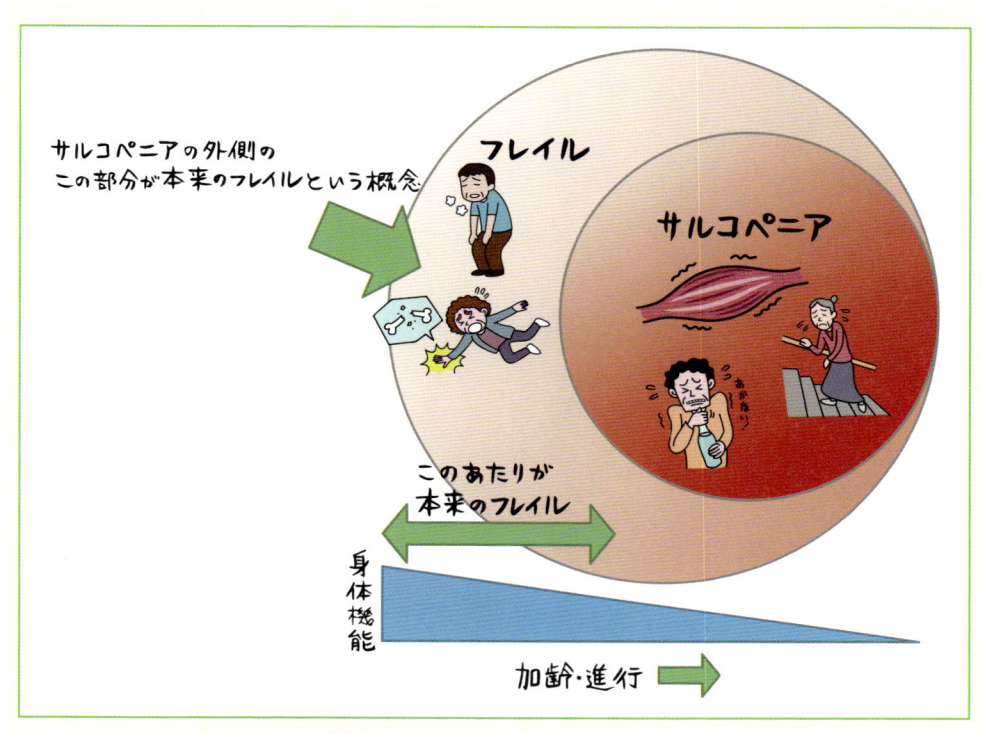

図 2 フレイルとサルコペニア

の高齢者は、経験上、元気な状態まで改善することはなかなか難しい印象があります。

　ここで注意していただきたいのが、Fried が論文を執筆した 2001 年当時、サルコペニアの診断基準はできていなかったということです。現在のサルコペニアの定義、診断基準のもとになる概念が初めて提唱されたのはサルコペニアのコラムで解説したとおり 2010 年です。Fried が論文発表当時に想定していたサルコペニアというのは、診断基準で判定されるサルコペニアとは少しニュアンスが異なり、重度のサルコペニアには至らない、より軽度の骨格筋の減少で、まだ初期〜中期の段階の身体機能低下を指しているのではないかと思います。これをワタクシなりに整理したのが図 2 です。

　フレイルの判定基準は、「これ以上、ここまで」の「ここまで」がないので、実際のフレイルよりも、身体機能が低下したサルコペニアの人も含まれてしまう可能性があります。Fried が提唱した本来のフレイル、「適切なケアでまた元気な状態に戻れる」、健常と疾患・要介護の中間的な存在のフレイルは、図 2 でいうとサルコペニアの外側の部分、下の身体機能の推移でいうと、左側のあたりを指しているのではないかと思いますがいかがでしょうか。

（4）その後、いろいろなフレイルが提唱される

　2001 年以後、フレイルに関する論文数はウナギのぼりで、PubMed で検索してみると、常にサルコペニアをしのいでいます（図 3）。

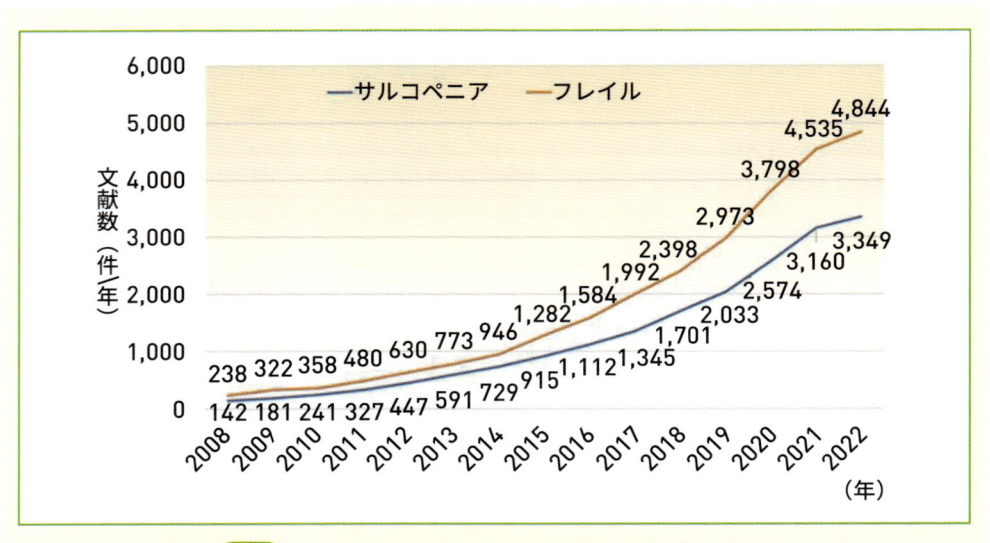

図③ フレイルとサルコペニアの論文数の推移

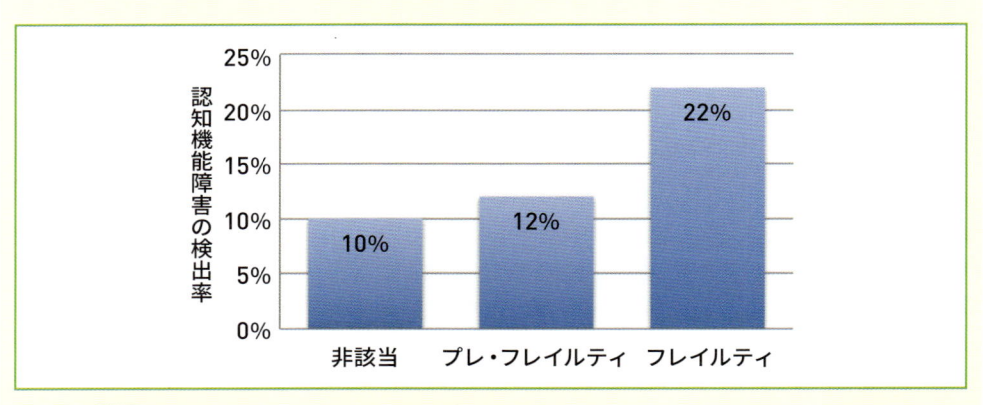

図④ フレイルと認知機能障害との関係（文献12より筆者翻訳のうえ作成）

　フレイルという概念が広まるにつれ、身体的な問題以外の部分にも関心が寄せられるようになりました。

　2009年、フレイルの高齢者は軽度認知機能障害（MCI）の検出率が高いという「3都市研究」の結果[12]が発表されました（**図4**）。フレイルに該当する群は、軽度認知障害の発症率がグンと上がります。この論文の内容は、ワタクシ、以前より講演などで何度もご紹介させていただきました。

　2013年、Kelaiditi、Cesari、Gillette-Guyonnet、Vellas らといった著明な研究者たちによって、「身体的なフレイルティと軽度認知障害を合併した状態」を cognitive frailty（コグニティヴ・フレイル）と定義することが提唱されました[13]。

　また2008年ごろから、社会とのかかわりが減ることにより、高齢者が日常生活を継続する

ことが困難になっていくということが注目されるようになりました。これは、高齢者を支える通所施設などの社会資源が不足しているというだけでなく、高齢者自身が社会的な活動に参加する機会や意欲を失っていることも大きな要因となっていました。こうした状態を、2017年、Bunt らは social frailty（**社会的フレイル**）と名づけています[14]。

（5）フレイルは、もともとフレイルティ（frailty）

　フレイルは、もともとフレイルティ（frailty）という言葉を日本語にアレンジしたものです[1]。当時、「脆弱性」、「虚弱」などさまざまな日本語訳がなされていたため、統一が必要ということになったことと、高齢者の方はフレイルティの「ティ」が言いにくいという意見もあったそうです。ワタクシ自身は、「ティ」が言いにくい人には「フレイル」も覚えにくいのであまり意味がないのでは？？「フレイルティ」と英語のままのほうがいいような気がするけど？　と思ったこともありました。しかし、その後10年、フレイルという言葉は、医学の領域だけでなく、福祉、行政、一般の方まで広く普及しています。

参考文献

1) 日本老年医学会：フレイルに関する日本老年医学会からのステートメント．2014年．
https://www.jpn-geriat-soc.or.jp/info/topics/pdf/20140513_01_01.pdf
2) 吉田貞夫：サルコペニア，フレイル患者の周術期感染症のリスクと栄養管理．外科と代謝・栄養 2019；**53**：97-103.
3) 吉田貞夫：サルコペニアやフレイルは術後のアウトカムに影響するの？　ニュートリションケア 2017；**10**：30-32.
4) Stewart R：Cardiovascular disease and frailty；What are the mechanistic links? *Clin Chem* 2019；**65**：80-86.
5) Bone AE, Hepgul N, Kon S, et al：Sarcopenia and frailty in chronic respiratory disease. *Chron Respir Dis* 2017；**14**：85-99.
6) Sinclair AJ, Abdelhafiz AH, Rodríguez-Mañas L：Frailty and sarcopenia-newly emerging and high impact complications of diabetes. *J Diabetes Complications* 2017；**31**：1465-1473.
7) Chowdhury R, Peel NM, Krosch M, et al：Frailty and chronic kidney disease；a systematic review. *Arch Gerontol Geriatr* 2017；**68**：135-142.
8) Yoshida S, Shiraishi R, Nakayama Y, et al：Can nutrition contribute to a reduction in sarcopenia, frailty, and comorbidities in a super-aged society? *Nutrients* 2023；**15**：2991.
9) Satake S, Arai H：The revised Japanese Version of the Cardiovascular Health Study Criteria (revised J-CHS criteria). *Geriatr Gerontol Int* 2020；**20**：992-993.
10) Chen LK, Woo J, Assantachai P, et al：Asian Working Group for Sarcopenia；2019 Consensus update on sarcopenia diagnosis and treatment. *J Am Med Dir Assoc* 2020；**21**：300-307.
11) Fried LP, Tangen CM, Walston J, et al：Frailty in older adults；evidence for a phenotype. *J Gerontol A Biol Sci Med Sci* 2001；**56**：m146-m156.
12) Avila-Funes JA, Amieva H, Barberger-Gateau P, et al：Cognitive impairment improves the predictive validity of the phenotype of frailty for adverse health outcomes；the three-city study. *J Am Geriatr Soc* 2009；**57**：453-461.
13) Kelaiditi E, Cesari M, Canevelli M, et al：Cognitive frailty；rational and definition from an （I. A. N. A./I. A. G. G.）international consensus group. *J Nutr Health Aging* 2013；**17**：726-734.
14) Bunt S, Steverink N, Olthof J, et al：Social frailty in older adults；a scoping review. *Eur J Ageing* 2017；**14**：323-334.

栄養スクリーニング・栄養アセスメントツールの特徴と使い方

これまでさまざまな栄養スクリーニング・栄養アセスメントツールが開発され、使用されてきました。それぞれの栄養スクリーニング・栄養アセスメントツールには、適した対象者、疾患などがあります。一般の成人なのか、高齢者なのか、ICU に入院する症例なのか、一般病棟に入院する症例なのか、はたまた、人間ドックを受診した人たちなのか……、これらをすべて同じ指標で、同一に評価することはできません。それぞれの栄養スクリーニング・栄養アセスメントツールの特徴を理解して、==対象者に最も適したツール==を使用することが大切です。このコラムではそれぞれの特徴と使い方について解説します。

それぞれのアセスメントツールは、アセスメントと名づけられているにもかかわらず、スクリーニングに使用できるものもありますし、逆にスクリーニングと名づけられているにもかかわらず、診断前のアセスメントに使用できるものもあります。くれぐれも、「名前」だけで判断しないように気をつけてください。

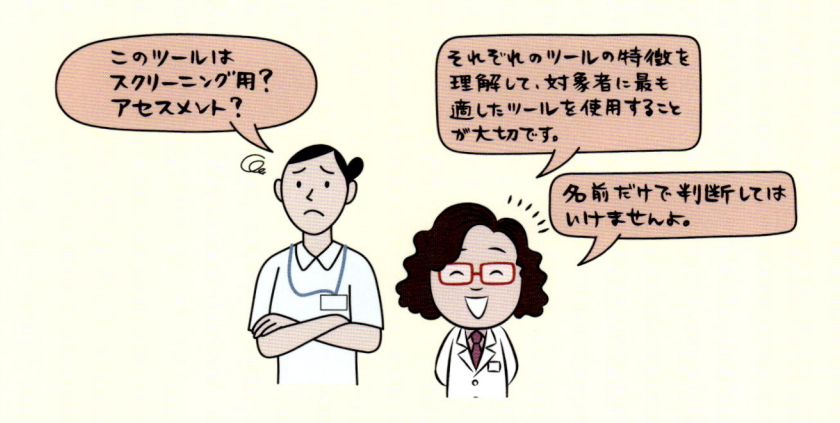

（1）MNA® （Mini Nutritional Assessment）、MNA®–SF （Mini Nutritional Assessment– Short Form）

簡易栄養状態評価表 （MNA®；Mini Nutritional Assessment、MNA®-SF；Mini Nutritional Assessment-Short Form） （**表 1**）[1)-4)]は、EU 諸国を中心に開発された高齢者のための栄養アセスメントツールです。したがって、==原則 65 歳以上の対象者==に限って使用します。

以前、開発に関わった研究者の一人に、65 歳未満の対象者に対して使用することはできないのかと質問したことがあるのですが、その答えは、「No」でした。理由は、「開発のために用いたデータが 65 歳以上の高齢者で、65 歳未満のデータは含まれていないから」とのことでした。このことからもわかるとおり、MNA®、MNA®-SF は、多数の対象者を解析した科学的なデータから作り上げられた栄養アセスメントツールです。開発には、1 万人以上のデータが使用されています[5)]。

もともと 18 項目 30 点満点のバージョンが使われていましたが、2009 年に、6 項目 14 点

表 1 簡易栄養状態評価票（MNA®-SF）（許諾を得て転載）

MNA®
Mini Nutritional Assessment

Nestlé Nutrition Institute

氏名：

性別： 年齢： 体重： kg 身長： cm 調査日：

下の□欄に適切な数値を記入し、それらを加算してスクリーニング値を算出する。

スクリーニング

A 過去3ヶ月間で食欲不振、消化器系の問題、そしゃく・嚥下困難などで食事量が減少しましたか？

0 = 著しい食事量の減少
1 = 中等度の食事量の減少
2 = 食事量の減少なし

B 過去3ヶ月間で体重の減少がありましたか？

0 = 3kg 以上の減少
1 = わからない
2 = 1～3kg の減少
3 = 体重減少なし

C 自力で歩けますか？

0 = 寝たきりまたは車椅子を常時使用
1 = ベッドや車椅子を離れられるが、歩いて外出はできない
2 = 自由に歩いて外出できる

D 過去3ヶ月間で精神的ストレスや急性疾患を経験しましたか？

0 = はい　　　　2 = いいえ

E 神経・精神的問題の有無

0 = 強度認知症またはうつ状態
1 = 中程度の認知症
2 = 精神的問題なし

F1 BMI 体重(kg)÷[身長(m)]²

0 = BMI が19 未満
1 = BMI が19 以上、21 未満
2 = BMI が21 以上、23 未満
3 = BMI が23 以上

> **BMI** が測定できない方は、**F1** の代わりに **F2** に回答してください。
> **BMI** が測定できる方は、**F1** のみに回答し、**F2** には記入しないでください。

F2 ふくらはぎの周囲長(cm)：CC

0 = 31cm未満
3 = 31cm以上

スクリーニング値
（最大：14ポイント）

12-14 ポイント： 栄養状態良好
8-11 ポイント： 低栄養のおそれあり (At risk)
0-7 ポイント： 低栄養

Ref.　Vellas B, Villars H, Abellan G, et al. *Overview of the MNA® - Its History and Challenges*. J Nutr Health Aging 2006;10:456-465.

Rubenstein LZ, Harker JO, Salva A, Guigoz Y, Vellas B. *Screening for Undernutrition in Geriatric Practice: Developing the Short-Form Mini Nutritional Assessment (MNA-SF)*. J. Geront 2001;56A: M366-377.

Guigoz Y. *The Mini-Nutritional Assessment (MNA®) Review of the Literature - What does it tell us?* J Nutr Health Aging 2006; 10:466-487.

Kaiser MJ, Bauer JM, Ramsch C, et al. *Validation of the Mini Nutritional Assessment Short-Form (MNA®-SF): A practical tool for identification of nutritional status.* J Nutr Health Aging 2009; 13:782-788.

満点の MNA®–SF が発表され、現在ではこの MNA®–SF が主に使われています。MNA®–SF が発表された際も 18 項目のフル・バージョンとの相関・整合性を評価するために、2,000 人以上のデータが使用されました[6]。MNA®–SF では、①食事摂取量の減少、②過去 3 カ月の体重減少、③歩行・移動の可否、④精神的ストレス・急性疾患の有無、⑤認知症・うつ状態の有無、⑥BMI またはふくらはぎの周囲長（CC：Calf Circumference）の 6 項目をチェックし、「栄養状態良好」、「低栄養のおそれあり」（At risk）、「低栄養」の 3 段階に分類します。

　MNA®–SF は、各項目を点数化し合計点数で判定を行うため客観的な評価が可能です。管理栄養士のほか、医師、看護師、薬剤師、セラピストなど、さまざまな職種がアセスメントを行うことができ、評価者による判定結果のバラツキが少ないことも大きな特徴です。評価にかかる時間も数分で簡便なため、栄養スクリーニングにも使用することができます。

　MNA®、MNA®–SF が高齢者に特化した栄養アセスメントであるもう 1 つの理由は、うつ状態や認知症の有無に着目した点です[7]。うつ状態や認知症は、食事摂取量の低下につながり高齢者の栄養状態に多大な影響を及ぼします[8]〜[10]。MNA®–SF では、BMI が算出できない場合にふくらはぎの周囲長（CC）を用いてアセスメントを行うことができます。在宅で寝たきりの高齢者のように体重の測定が困難な場合や、円背のため身長が正確に測定できない場合でも、アセスメントを行うことができます。

　MNA®–SF の結果に基づくケアの指針も示されています。低栄養、あるいは低栄養の恐れありと判定され、体重減少が認められる場合は、経口的栄養補助（ONS；Oral Nutritional Supplements）を 400〜600 kcal/日追加するなど、積極的なサポートを行うことが提唱されています[11]。MNA®–SF を用いたアセスメント法について，詳しく解説したガイドブックも出版されています（**図 1**）[11]。

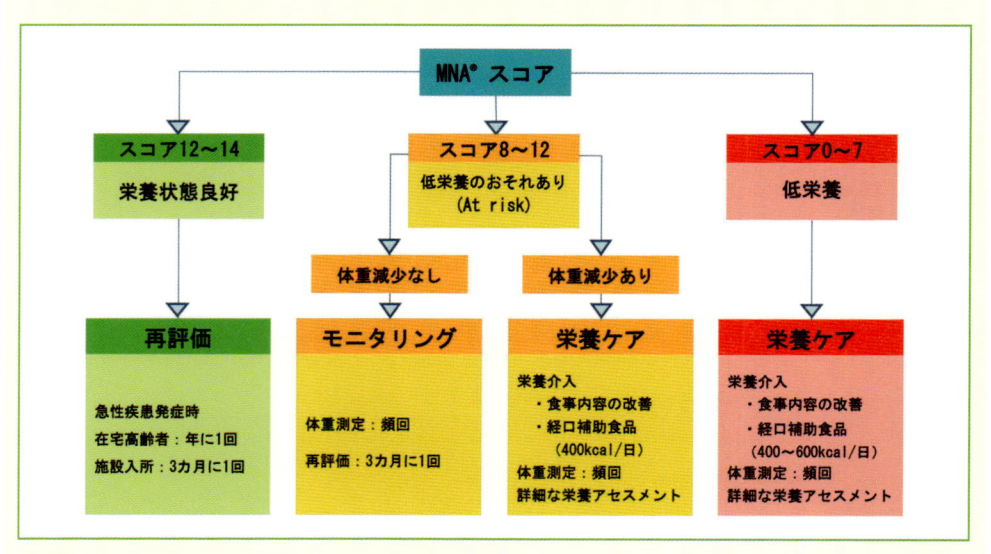

図 1　MNA®–SFの結果に基づくケアの指針（雨海照祥（監）：高齢者の栄養スクリーニングツール MNAガイドブック. 医歯薬出版，p.103，図1，2011より）

（2） MUST（Malnutrition Universal Screening Tool）

　MUST（**図 2**）[12)～14)]はイギリス静脈経腸栄養学会（BAPEN：British Association for Parenteral and Enteral Nutrition）が開発した評価ツールです。高齢者に限らず、入院患者、外来患者、介護施設入所者、地域住民など、**幅広い対象者**に使用できます。65 歳未満の症例の栄養アセスメントには MUST を使用するという施設も少なくありません。

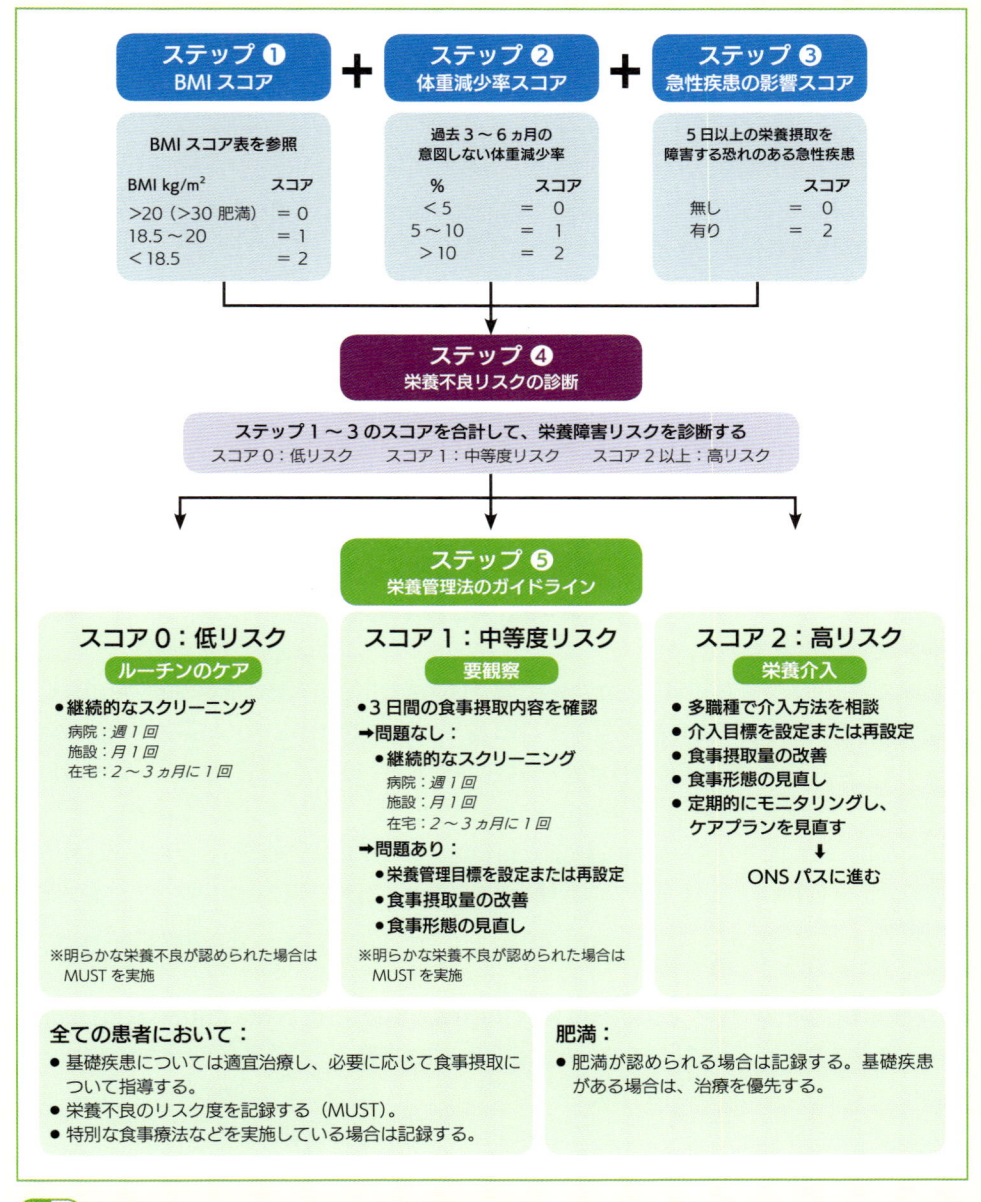

図2 MUST（Abbott Nutrition：臨床栄養ハンドブック．p.30，2014より）

MUST も MNA®、MNA®-SF 同様、科学的データをもとに開発されました。2007〜2010年にかけて、イギリス、アイルランドの入院患者、施設入所者、メンタルヘルスユニット入所者およそ 3 万人のデータが使用されています[15)〜17)]。

　MUST では、BMI（ステップ 1）、過去 3〜6 か月の体重減少率（ステップ 2）、5 日間以上の栄養摂取を障害するおそれのある急性疾患（ステップ 3）をそれぞれ点数化し、その合計から、栄養状態を「低リスク」、「中等度リスク」、「高リスク」の 3 段階に分類します（ステップ 4）。

　判定結果に応じた栄養管理ガイドライン（ステップ 5）が設定されており、中等度リスクの症例に対しては継続的なスクリーニング、食事摂取量の改善、食事形態の見直しなど、また高リスクの症例に対しては、多職種での検討（栄養サポートチームとの連携など）、食事摂取量の改善、食事形態の見直し、ONS の追加などを行うことが提唱されています。

　MUST も点数制を採用しているため、客観的な評価が可能で簡便なため、栄養スクリーニングにも使用することができます。

（3）NRS（Nutritional Risk Screening）2002

　NRS 2002（表 2）[18)]は、ヨーロッパ臨床栄養代謝学会（ESPEN：European Society for Clinical Nutrition and Metabolism）が提唱した、入院患者用の栄養スクリーニング・栄養アセスメントツールです。

　BMI、体重減少、食事摂取量の減少のほかに、急性疾患の重症度を反映させているのが最大の特徴です。初期スクリーニング項目のなかに「集中治療などを要する重症の疾患があるか？」の質問があり、重症の疾患がある症例ではより詳細な判定を行う仕組みになっています。ICU などの重症患者や術前・術後の症例、悪性腫瘍の症例の栄養スクリーニング・栄養アセスメントに適しています。

　初期スクリーニングで 1 項目でも該当した場合は、栄養不良の有無、疾患の重症度の詳細な判定を行います。栄養不良の有無（0〜3 点）、疾患の重症度（0〜3 点）の点数を合計し判定しますが、年齢が 70 歳以上の場合は低栄養のリスクが高いと考えられ、さらに 1 点を追加します。合計が 3 点以上の場合、低栄養のリスクと判定され、栄養ケアプランを作成し、ケアを開始します。3 点未満の場合も、1 週間ごとに初期スクリーニングを行うことが推奨されています。大手術を予定している症例では、リスクを回避するために予防的な栄養ケアプランを検討します。

（4）修正 NUTRIC スコア〔modified NUTRIC（Nutrition Risk in the Critically Ill）score〕

　NUTRIC スコア[19)]、修正 NUTRIC スコア[20)]は、ICU 患者のために開発され検証が行われた栄養リスク評価ツールです。NUTRIC スコアでは、炎症の評価に IL-6 が採用されていましたが IL-6 の測定は一般的ではないため、IL-6 を除いた項目で評価を行う修正 NUTRIC スコア（表 3）が提唱され、使用されています。

　ICU に入室する患者は、突然疾患を発症した方や事故などにより外傷を受傷した方が少なく

表 **2** NRS 2002（文献18より筆者翻訳のうえ引用）

第1部：初期スクリーニング

1．BMIが20.5未満か？	Yes	No
2．最近3か月で体重減少があったか？	Yes	No
3．前週に食事摂取量の減少があったか？	Yes	No
4．集中治療などを要する重症の疾患があるか？	Yes	No

1つでもYesであった場合は、第2部の最終スクリーニングを行う。
すべての質問に対してNoであった場合は、1週間ごとに再評価を行う。大手術を予定しているような症例では、術後の合併症などのリスクを避けるための栄養ケアを検討する。

第2部：最終スクリーニング

栄養不良の有無

なし（0点）	栄養状態は正常
軽度（1点）	最近3か月の体重減少>5％、または、前週の食事摂取量が通常の50〜75％
中等度（2点）	最近2か月の体重減少>5％、または、BMIが18.5〜20.5で全身状態不良、または、前週の食事摂取量が通常の25〜60％未満
重度（3点）	最近1か月の体重減少>5％（最近3か月の体重減少>15％）、または、BMIが18.5〜20.5で全身状態不良、または、前週の食事摂取量が通常の0〜25％未満

疾患の重症度

なし（0点）	通常の栄養摂取でよい
軽度（1点）	大腿骨骨折、慢性疾患の急性増悪（肝硬変、COPD、長期の透析、糖尿病、悪性腫瘍）
中等度（2点）	腹部の大手術、脳血管障害、重症肺炎、白血病など血液系の悪性疾患
重度（3点）	頭部外傷、骨髄移植、ICU管理（APACHEスコア>10）

年齢が70歳以上なら、さらに1点追加
栄養不良の有無、疾患の重症度、年齢の点数の合計が3点以上であれば、栄養状態はAt riskと考えられ、栄養ケアを開始する。
合計が3点未満であれば、1週間ごとに再評価を行う。大手術を予定しているような症例では、術後の合併症などのリスクを避けるための栄養ケアを検討する。

ありません。こうした症例では、治療を行ううちに低栄養によるさまざまな合併症をきたすおそれがあるものの、入室時に体重減少はなく、直前まで食事摂取も問題はなかったということも少なくありません。通常使用するアセスメントツールで栄養アセスメントを行うと、治療を行ううちに発生する低栄養による合併症のリスクを判定することはできません。

　そこで、NUTRIC スコア、修正 NUTRIC スコアでは、ICU で広く使用されている重症度評

表3 修正NUTRICスコア（modified NUTRIC score）（文献19、20より
筆者翻訳のうえ引用）

評価項目	値の範囲	点数
Age　年齢（歳）	<50	0
	50〜<75	1
	≧75	2
APACHE II（点）	<15	0
	15〜<20	1
	20〜28	2
	≧28	3
SOFA（点）	<6	0
	6〜<10	1
	≧10	2
併存疾患数	0〜1	0
	≧2	1
入院からICU入室までの日数	0〜<1	0
	≧1	1

合計点	分類	解釈
5〜9	高得点	➢死亡率の増加、人工呼吸器使用などの予後悪化と関連 ➢栄養強化療法により改善する可能性
0〜4	低得点	➢低栄養のリスクは低い

価の **APACHE**（Acute Physiology and Chronic Health Evaluation）Ⅱスコア[21]、臓器障害の指標になる **SOFA**（Sequential Organ Failure Assessment）score スコア[22]が、アセスメントに取り入れられています。そのほか、年齢、併存疾患数、入院から ICU 入室までの日数をそれぞれ点数化します。

　修正 NUTRIC スコアでは、合計点が 5 点以上は高得点、4 点以下は低得点と分類します。高得点と分類された症例は、死亡率の増加、人工呼吸器使用などの予後悪化のリスクがあり、栄養強化療法を行うことにより改善する可能性があるとされています。

表 **4** **MST**（文献 23 より筆者翻訳のうえ引用）

最近、意図せず体重が減りましたか？	点数
いいえ	0
わからない	2
はい → 0.9〜6.3 kg（2〜13 ポンド）減少	1
はい → 6.4〜10.7 kg（14〜23 ポンド）減少	2
はい → 10.8〜14.9 kg（24〜33 ポンド）減少	3
はい → 15.0 kg（34 ポンド）以上減少	4
はい → 何kg減少したかわからない	2

食欲が低下し、食事摂取量が減っていますか？	点数
いいえ	0
はい	1

合計点が0〜1点は低リスク、2〜3点は中等度リスク、4〜5点は高リスク

（5） MST（Malnutrition Screening Tool）

　MST は、オーストラリアの病院に入院した成人患者のデータに基づいて開発されたツールです（表 4）[23]。発表されたのは 1999 年ですでに 25 年以上が経過しています。==体重減少==と==食事摂取量==の 2 つの質問のみで評価を行い、その合計点を算出します。

　MST の開発のもとになったデータは 408 人とそれほど多くなく、質問はたった 2 項目のみで、体重減少も体重減少率ではなく実際の重量の値（kg）で採点します。そうした方法では、体重 90 kg のやや肥満ぎみの人が 4 kg 痩せた場合と、体重 40 kg の、もともと痩せた人が 4 Kg 痩せた場合の違いを見分けられないのでは？　と若干の疑問を感じますが……、実際に使用した研究結果などをみると、不思議なことに比較的精度が高いといわれています。

　ノルウェー保険局が医療、ケアサービスにおける栄養スクリーニング・栄養アセスメントのガイドラインを 2022 年に改訂した際、MST、MNA®–SF、MUST、NRS2002 の 4 つのアセスメントツールの比較検討を行いました[24)25]。その結果、MST は、中等度以上の信頼性があり汎用性が高いことが評価され、4 つのツールのうち最も高い推奨度を獲得しました。

　ノルウェーでは、18 歳以上の成人の栄養スクリーニング・栄養アセスメントのスタンダードは、MST を用いるべきであると記載されています。たしかに MNA®–SF のように 65 歳未満には使用できないなどの制限があると、スタンダードとして使用する際には若干のデメリットとなります。

　ただし、MST の感度、特異度、精度などを算出する際に、ほとんどの論文が低栄養の基準と

して、次に解説する主観的包括的評価（SGA、PG-SGA）を使用していました。SGA、PG-SGA のなかにも体重減少と食事摂取量の項目があるので、結果が一致するのは、ある意味当然のことかもしれません。MST と GLIM 基準の結果を比較した論文[24][25]では感度は 56.7〜63.6％、特異度は 69.0〜96.8％でした。スクリーニングとして使用した際、感度が低い点がやや気になります。

（6）主観的包括的評価（SGA；Subjective Global Assessment）

　主観的包括的評価（SGA）（表5）は、1980 年代に開発されたアセスメントツールで[26]、入院患者の栄養アセスメントなどに日本国内でも広く使用されてきました。体重変化、食物摂取状況の変化、消化器症状、身体機能、疾患と代謝ストレス、皮下脂肪の減少、筋肉量の減少、浮腫（くるぶし、仙骨部）、腹水といった評価項目から栄養状態を「A 栄養状態良好」、「B 中等度の栄養不良」、「C 高度の栄養不良」の 3 段階に分類します。腹水は評価項目に入っているのに、胸水は評価項目に入っていないのはなぜ？と思う方もいるかもしれません。胸水は、低栄養が原因で貯留する場合もないわけではありませんが、主に肺炎、肺がんなどによる炎症の影響で貯留するため、低栄養の評価項目とはいえないということだと思います。

　オリジナルの方法（SGA）では、最終的な判定は評価者の主観により行うため評価者のトレーニングが必要で、評価者によって、結果に若干のズレが生じる場合がありました。また、軽度の栄養不良を見落としやすい点も指摘されていました。

　こうした点を改善するため、点数制の評価を行う PG-SGA（Patient-Generated Subjective Global Assessment）が開発されました（表6）[27]。PG-SGA は、がん患者の栄養アセスメントのスタンダードと位置づけられ、その後、さまざまな疾患でも使用されるようになりました。

　PG-SGA では、まず、患者自ら、身体、体重、体重変化（0〜1 点）、食事摂取量の変化（0〜5 点）、症状（0〜24 点）、身体活動と機能（0〜3 点）の 4 項目の質問に回答します。ここまでの 4 項目の評価を PG-SGA・SF（短縮版）とよぶことがあります。

表5 主観的包括的評価（SGA）（文献26より筆者翻訳のうえ引用）

A．病歴
　1．体重の変化
　　　過去6か月間の体重減少：＿＿＿＿＿kg　　減少率＿＿＿＿＿％
　　　過去2週間の変化：＿＿＿増加　　＿＿＿変化なし　　＿＿＿減少

　2．平常時と比較した食物摂取の変化
　　　変化なし＿＿＿
　　　変化あり：期間＿＿＿＿週　＿＿＿＿月
　　　タイプ：不十分な固形食＿＿＿　完全液体食＿＿＿　低カロリー液体食＿＿＿　絶食＿＿＿

　3．消化器症状（2週間以上継続しているもの）
　　　なし＿＿＿　嘔気＿＿＿　嘔吐＿＿＿　下痢＿＿＿　食欲不振＿＿＿

　4．身体機能
　　　機能不全なし＿＿＿
　　　機能不全あり：期間＿＿＿＿週　＿＿＿＿月
　　　タイプ：労働に制限あり＿＿＿　歩行可能＿＿＿　寝たきり＿＿＿

　5．疾患、疾患と栄養必要量の関係
　　　初期診断：＿＿＿＿＿＿＿＿＿＿＿＿＿＿＿＿＿＿＿＿＿＿＿＿＿＿＿＿＿＿
　　　代謝要求/ストレス：なし＿＿＿　軽度＿＿＿　中等度＿＿＿　高度＿＿＿

B．身体所見
　　（各項目を次の尺度で評価すること：0＝正常、1＋＝軽度、2＋＝中等度、3＋＝高度）
　　皮下脂肪の減少（三頭筋、胸部）＿＿＿
　　筋肉量の減少（大腿四頭筋、三角筋）＿＿＿
　　踝部の浮腫＿＿＿　仙骨部の浮腫＿＿＿　腹水＿＿＿

C．主観的包括的評価
　　栄養状態良好　　　　　　　　　　　　　A＿＿＿＿＿
　　中等度の栄養不良（または、栄養不良の疑い）　B＿＿＿＿＿
　　高度の栄養不良　　　　　　　　　　　　C＿＿＿＿＿

患者自記式による主観的包括的評価（PG-SGA）
1～4 欄は患者さんが記入してください。
[第1～4欄で PG-SGA 短縮版（SF）と呼ばれます]

患者 ID 番号

1. 体重（ワークシート1を参照）

私の現在および最近の体重についてまとめると：
私の現在の体重は約_____ kg です。
私の身長は_____ cm です。

1 ヶ月前の私の体重は約 ____ kg でした。
6 ヶ月前の私の体重は約 ____ kg でした。

この 2 週間に私の体重は：

☐ 減りました (1)　☐ 変わっていません (0)　☐ 増えました (0)

第1欄 ☐

2. 食事の摂取：私の普段の食事量と比べて、この 1ヵ月間の食事量は：

☐ 変わっていない (0)
☐ 普段より多い (0)
☐ 普段より少ない (1)
　私の今の食事は：
　☐ 普通の食事だが、通常の量よりは少ない (1)
　☐ 固形物をほんの少し (2)
　☐ 重湯など流動食のみ (3)
　☐ 栄養剤のみ (3)
　☐ ほとんど何も食べられない (4)
　☐ チューブや点滴による栄養のみ (0)

第2欄 ☐

3. 症状：私は以下のような問題があって、この 2 週間十分に食べられない状況が続いています（当てはまるものすべてをチェック）：

☐ 問題なく食べられた (0)
☐ 食欲がなかった、または食べようという気にならなかった (3)
☐ 吐き気 (1)
☐ 便秘 (1)
☐ 口の中の痛み (2)
☐ 味がおかしい、または味がしない (1)
☐ 飲み込みにくい (2)
☐ 痛み；どこですか？ (3) _____
☐ その他 ** _____
**例：気分の落ち込み、経済的な問題、歯の問題"

☐ 嘔吐 (3)
☐ 下痢 (3)
☐ 口の渇き (1)
☐ においが気になる (1)
☐ すぐに満腹になる (1)
☐ だるさ (1)

第 3 欄 ☐

4. 活動と機能：

この 1ヵ月間の私の活動を全般的に評価すると：

☐ 何の制限もなく普通に活動できた (0)
☐ 普段通りではないが、起き上がっておおむね普通に近い活動ができた (1)
☐ ほとんどのことができないと思われたが、ベッドや布団、または椅子で過ごすのは半日以下だった (2)
☐ ほとんど活動できず、一日の大半をベッドや布団、または椅子で過ごした (3)
☐ ほとんど横になっていてベッドや布団から出ることはまれだった (3)

第4欄 ☐

ここからは担当医、看護師、栄養士またはセラピストが記入します。ありがとうございました。

第 1～4 欄の合計点 ☐ A

©FD Ottery 2005, 2006, 2015 v3.22.15
Japan 19-011 v01.27.19
email: faithotterymdphd@gmail.com or info@pt-global.org

患者自記式による主観的包括的評価（PG-SGA）

第 1～4 欄の合計点（1 枚目を参照） ☐ A

ワークシート1 体重減少のスコア判定
第1欄点数の決定には、可能ならば過去1ヶ月間の体重データを使用する。過去1ヶ月間の体重データがない場合に限り、過去6ヶ月間の体重データを使用する。体重変動の頂点には、以下の点数を使用し、患者の体重がこの2週間で減少している場合はもう1点加算する。合計点を PG-SGA の第1欄に記入する。

1ヵ月間の体重減少	点数	6カ月間の体重減少
10% 以上	4	20% 以上
5-9.9%	3	10 - 19.9%
3-4.9%	2	6 - 9.9%
2-2.9%	1	2 - 5.9%
0-1.9%	0	0 - 1.9%

ワークシート1のスコア ☐

5. ワークシート 2 - 疾患とその栄養必要量との関係：
スコアは以下の各項目に該当する毎に1点加算して求める。

☐ がん
☐ AIDS
☐ 呼吸器疾患または心疾患による悪液質
☐ 慢性腎不全
☐ 褥瘡、開放創または瘻孔あり
☐ 外傷あり
☐ 65 歳以上

その他の関連する診断（具体的に）_____
原疾患の病期（分かっている場合、あるいは適切なものを○で囲んでください）
I、II、III、IV、その他 ____

ワークシート 2 のスコア ☐ B

6. ワークシート 3 - 代謝による必要量の増加
タンパク質やエネルギーの必要量を増やすことがわかっている要因の数によって、代謝ストレスのスコアを計算する。注意点：熱の高さが持続期間のスコアの高い方を採用する。スコアは加算制で、例えば72時間未満の（1点）38.8℃の発熱（3点）、プレドニゾン10mgの長期投与を受けている（2点）患者は、この項の合計点は5点となる。

代謝ストレス	なし (0)	軽度 (1)	中等度 (2)	重度 (3)
発熱の高さ	なし	> 37.2 and < 38.3	≥ 38.3 and < 38.8	≥ 38.8 °C
発熱の持続時間	なし	< 72 hours	72 hours	> 72 hours
コルチコステロイド	なし	低用量 (< 10 mg プレドニゾン換算量/日)	中等用量 (≥ 10 and < 30 mg プレドニゾン換算量/日)	高用量 (≥ 30 mg プレドニゾン換算量/日)

ワークシート3のスコア ☐ C

7. ワークシート4 - 身体所見
身体所見は、体組成の3要素：体脂肪、筋肉、体液の主観的評価を行う。主観的評価であるため、所見の各領域は程度によって評価される。筋肉量の減少は脂肪量の減少よりもスコアに大きく影響する。カテゴリーの定義：0=異常なし、1+=軽度、2+=中等度、3+=重度。これらのカテゴリーの（筋肉量・体液量の）減少のスコアは加算式ではなく、（筋肉量・体液量）の減少（または通剰な体液貯留）の程度を臨床的に評価するために用いる。

筋肉の状態
側頭筋	0	1+	2+ 3+
鎖骨下部（胸鎖乳突筋）	0	1+	2+ 3+
肩（三角筋）	0	1+	2+ 3+
手骨間筋	0	1+	2+ 3+
肩甲骨（広背筋、僧帽筋、三角筋）	0	1+	2+ 3+
大腿（大腿四頭筋）	0	1+	2+ 3+
ふくらはぎ（腓腹筋）	0	1+	2+ 3+
筋肉の状態の総合評価	0	1+	2+ 3+

体脂肪の蓄積
眼窩周囲脂肪	0	1+	2+ 3+
上腕三頭筋皮下脂肪	0	1+	2+ 3+
下部肋骨を覆う脂肪	0	1+	2+ 3+
体脂肪の減少の総合評価	0	1+	2+ 3+

体液の状態
くるぶしの浮腫	0	1+	2+ 3+
仙骨部の浮腫	0	1+	2+ 3+
腹水	0	1+	2+ 3+
体液の状態の総合評価	0	1+	2+ 3+

体組成の悪化（筋肉や脂肪の減少や体液の貯留）に対する全体的な程度をを主観的に評価して、身体所見のスコアを計算する。

異常なし	score = 0 points
軽度の低下	score = 1 point
中等度の低下	score = 2 points
重度の低下	score = 3 points

前述のように、筋肉量の低下は体脂肪の減少または過剰な体液貯留よりも重視される。

ワークシート 4 のスコア ☐ D

PG-SGA 合計スコア（A+B+C+D の合計スコア）☐

PG-SGA カテゴリー総合評価（ステージ A、B、または C）☐

Clinician Signature _____ RD RN PA MD DO Other _____ Date _____

ワークシート5 PG-SGA 総合評価カテゴリー

カテゴリー	Stage A 栄養状態良好	Stage B 中等度の栄養障害/栄養障害の疑い	Stage C 高度の栄養障害
体重	体重減少なし	1ヵ月間の体重減少<5%（6カ月間で<10%）または、体重減少の進行なし	高度の体重減少>5%（6カ月間で>10%）または、体重減少の進行
栄養摂取	変化なし、または最近顕著な改善あり	摂取量の明らかな低下	栄養摂取量の顕著な低下
栄養に影響する症状 (NIS)	なし、または最近顕著な改善があり十分な栄養摂取あり	NIS あり（PG-SGA の第3欄）	NIS あり（PG-SGA の第3欄）
機能	低下なし、または最近顕著な改善あり	中等度の機能低下、または最近の悪化	重度の機能低下、または最近の著しい悪化
身体所見	栄養状態の悪化なし、または慢性的に低下しているが、臨床的に改善	中等度の栄養状態の悪化、かつ/または、数週間内の軽度～中等度の減少	重度の栄養障害の徴候、または過剰な体液貯留があり、また、浮腫も認める可能性あり

栄養トリアージの推奨
患者および家族への教育をはじめとする栄養学的介入や、薬物治療を含む栄養管理、適切な栄養介入（食品、栄養補助食品、経腸栄養または静脈栄養などの選択）を決定するために、合計の合計点を使用する。

はじめに行われる栄養介入には、症状マネジメントを最大限行うことを含む。

PG-SGA スコアに基づくトリアージ
0-1 現時点で介入は不要。治療中は日常的および定期的に再評価を行う。
2-3 症状の調査（第3欄）および栄養士による教育、薬物療法とともに、栄養士、看護師、またはその他の医療者の介入が必要である。
4-8 症状の調査（第3欄）に基づき、看護師または医師と連携して栄養士が介入する必要がある。
≥ 9 症状マネジメントの改善および/または栄養介入の要求が緊急に必要である。

©FD Ottery 2005, 2006, 2015 v3.22.15
Japan 19-011 v01.27.19
email: faithotterymdphd@gmail.com or info@pt-global.org

（https://pt-global.org/wp-content/uploads/2019/01/PG-SGA-Japanese-19-011-v01.27.19.pdfより日本語版がダウンロード可能）

その後、評価担当者が、疾患と栄養必要量との関係（0〜7点）、代謝による必要量の増加（0〜9点）、筋肉量の減少、皮下脂肪の減少、浮腫（くるぶし、仙骨部）、腹水などの体組成の変化（0〜3点）を評価し、合計点より判定を行います。

疾患では、がん、AIDS、呼吸器疾患または心疾患による悪液質、慢性腎不全、褥瘡、開放創または瘻孔、外傷といった、栄養状態に影響を与えることが予測される具体的な項目が示されています。また、疾患ではありませんが65歳以上の場合は1点が加算されます。

代謝による必要量の増加は、がん患者のためのアセスメントとして開発されたこともあり発熱やステロイドの使用量で評価します。そのほかの炎症の指標などは採点には含まれません。症状や疾患の配点が高いことも、がん患者のためのアセスメントとして開発されたためと考えられます。

合計点が0〜1点は定期的に再評価、2〜3点は症状や検査値に基づき必要に応じて管理栄養士、看護師、またはそのほかの医療者による、患者および家族への教育、4〜8点は症状に基づき、看護師または医師と連携して管理栄養士によるケアを開始、9点以上は緊急で症状のマネジメント、栄養サポートを行うことが推奨されています。

SGA、PG-SGAは、習熟すれば短時間で判定を行うことができ、スクリーニングツールとして用いることも不可能ではありませんが、最終的な判定結果が「中等度の栄養不良」、「高度の栄養不良」と診断に近い形になることから、栄養アセスメント、あるいは、GLIM基準と同様に低栄養の診断を行うツールとして使われています。

また、最終の判定を評価者の主観によって行うことから、誰でも正確な判定ができるわけではなく低栄養に関する専門的な知識が必要です。

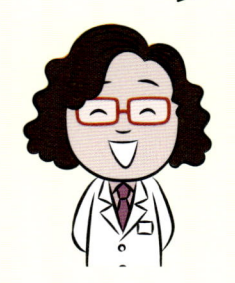

SGAは、栄養アセスメントのロングセラーです。日本でも多くの施設で使用されています。

表7 各栄養スクリーニング・栄養アセスメントツールの特徴と使い分け

	MNA®、MNA®-SF	MUST	NRS 2002	NUTRIC、mNUTRIC	MST	SGA	PG-SGA
対象	65歳以上の高齢者。主に在宅高齢者や施設入所者。	成人〜高齢者。入院患者、外来患者、施設入所者、地域住民など、比較的幅広く使用できる。	入院患者。とくに重症患者や、術前、術後の症例、悪性腫瘍の症例など	ICU入院患者、重症患者、術後の症例など。	成人〜高齢者。入院患者、その他の医療、ケアサービスで幅広く使用可能。	成人〜高齢者。入院患者、外来患者、施設入所者など幅広く使用可能。	成人〜高齢者。もともとがん患者のために使用されたが、入院患者、外来患者、施設入所者などにも使用されている。
判定手法	点数評価	点数評価	点数評価	点数評価	点数評価	主観的評価	点数評価＋主観的評価
再評価の指針	あり	あり	一部あり	なし	なし	なし	なし
体重、体重減少の評価	体重減少 (kg)、BMI	体重減少率、BMI	体重減少率、BMI	なし	体重減少 (kg)	体重減少率	体重減少率
BMIのカットオフ値	23 kg/m² 体重減少を早期に検出し、サルコペニア、疾患の発症を防止するのがねらい。	20 kg/m²	18.5 kg/m²	なし	なし	なし	なし
その他の特徴	うつ状態や認知症の有無に着目している。		急性疾患の重症度を反映させている。	APACHE IIスコア、SOFAスコアを取り入れている。	GLIM基準の結果と比較した論文では、感度が若干低い。	軽度の低栄養が見逃されやすい。栄養アセスメント、低栄養の診断ツールとして使用される。正確な判断には、専門的な知識が必要。	症状、疾患、代謝による必要量の増加などは、がん患者のための項目、配点と考えさせられる部分がある。

(7) 栄養スクリーニング・栄養アセスメントツールの使い分け

これまで紹介した栄養スクリーニング・栄養アセスメントツールの特徴と使い分けについて**表7**にまとめます。

それぞれのツールで、使用する対象者が異なることがよくわかります。また、BMIのカットオフ値が違うことにも注意が必要です。とくに、MNA®、MNA®-SFでは、、低栄養を早期に発見しサルコペニア、サルコペニア肥満などの進行を防止するため、あえてカットオフ値を高く設定しています。

栄養スクリーニング・栄養アセスメントツールの評価項目と、GLIM基準の評価項目を比較してみました（**表8**）。体重減少、BMI、食事摂取量の減少など重なる項目があります。問診の方法を工夫することによって、栄養スクリーニングの際の情報をGLIM基準による診断に反映させることが可能です。

SGA、PG-SGAは、GLIM基準の評価項目と重なる部分が多いことがわかります。SGA、

表 8 栄養スクリーニング・栄養アセスメントツールの評価項目とGLIM基準の評価項目の比較

	GLIM	MNA®、MNA®–SF	MUST	NRS2002	NUTRIC、mNUTRIC	MST	SGA	PG–SGA
		栄養スクリーニング・栄養アセスメントツール						
体重減少	○	○	○	○	−	○	○	○
BMI	○	○	○	○	−	−	−	△
骨格筋量減少	○	−	−	−	−	−	△	△
食事摂取量減少	○	○	△	○	−	○	○	○
消化吸収障害	○	△	−	−	−	−	−	△
消化器症状	○	△	−	−	−	−	○	○
急性炎症	○	−	−	○	○	−	△	△
慢性炎症	○	−	−	−	−	−	△	△
嚥下・咀嚼機能	−	○	−	−	−	−	−	○
身体機能	−	○	−	−	−	−	−	−
精神的問題	−	○	−	−	−	−	−	−
疾患の重症度	−	−	−	○	○	−	−	−
臓器障害	−	−	−	−	○	−	−	−
併存疾患数	−	−	−	−	○	−	−	○

PG–SGA が、GLIM 基準と同様に低栄養の診断を行うツールとして使われる理由が理解できますね。

　表8 を参考に、ワタクシの考えるそれぞれの栄養スクリーニング・栄養アセスメントツールの使用用途を図にしてみました（図3）。これは、ワタクシの私見で、このように使用すべきといったことではありませんが、こうした特徴を思い浮かべながら、アセスメントツールを選んで使用していただくとよいのではと思います。参考にしてください。

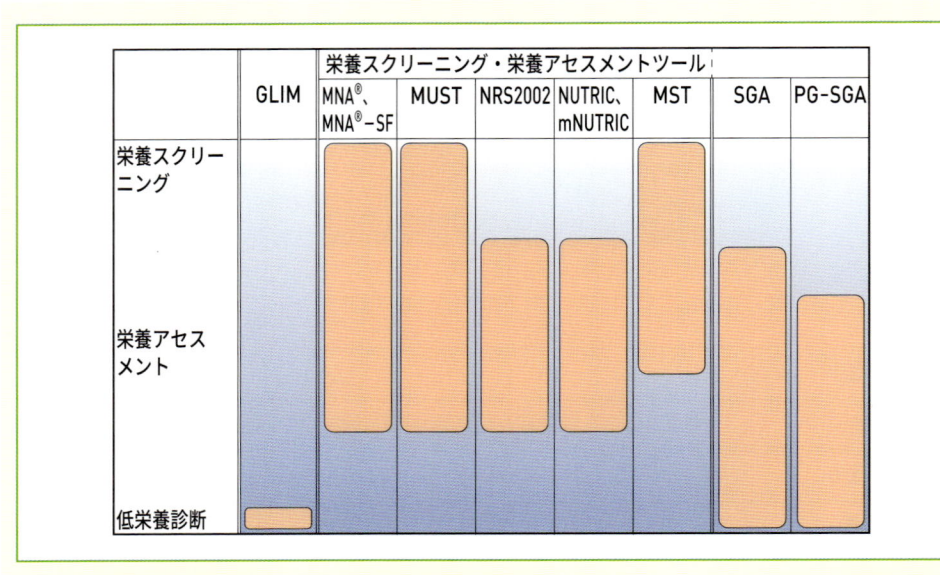

図3 各栄養スクリーニング・栄養アセスメントツールの使用用途

> **参考文献**

1) 簡易栄養状態評価票（MNA-SF；Mini Nutritional Assessment-Short Form）. https://www.mna-elderly.com/sites/default/files/2021-10/mna-mini-japanese.pdf
2) Vellas B, Villars H, Abellan G, et al：Overview of the MNA®-Its history and challenges. *J Nutr Health Aging* 2006；**10**：456-465.
3) Rubenstein LZ, Harker JO, Salva A, et al：Screening for undernutrition in geriatric practice；developing the short-form mini. nutritional assessment（MNA-SF）. *J Geront* 2001；**56A**：m366-m377.
4) Guigoz Y：The Mini-Nutritional Assessment（MNA®）review of the literature-What does it tell us? *J Nutr Health Aging* 2006；**10**：466-487.
5) Guigoz Y, Lauque S, Vellas BJ：Identifying the elderly at risk for malnutrition. The mini nutritional assessment. *Clin Geriatr Med* 2002；**18**：737-757.
6) Kaiser MJ, Bauer JM, Ramsch C, et al：Validation of the mini nutritional assessment short-form（MNA®-SF）；a practical tool for identification of nutritional status. *J Nutr Health Aging* 2009；**13**：782-788.
7) Rubenstein LZ, Harker J, Guigoz Y, et al：Comprehensive geriatric assessment（CGA）and the MNA；an overview of CGA, nutritional assessment, and development of a shortened version of the MNA. *Nestle Nutr Workshop Ser Clin Perform Programme* 1999；**1**：101-116.
8) 吉田貞夫（編）：認知症の人の摂食障害 最短トラブルシューティング 食べられる環境，食べられる食事がわかる. 医歯薬出版，2014.
9) 吉田貞夫：認知症患者が食べられなくなる原因は？ その対応は？ 田村佳奈美（編著）：病院・介護保健施設・在宅で使える高齢者の栄養ケア（ニュートリションケア増刊）. メディカ出版，2024.
10) 吉田貞夫：認知症の原因疾患とその特徴，リハビリテーション栄養における対応のポイント. リハビリテーション栄養 2020；**4**：47-53.
11) 雨海照祥，葛谷雅文，吉田貞夫，他：高齢者の栄養スクリーニングツール MNA ガイドブック. 医歯薬出版，2011.

12) British Association for Parenteral and Enteral Nutrition (BAPEN). Malnutrition Universal Screening Tool (2003). https://www.bapen.org.uk/pdfs/must/must_full.pdf

13) British Association for Parenteral and Enteral Nutrition (BAPEN). THE 'MUST' Explanatory Booklet. A Guide to the 'Malnutrition Universal Screening Tool' ('MUST') for Adults (2011). https://www.bapen.org.uk/pdfs/must/must_explan.pdf

14) アボット：臨床栄養ハンドブック. 2016年. https://nutritionmatters.jp/common/pdf/tools/ClinicalHandbookWithPracticeTools_jp.pdf

15) Russell CA, Elia M：Nutrition screening survey in the UK in 2007. A report by BAPEN, 2008. https://www.bapen.org.uk/pdfs/nsw/nsw07_report.pdf

16) Russell CA, Elia M：Nutrition screening survey in the UK in 2008. A report by BAPEN, 2009. https://www.bapen.org.uk/pdfs/nsw/nsw_report2008-09.pdf

17) Russell CA, Elia M：Nutrition screening survey in the UK and Republic of Ireland in 2010. A report by BAPEN, 2011. https://nutritionmatters.jp/common/pdf/tools/ClinicalHandbookWithPracticeTools_jp.pdf

18) Kondrup J, Allison SP, Elia M, et al：ESPEN guidelines for nutrition screening 2002. *Clin Nutr* 2003；**22**：415-421.

19) Heyland DK, Dhaliwal R, Jiang X, et al：Identifying critically ill patients who benefit the most from nutrition therapy；the development and initial validation of a novel risk assessment tool. *Crit Care* 2011；**15**：r268.

20) Rahman A, Hasan RM, Agarwala R, et al：Identifying critically-ill patients who will benefit most from nutritional therapy；further validation of the "modified NUTRIC" nutritional risk assessment tool. *Clin Nutr* 2016；**35**：158-162.

21) Knaus WA, Draper EA, Wagner DP, et al：APACHE Ⅱ；a severity of disease classification system. *Crit Care Med* 1985；**13**：818-829.

22) Vincent JL, de Mendonça A, Cantraine F, et al：Use of the SOFA score to assess the incidence of organ dysfunction/failure in intensive care units；results of a multicenter, prospective study. Working group on "sepsis-related problems" of the European Society of Intensive Care Medicine. *Crit Care Med* 1998；**26**：1793-1800.

23) Ferguson M, Capra S, Bauer J, et al：Development of a valid and reliable malnutrition screening tool for adult acute hospital patients. *Nutrition* 1999；**15**：458-464.

24) Totland TH, Krogh HW, Smedshaug GB, et al；Harmonization and standardization of malnutrition screening for all adults—a systematic review initiated by the Norwegian Directorate of Health. *Clin Nutr ESPEN* 2022；**52**：32-49.

25) Paur I, Smedshaug GB, Haugum B, et al：The Norwegian Directorate of Health recommends malnutrition screening tool (MST) for all adults. *Clin Nutr ESPEN* 2022；**52**：28-31.

26) Detsky AS, McLaughlin JR, Baker JP, et al：What is subjective global assessment of nutritional status?. *JPEN J Parenter Enteral Nutr* 1987；**11**：8-13.

27) Ottery FD：Definition of standardized nutritional assessment and interventional pathways in oncology. *Nutrition* 1996；**12**：s15-s19.

GLIM 基準による診断の前のスクリーニングは必須？

GLIM 基準による低栄養の診断を行うに先立って、栄養スクリーニング/栄養アセスメントを行うことが推奨されています。

しかし、体重減少の評価、食事摂取量の評価などを繰り返し行うのは『二度手間』なのでは？　という声も聞かれます。電子カルテのシステムなどを利用して、栄養スクリーニング/栄養アセスメントの結果を自動的に反映させるといった工夫で、二度手間は防ぐことができるかもしれませんが、やはりどうしても疑問が残るのが「スクリーニングを行って、診断という2段階のステップが、本当に必要？」という点です。

そもそも、GLIM 基準による診断は、比較的最小限の情報のみで行うことができます。それでしたら、はじめから GLIM 基準による診断を行ってもいいのでは？　といった考えの方もいるかもしれません。

調べてみると、GLIM 基準による診断の前に栄養スクリーニング/栄養アセスメントを行う**2段階評価**を行った場合、直接 GLIM 基準による診断を行った場合に比較し、低栄養の検出率が低かったというメタ解析結果がありました（**図 1**）[1]。

2 段階評価を行った研究は 46 報で症例数は 12,896 名、診断を行った回数は 43,205 回、直接診断を行った研究は 18 報で症例数は 2,193 名、診断を行った回数は 6,989 回で、それぞれ多くの症例が蓄積されています。それぞれ対象者が異なるので直接比較することはできませんが、2 段階評価時の低栄養の検出率は 39%なのに対して、直接診断時の低栄養の検出率は 53%でかなり差がついている印象があります。

例えば、こんな事例を考えてみてください。80 歳女性で、うっ血性心不全の急性増悪で入

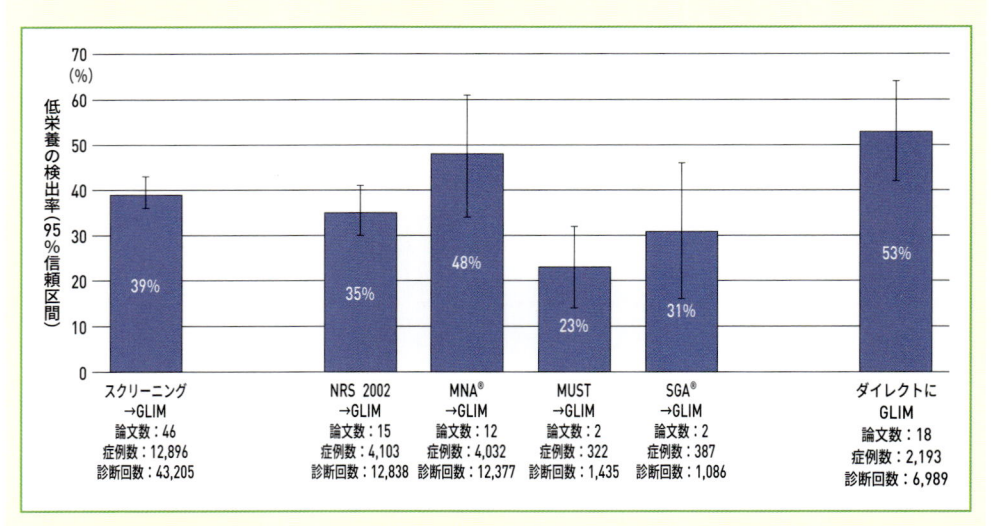

図 1 **2段階評価を行った場合と直接診断を行った場合の低栄養の検出率**（文献1より筆者作成）

80歳、女性
診断：うっ血性心不全急性増悪
身長165 cm、体重64 kg、BMI 23.5 kg/m²
食事摂取量の低下はなく体重は3 kgほど増加。
近所にひとりで出かけることもあり、認知症やうつの既往はなし。
SMI 5.2 kg/m²（BIA法）

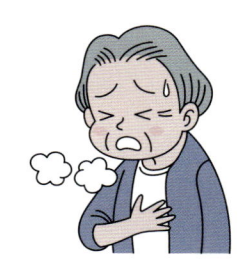

【MNA®-SFの結果】
食事摂取量の減少　2点（減少なし）
過去3か月の体重減少　3点（体重減少なし）
歩行・移動の可否　2点（自由に歩いて外出）
精神的ストレス・急性疾患の有無　0点（急性疾患あり）
認知症・うつ状態の有無　2点（精神的問題なし）
BMI　3点
合計　12点　→　栄養状態良好　→　GLIM基準による診断不要

【MUSTの結果】
BMI（ステップ1）　0点
過去3〜6か月の体重減少率（ステップ2）　0点
5日間以上の栄養摂取を障害するおそれのある急性疾患（ステップ3）　0点
栄養状態（ステップ4）　低リスク　→　GLIM基準による診断不要

【GLIM基準の結果】
表現型
　意図しない体重減少　なし
　低BMI　該当なし
　骨格筋量減少　該当　→　表現型1項目該当
病因
　食事摂取量減少/消化吸収能低下　該当なし
　疾患による炎症　該当（慢性疾患；うっ血性心不全）→　病因1項目該当
→　GLIM基準による診断：低栄養（中等度）

図2 栄養スクリーニング/栄養アセスメントで低栄養を見逃してしまう可能性のある症例

院した患者さんです（**図2**）。1〜2週間前から息切れがひどくなり、パルスオキシメーターによる動脈血酸素飽和度は94％です。身長は165 cm、体重64 kg、BMI 23.5 kg/m²です。食事摂取量の低下はなく体重は3 kgほど増加したとのことです。近所にひとりで出かけることもあり認知症やうつと診断されたことはありません。しかし、BIA法で骨格筋量を測定するとSMIは5.2 kg/m²でした。女性のカットオフ値は5.7 kg/m²ですので骨格筋量は減少しています。

　本症例の場合、MNA®-SFの結果は合計12点で、栄養状態良好、MUSTでもステップ1〜3の合計は0点で低リスクと判定され、GLIM基準による診断は不要と判断される可能性があ

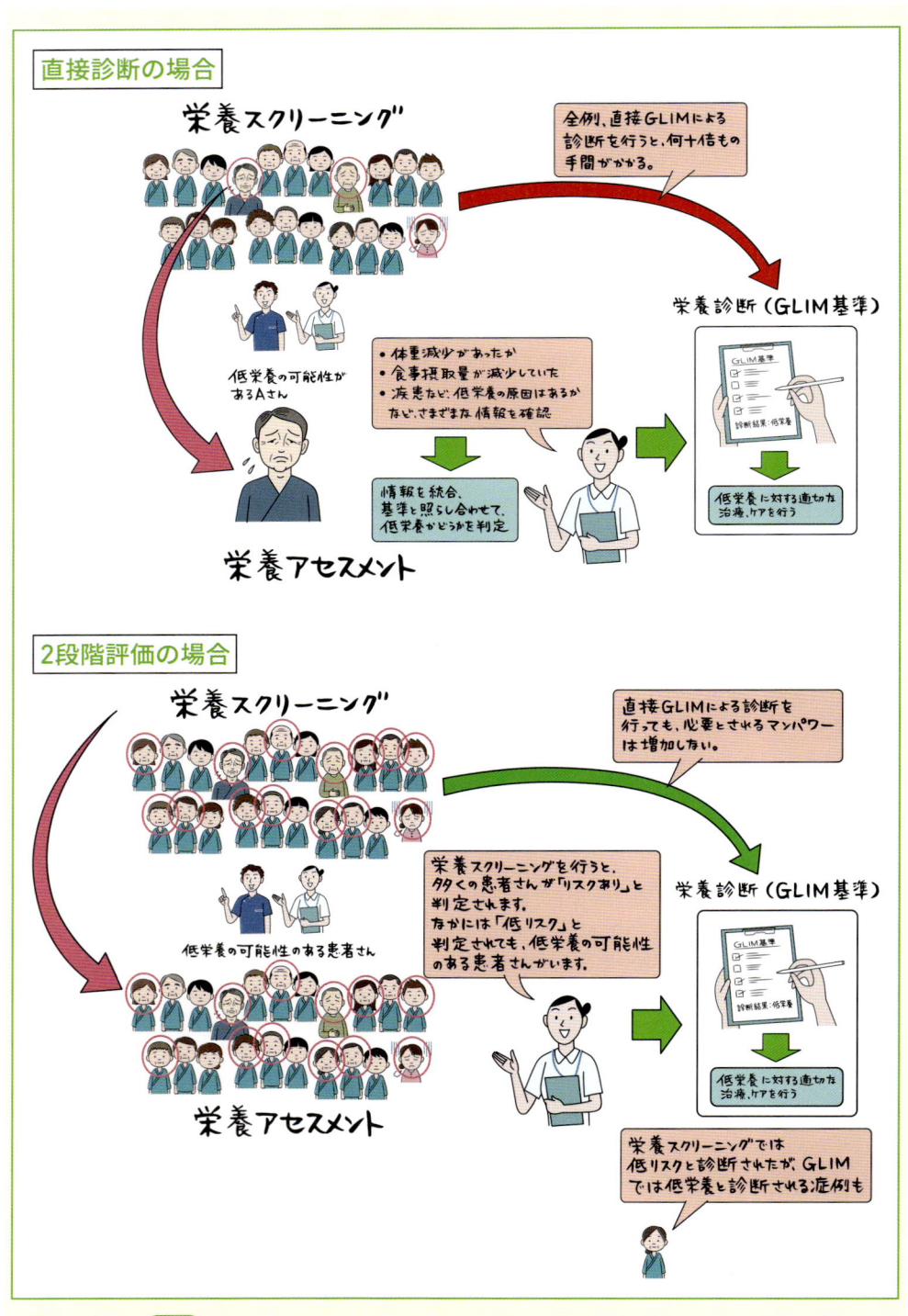

図③ 2段階評価か？　直接診断か？　罹患率で決めよう

りします。しかし、骨格筋量減少、慢性疾患による炎症（うっ血性心不全）に該当するため、GLIM 基準による診断は中等度の低栄養となります。

　栄養スクリーニング/栄養アセスメントが二度手間になるだけではなく、低栄養を見逃してしまう原因になるとは……、放っておけない問題ですね。栄養スクリーニング/栄養アセスメントを行うべきなのでしょうか、行わないほうがいいのでしょうか？

　その答えは、1 章-3 で解説した、栄養スクリーニング/栄養アセスメントの役割を考えなおすと理解できます。

　低栄養の罹患率が低い場合、例えば、検査入院や白内障手術のようなケースでは、全例にGLIM 基準による診断を行うと、何十倍もの手間が生じる可能性があります（図 3 上）。しかし、低栄養の罹患率が高い場合、例えば、高齢の入院患者さんが多い病棟などでは、栄養スクリーニングを行っても多くの症例がリスクありと判定されるため、スクリーニングの効果が発揮されません。

　このような場合は、直接、GLIM 基準による診断を行うことを検討してもよいと思います。直接 GLIM 基準による診断を行うことで、栄養スクリーニングの段階で見逃された症例を発見できる可能性もあります（図 3 下）。ただし、栄養スクリーニングでリスクありと判定されたにもかかわらず、GLIM 基準による診断では、低栄養に該当しないという症例もあるかもしれません。

　理想的には、低栄養の罹患率が高い場合、栄養スクリーニング、GLIM 基準による診断を両方とも行い、双方の結果を集約して、その症例の栄養ケアのプランを立案していくのがベストではないでしょうか。

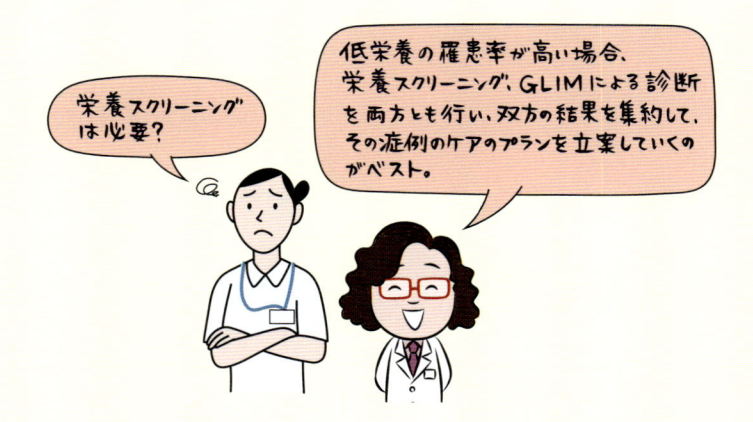

▶参考文献

1）Bian W, Li Y, Wang Y, et al：Prevalence of malnutrition based on global leadership initiative in malnutrition criteria for completeness of diagnosis and future risk of malnutrition based on current malnutrition diagnosis；systematic review and meta-analysis. *Front Nutr*　2023；**10**：1174945.

栄養アセスメントのための身体計測

　これまで、栄養アセスメントを行うため、身長、体重のほかに、ふくらはぎ周囲長、上腕周囲長、上腕三頭筋皮下脂肪厚などの測定が行われてきました。こうした数値は、<mark>骨格筋量</mark>の評価に使用することができます。GLIM 基準においても、BIA や DXA での骨格筋量の測定ができない場合は、ふくらはぎ周囲長などの身体計測値を用いてもよいとされました。ここでは、各身体計測値の測定法と解釈について解説します。

(1) ふくらはぎ周囲長 (CC：Calf Circumference)

　ふくらはぎの最も太い部分の周囲長をメジャーで測定します (図1)。念のため、最初に測定した部分の上下の位置でも測定し、最も大きい値を使用します[1)2)]。

　ふくらはぎは、人体のなかで<mark>最も筋肉の占める割合が多い</mark>ところといわれています。比較的皮下脂肪が少なく、皮膚のすぐ下に筋肉を触れることができます。みなさんも、ご自分の体を触って確認してみてください。

　大腿 (太もも) は、重量で考えると人体のなかで筋肉の量が最も多い部分です。しかし、筋肉も多いですが、皮下脂肪もそこそこ付着しています。骨格筋量の評価に使用するためには、皮下脂肪の厚みを補正する必要があります。その点、ふくらはぎ周囲長は、皮下脂肪の影響が少なく、皮下脂肪厚の補正を行わずに筋肉量の評価に使用することができます。

　ふくらはぎ周囲長は、サルコペニアの症例の骨格筋の減少を反映しやすいと考えられ、実際にサルコペニアの判定にも使用されています。

　浮腫のある症例や肥満の症例では、ふくらはぎ周囲長が本来の値よりも大きな値となるので注意が必要です[3)4)] (4章「事例集」参照)。

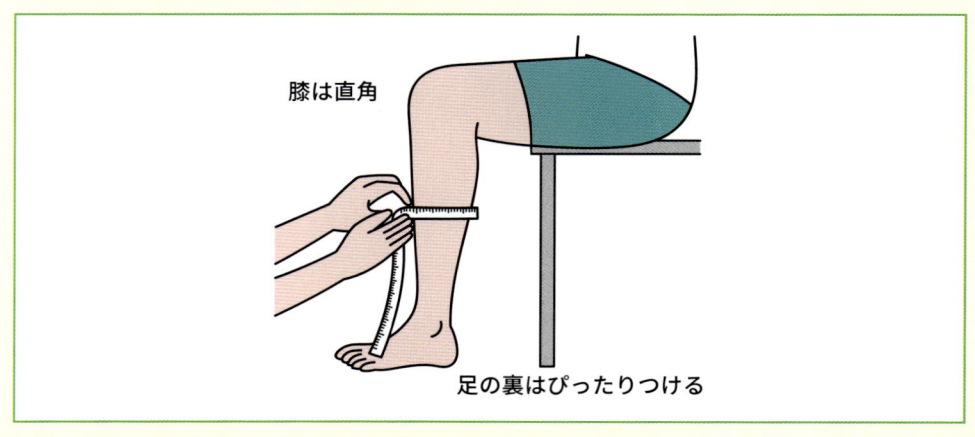

膝は直角

足の裏はぴったりつける

図1 ふくらはぎ周囲長の計測

（2）上腕周囲長（AC：Arm Circumference）

　利き腕と反対側の上腕で、まずメジャーで肩峰と尺骨頭の長さを測定し、その中点に印を付けます（図 2a）。印を付けた部位にメジャーを巻き、周囲長を測定します（図 2b）。片麻痺がある場合は麻痺のないほうの腕で測定します。両側の麻痺がある場合は、麻痺が軽いほう、あるいは左右差があまりないようであれば利き腕と反対側で測定します。単位は cm です。

（3）上腕三頭筋皮下脂肪厚（TSF：Triceps Skinfold）

　先ほど印を付けた上腕の中点で皮下脂肪をつまみ、その厚さをアディポメーター（皮下脂肪キャリパー）を用いて測定します（図 2c、d）。このとき、筋肉までつまんでしまうと皮下脂肪厚の値が大きくなってしまうので、皮下脂肪と筋肉の境目を意識して、皮下脂肪だけをつまむようにします。単位は mm です。

　TSF を測定する際、皮下脂肪をつまみ、皮膚–皮下脂肪–皮下脂肪–皮膚の厚さを測定しているため、皮下脂肪 2 枚分の厚み（図 3 の d の 2 倍）を測定していることになります。

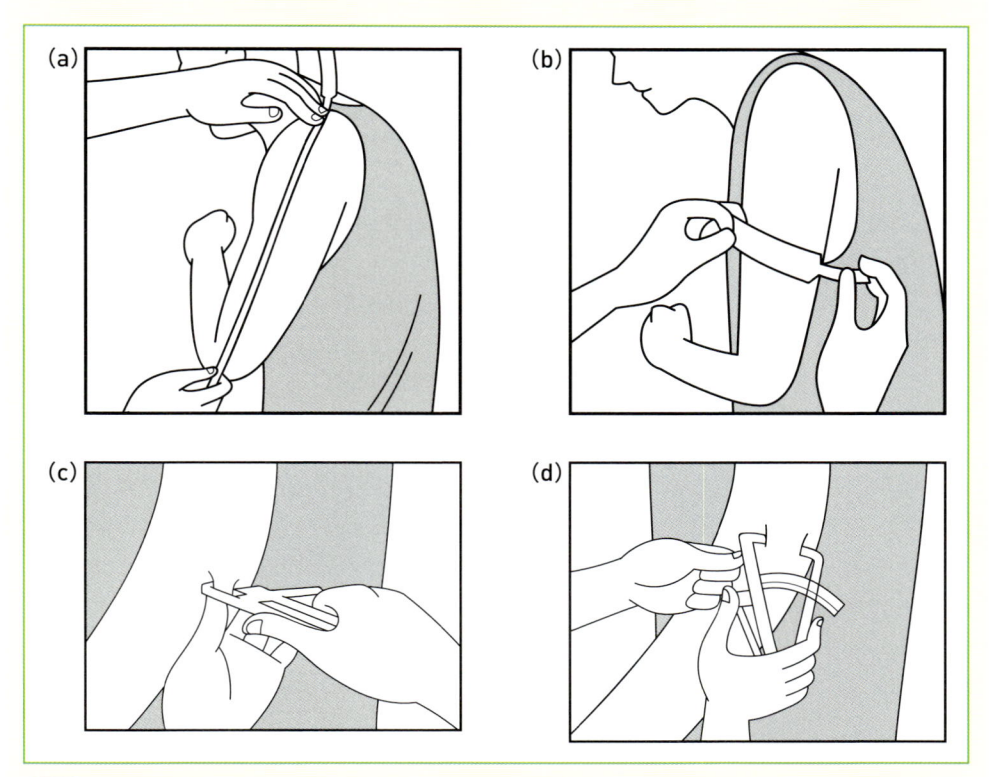

図 2　上腕周囲長、上腕三頭筋皮下脂肪厚、肩甲骨下皮下脂肪厚の計測

（a）：肩峰と肘の中点に印を付ける。（b）：上腕周囲長の計測。（c）（d）：上腕三頭筋皮下脂肪厚の計測。

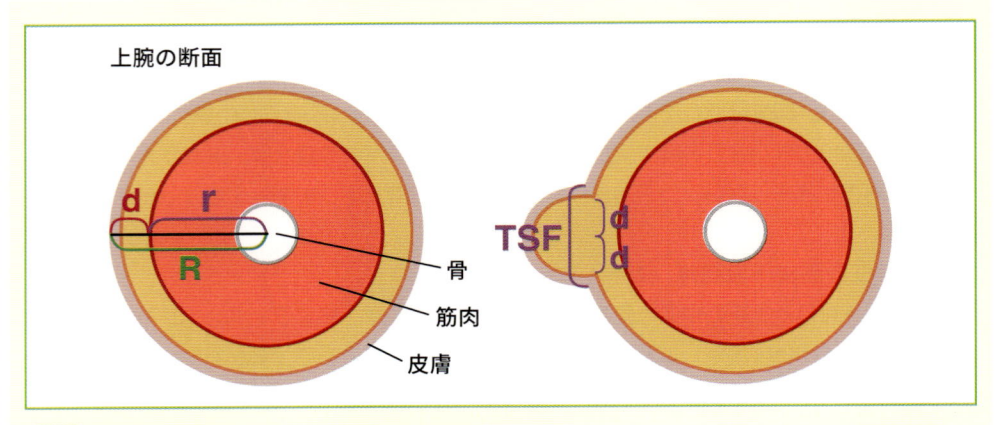

図3 **上腕の断面と上腕筋周囲長の考え方**

d：皮下脂肪厚、r：中心から筋肉の表面の半径、R：中心から皮膚の表面の半径。
TSFは、皮下脂肪2枚分の厚さを測定している。

皮下脂肪厚；d（cm）＝ TSF（mm）÷ 10 ÷ 2
$\underbrace{}_{\text{cmに換算}}$ $\underbrace{}_{\text{2枚分}}$

上腕周囲長；AC（cm）＝ 2 × 3.14 × R
上腕筋周囲長；AMC（cm）＝ 2 × 3.14 × r
ここで、r ＝ R － d ＝ R － TSF ÷ 10 ÷ 2 なので、
AMC ＝ 2 × 3.14 ×（R － TSF ÷ 10 ÷ 2）＝ 2 × 3.14 × R － 3.14 × TSF ÷ 10
$\underbrace{}_{\text{括弧を外すと}}$

2 × 3.14 × R は AC と等しいので、AMC ＝ AC － 3.14 × TSF ÷ 10 　となる。

（4）上腕筋周囲長（AMC：Arm Muscle Circumference）と上腕筋面積（AMA：Arm Muscle Area）

図3 に、上腕周囲長、上腕三頭筋皮下脂肪厚から、上腕筋周囲長、上腕筋面積を計算する際の考え方をまとめます。

AC と TSF の値から、下記の計算式で求めることができます。

> **AMC、AMAの計算**
>
> AMC（cm）＝AC（cm）－3.14×TSF（mm）÷10
>
> AMA（cm²）＝（AMC）²÷4÷3.14

AC、TSF から算出した AMC も、骨格筋量の評価に使用することができると考えられますが、皮下脂肪厚で補正した値なので、誤差が生じやすいことに注意が必要です。CC が測定可能な症例は、CC を優先するとよいかもしれません。両下肢を切断した症例などで、CC の測定が困難な場合などに使用することができると思われます。

AC、TSF、AMC、CC などの身体計測値は、日本人の新身体計測基準値（JARD2001）[5]に基づき、全体、あるいは同年代の基準値に対する比率（％ AC、％ TSF、％ AMC、％ CC）で

評価することもあります。% AMC が 80%未満のときは骨格筋の減少、% TSF が 80%未満のときは体脂肪の減少が疑われます。

　表 1 に、JARD2001 による AC、TSF、AMC、CC の年代別の基準値をまとめてみました。ある男性の AMC を算出したところ 20.2 cm だったとします。この値は、JARD2001 の男性の基準値 27.23 cm に対して 74%と計算されるため、骨格筋が減少している可能性があると考えられます。

表 1　JARD 2001 による AC、TSF、AMC、CC の年代別の基準値（文献 5 より）

男性

	上腕周囲長；AC (cm)			上腕三頭筋皮下脂肪厚；TSF (mm)		上腕筋周囲長；AMC (cm)			ふくらはぎ周囲長；CC (cm)		
	平均	− SD	− 2SD	平均	− SD	平均	− SD	− 2SD	平均	− SD	− 2SD
全体	27.23	24.25	21.26	11.36	5.94	23.67	20.91	18.16	34.96	31.24	27.52
18〜24歳	26.96	23.99	21.02	10.98	4.98	23.51	20.73	17.94	35.83	32.50	29.17
25〜29歳	27.75	24.50	21.26	12.51	5.82	23.82	20.98	18.14	36.61	33.05	29.49
30〜34歳	28.65	25.90	23.14	13.83	7.44	24.36	21.69	19.02	37.70	34.40	31.10
35〜39歳	28.20	25.26	22.33	12.77	6.96	24.19	21.40	18.61	37.57	34.69	31.81
40〜44歳	27.98	25.24	22.50	11.74	6.95	24.30	21.69	19.07	37.15	34.21	31.27
45〜49歳	27.76	25.07	22.39	11.68	6.87	24.09	21.49	18.88	36.96	34.17	31.38
50〜54歳	27.59	24.85	22.11	12.04	5.75	23.78	21.08	18.38	36.67	32.93	29.19
55〜59歳	26.89	24.37	21.85	10.04	5.31	23.74	21.32	18.90	35.48	32.28	29.08
60〜64歳	26.38	23.62	20.85	10.06	4.67	23.22	20.64	18.06	34.46	31.27	28.08
65〜69歳	27.28	24.56	21.84	10.64	6.45	23.94	21.36	18.78	33.88	30.74	27.61
70〜74歳	26.70	23.81	20.93	10.75	5.51	23.34	20.55	17.77	33.10	30.13	27.16
75〜79歳	25.82	22.80	19.78	10.21	5.97	22.64	19.96	17.72	32.75	29.53	26.30
80〜84歳	24.96	22.00	19.03	10.31	5.98	21.72	18.86	15.99	31.88	28.41	24.95
85歳〜	23.90	20.80	17.71	9.44	4.85	20.93	18.22	15.51	30.18	26.65	23.11

女性

	上腕周囲長；AC (cm)			上腕三頭筋皮下脂肪厚；TSF (mm)		上腕筋周囲長；AMC (cm)			ふくらはぎ周囲長；CC (cm)		
	平均	− SD	− 2SD	平均	− SD	平均	− SD	− 2SD	平均	− SD	− 2SD
全体	25.28	22.23	19.18	16.07	8.86	20.25	17.69	15.14	32.67	29.12	25.57
18〜24歳	24.87	22.38	19.90	15.39	8.37	20.04	17.38	14.72	34.65	31.87	29.08
25〜29歳	24.46	21.94	19.41	14.75	7.74	19.82	17.30	14.78	34.11	31.29	28.47
30〜34歳	24.75	21.91	19.07	14.50	7.54	20.21	17.70	15.19	34.00	31.43	28.86
35〜39歳	25.30	22.76	20.22	16.14	9.26	20.27	17.94	15.60	34.66	31.72	28.79
40〜44歳	26.41	23.59	20.77	16.73	8.90	21.21	18.91	16.60	35.03	32.45	29.88
45〜49歳	26.02	23.11	20.21	16.59	9.49	20.77	18.30	15.82	34.38	30.78	27.18
50〜54歳	25.69	22.62	19.55	15.46	8.72	20.85	18.75	16.65	33.54	30.56	27.58
55〜59歳	25.99	22.66	19.33	16.76	8.95	20.83	18.10	15.18	32.82	29.64	26.47
60〜64歳	25.75	21.98	18.20	15.79	8.81	20.89	18.09	15.30	32.01	28.48	24.96
65〜69歳	26.40	23.67	20.94	19.70	12.73	20.14	17.81	15.47	32.43	29.58	26.73
70〜74歳	25.57	22.42	19.27	17.08	10.24	20.24	17.54	14.84	31.64	28.50	25.36
75〜79歳	24.61	21.13	17.65	14.43	7.66	20.09	17.42	14.75	30.61	27.43	24.24
80〜84歳	23.87	20.53	17.19	12.98	7.08	19.84	17.32	14.80	29.23	25.66	22.10
85歳〜	22.88	19.52	16.15	11.69	5.78	19.21	16.54	13.86	28.07	24.59	21.11

参考文献

1) 吉田貞夫：簡単にできる栄養，摂食嚥下スクリーニングのすすめ．吉田貞夫（編）：高齢者を低栄養にしない20のアプローチ．メディカ出版，2018.

2) 雨海照祥，葛谷雅文，吉田貞夫，他：高齢者の栄養スクリーニングツール MNA ガイドブック．医歯薬出版，2011.

3) 吉田貞夫：骨格筋量減少のカットオフ値はどのように設定する？ 浮腫のある症例はどうすればよい？ ニュートリションケア 2024.

4) Gonzalez MC, Mehrnezhad A, Razaviarab N, et al：Calf circumference；cutoff values from the NHANES 1999-2006. *Am J Clin Nutr* 2021；**113**：1679-1687.

5) 日本栄養アセスメント研究会 身体計測基準値検討委員会：日本人の新身体計測基準値 JARD2001. 栄評治 2002；**19**.

骨格筋量が測れないとき推定する方法を開発しました！

（1）骨格筋量を推定するために使ったのはクレアチニン

　実は、ワタクシ、世界で骨格筋量が測れなくて困っているという問題に、少しでもお役に立とうと、血液検査結果から骨格筋量を推定する方法を開発しました。血液検査をするだけで骨格筋量が推定できたら、夢のようじゃありませんか??

　その方法で使用したのは **血清クレアチニン**（Cre）です。血清クレアチニンは、ながらく腎機能評価のスタンダードとして使用されているので、おなじみですよね。

　クレアチニンという物質は主に骨格筋で作られます。腎機能の指標なので、腎臓で作られたり代謝されたりするのかな…と思っていた方もいるかもしれませんね。クレアチニンは、似た名前のクレアチンというアミノ酸の1種から作られます。クレアチニンのもとになるクレアチンは、骨格筋のエネルギー源である **ATP** を合成するために必要な物質で、肝臓で合成され、骨格筋内に多く含まれています。このクレアチンが代謝されて作られるのがクレアチニンです。

　骨格筋で作られたクレアチニンは、血液の流れにのって腎臓に運ばれます。腎臓の糸球体でろ過された後、そのほとんどが尿細管で再吸収されることなく尿中へ排泄されます。こうした性質を応用し、腎糸球体濾過量（GFR）の指標とされたのがクレアチニン・クリアランス（Ccr）です。

　Ccr は、血清クレアチニン、尿中クレアチニンと1日の尿量から計算します。尿中クレアチニン、1日の尿量を測定するためには直近24時間の尿をすべて貯める蓄尿という作業が必要でした。これは、患者さんにとっても医療従事者にとっても若干の負担でした。

　近年では、血清クレアチニンと年齢、性別を用いて GFR を推定する eGFR[1] がよく用いられるようになりました。eGFR では、尿中クレアチニン、1日の尿量の測定が不要で、血液検査の結果と年齢、性別といった基本的な情報だけで腎臓の機能が評価できます。慢性腎臓病の重症度もこうして計算された eGFR に基づいて判定されています[2]。

　サルコペニアの高齢者では、骨格筋量が低下することによりクレアチニンの産生量も減少するため、血清クレアチニンも低下します（図1）。こうした症例で、eGFR を計算すると実際の腎機能よりも高い値となります。

　本当は腎機能が低下しているのに正常に近い値となってしまい、腎機能低下を見逃してしまうということです。この問題を解決するために使われるようになったのが、**血清シスタチン C**（Cys）から GFR を計算する方法です[3]。シスタチン C は、細胞内で産生される内因性プロテアーゼ阻害物質で、血清シスタチン C から計算する eGFR（eGFRcys）は骨格筋量の影響を受けにくいと考えられています。

　図2は当院に入院した症例で、血清クレアチニンで推定した eGFR と血清シスタチン C で推定した eGFRcys の値を比較したグラフです。大部分の症例で、eGFR が eGFRcys を大きく上回っていることがわかります。サルコペニアの症例で、血清クレアチニンを用いて腎機能を評価すると腎機能を過大評価してしまうということが一目瞭然です。これを知らずに、血清クレアチニンで推定した eGFR を参照して薬物を投与すると、薬物による有害反応などを発症する

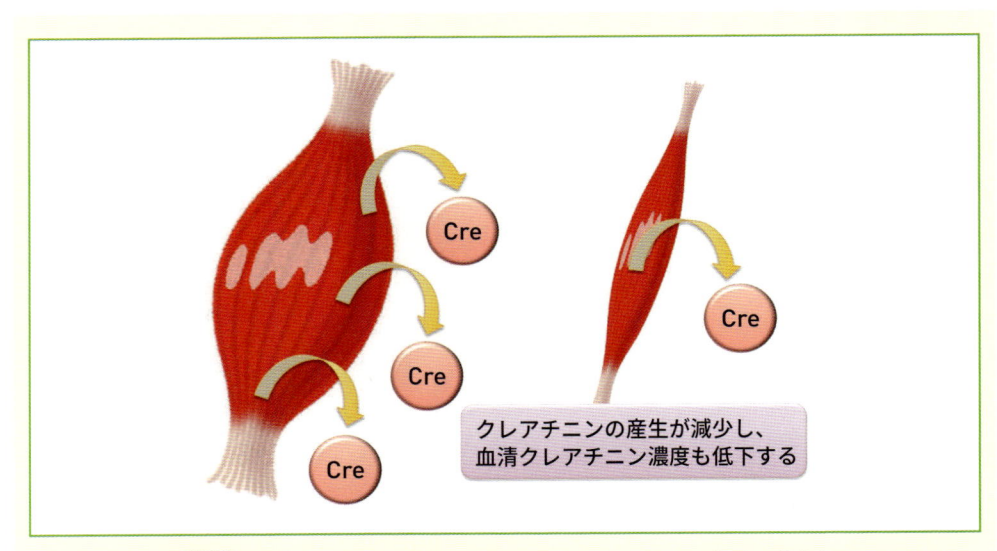

図1 骨格筋量が減少するとクレアチニンの産生が減少

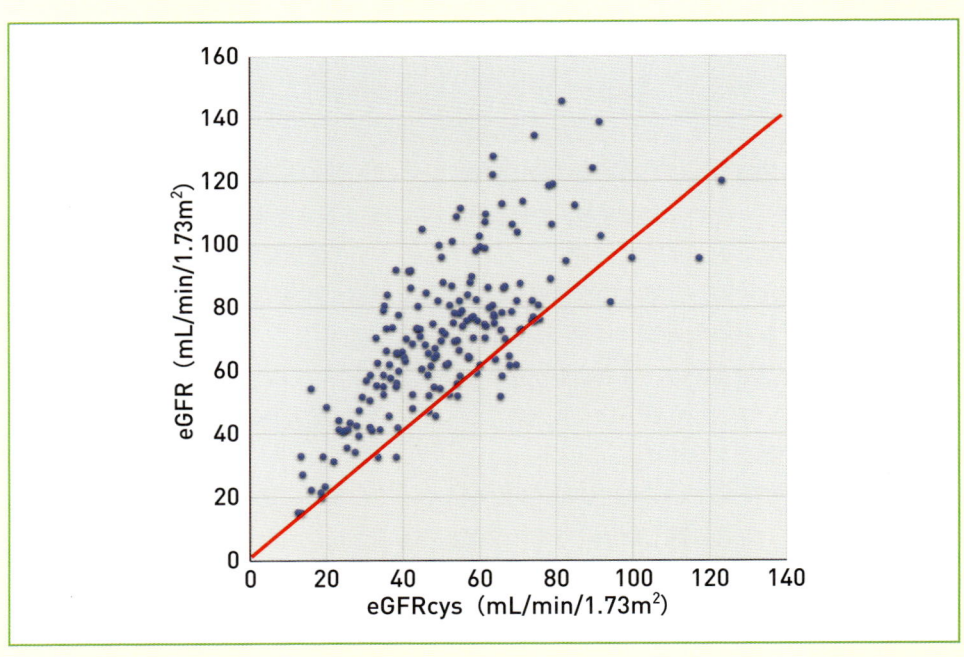

図2 入院患者におけるeGFRとeGFRcys

おそれがあるかもしれませんよね…。

（2） eGFR と eGFRcys の比から骨格筋量を推定する試み

　サルコペニアの判定や GLIM 基準による低栄養の診断では、==骨格筋量==の測定が必須です。しかし、実際の医療現場においては、骨格筋量の測定が行われていないことも少なくありません。[4)5)] 浮腫や、胸水、腹水のある症例などでは測定の誤差を生じます。こうした問題を克服するべく、血清クレアチニン、血清シスタチン C の値を用いて骨格筋量を推定する方法を開発しました[6)]。

　血清クレアチニンで推定した eGFR が、実際の値より高い値となる主な原因が骨格筋量の減少だとするならば、eGFR と eGFRcys（骨格筋量に影響されない本来の腎機能）の比を求めることにより、骨格筋量減少の程度、さらには推定の骨格筋量を計算できるのではないかと考えたわけです。

　図3 は、図2 の縦軸と横軸を入れ替えたものです。こうしてみると、eGFR と eGFRcys の比が赤線で示した 1：1 の値よりどれだけ下の位置にあるかということと、骨格筋量になんらかの関連がありそうにみえてきませんか？

　実際に BIA 法で計測して算出した骨格筋指数（SMI）と eGFR 比（eGFRcys を eGFR で割った値）を比較すると、男女とも中等度の相関が認められました（男性 R^2＝0.315、女性 R^2＝0.434）。この結果から、男女別の骨格筋量推定式（eSMI 2021、**表1**）を作成し、AWGS 2019[8)] によるサルコペニアの判定（**図4**）、GLIM 基準[9)] による低栄養の診断（**図5**）

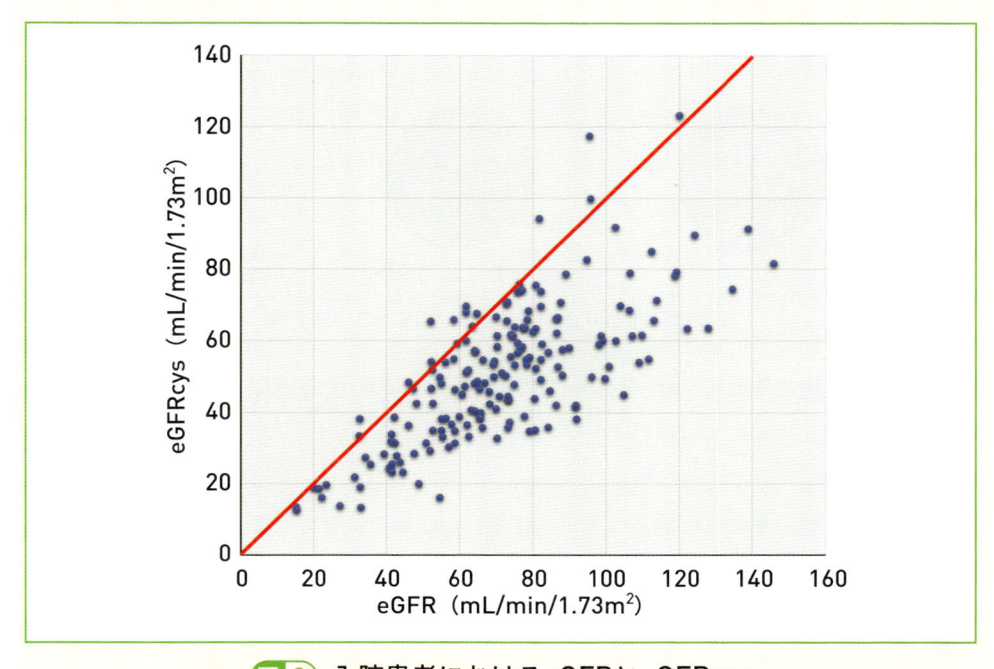

図3　入院患者におけるeGFRとeGFRcys

表 1 eGFR比、Cre/Cys比によるSMIの推定式と相関係数（文献6，7より）

eGFR比によるSMIの推定式（eSMI 2021）		
男性		
eSMI＝2.3×eGFR比＋4.7	（R²＝0.315）	
女性		
eSMI＝3.6×eGFR比＋2.6	（R²＝0.434）	

Cre/Cys比によるSMIの推定式		
男性		
eSMI＝3.0×Cre/Cys比＋4.5	（R²＝0.315）	
女性		
eSMI＝5.4×Cre/Cys比＋2.3	（R²＝0.429）	

推定式の少数点以下第1位は四捨五入

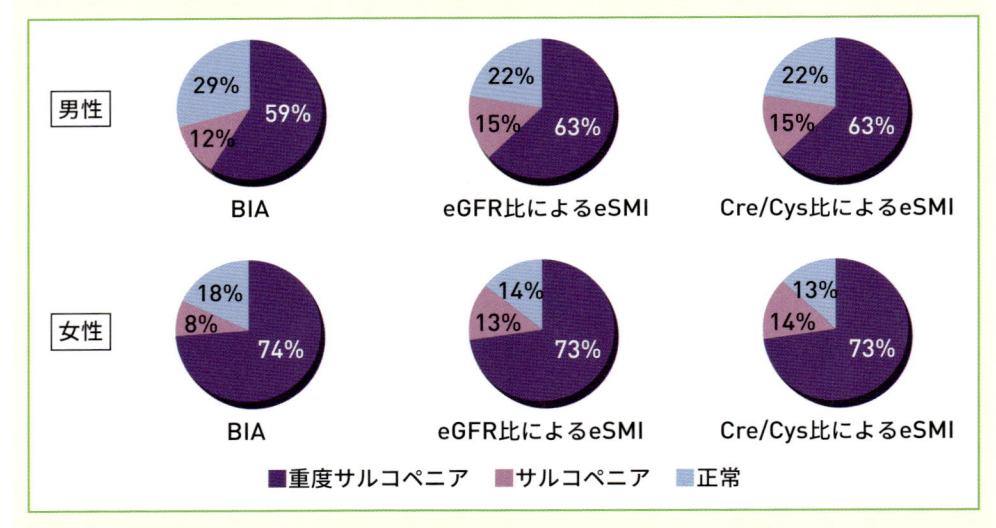

図 4 eGFR比、Cre/Cys比を用いたサルコペニア判定の結果（文献6，7より筆者作成）

を行いました。eGFR比の簡易法Cre/Cys比（CreをCysで割った値）でも、同様の推定式（**表1**）を作成して検討を行いました[7]。サルコペニアの判定では特異度55.9%、感度94.9%、精度86.1%、重度サルコペニアの判定では特異度81.6%、感度94.1%、精度90.1%、GLIM基準による低栄養の診断では、特異度78.8%、感度98.0%、精度91.4でした[6]。簡易法のCre/Cys比でもほぼ同様の特異度、感度、精度が得られました[6,7]。

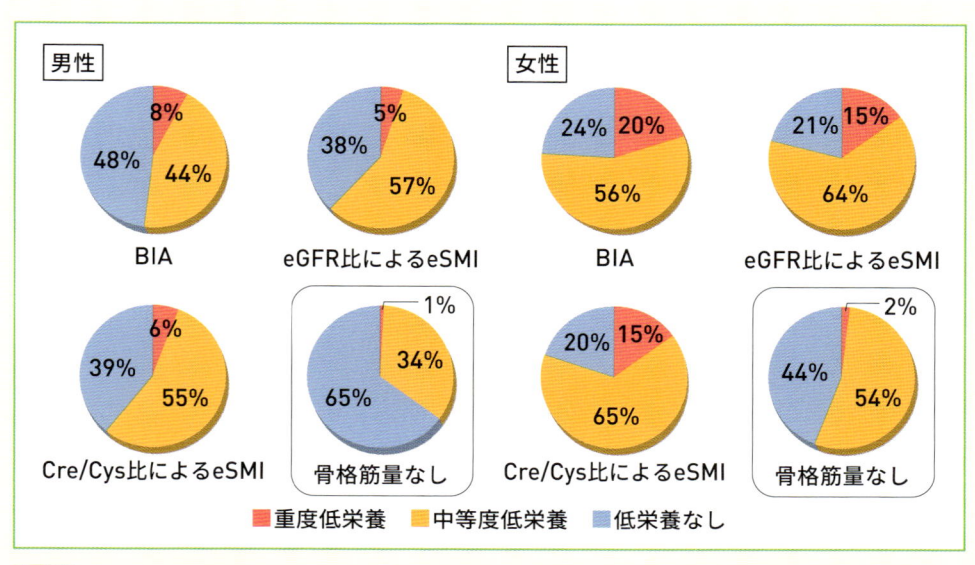

男性 / 女性

8% / 48% / 44%
BIA

5% / 38% / 57%
eGFR比によるeSMI

24% 20% / 56%
BIA

21% 15% / 64%
eGFR比によるeSMI

6% / 39% / 55%
Cre/Cys比によるeSMI

1% / 65% / 34%
骨格筋量なし

20% 15% / 65%
Cre/Cys比によるeSMI

2% / 44% / 54%
骨格筋量なし

■ 重度低栄養　■ 中等度低栄養　■ 低栄養なし

図 5 eGFR比、Cre/Cys比を用いたGLIM基準による低栄養診断の結果（文献6，7より筆者作成）

（3）血液検査結果から骨格筋量を推定するメリット

　骨格筋量を BIA 法などで一人ひとり測定すると、1 症例あたり数分以上の時間が必要です。機器をフル稼働しても、1 日に測定できる人数には上限があります。BIA 法の測定を行う前には 30 分ほどの安静も必要です。

　しかし、血液検査結果から eGFR 比、Cre/Cys 比を算出して SMI を推定する方法は、データさえあれば、効率よく多数の症例に対応することができます。表計算ソフトに計算式を入力しておいて、血液検査結果を入力すると、即座に SMI を推定しデータベース化することができます。健診、検診での使用で、地域住民の骨格筋量低下などの情報を収集できる可能性があります。将来、都市部に住む高齢者と、山間部に住む高齢者の骨格筋量を比較するなんてことも可能になるかもしれません。

　浮腫や胸水、腹水のある症例、ペースメーカーを留置した症例など、BIA 法で測定が困難な症例でも骨格筋量を推定することができます。また、血液検査結果のデータを転送する、または血液サンプルを送って、センターで一括して測定を行うといった工夫をすることで、BIA 法などの機器やマンパワーの少ない小規模病院、診療所、高齢者施設などや、さらには過疎地、離島などでも応用できる可能性があります。現在のように、IT や物流の発達した時代にもってこいです。

　MRSA や、各種の抗菌薬耐性菌による重篤な感染症の症例では、BIA などの機器を使用した後、機器を介した感染を防ぐため消毒を行う必要があります。血液検査結果を使用することで、電極を取りつけるなどの直接の接触を減らすことができ、感染のリスクを減少させることができます。ICU に入室している症例では、全身状態が安定しないため BIA による測定や CT

などの検査を行えないことがあります。重篤な感染症の症例、ICU の症例でも、治療中、血液検査は行う場合が多いのではないかと思います。血液検査さえ行っていれば、eGFR 比、Cre/Cys 比を算出して SMI を推定する方法を応用することができます。

　今回開発した方法は、今後、より多くの症例で妥当性が検討される必要があると思います。より正確に骨格筋量を推定するために、係数やパラメーターの検討を続けていく必要があるかもしれません。これからも改良を続けていきたいと思います。使用してみたいという方は、ぜひ筆者までご連絡ください。

参考文献

1) Matsuo S, Imai E, Horio M, et al : Revised equations for estimated GFR from serum creatinine in Japan. *Am J Kidney Dis* 2009 ; **53** : 982-992.
2) 日本腎臓学会 (編)：エビデンスに基づく CKD 診療ガイドライン 2018.
3) Horio M, Imai E, Yasuda Y, et al : GFR estimation using standardized serum cystatin C in Japan. *Am J Kidney Dis* 2013 ; **61** : 197-203.
4) Barazzoni R, Jensen GL, Correia MITD, et al : Guidance for assessment of the muscle mass phenotypic criterion for the global leadership initiative on malnutrition (GLIM) diagnosis of malnutrition. *Clin Nutr* 2022 ; **41** : 1425-1433.
5) Compher C, Cederholm T, Correia MITD, et al : Guidance for assessment of the muscle mass phenotypic criterion for the global leadership initiative on malnutrition diagnosis of malnutrition. *J Parenter Enteral Nutr* 2022 ; **46** : 1232-1242.
6) Yoshida S, Nakayama Y, Nakayama J, et al : Assessment of sarcopenia and malnutrition using estimated GFR ratio (eGFRcys/eGFR) in hospitalised adult patients. *Clin Nutr ESPEN* 2022 ; **48** : 456-463.
7) 吉田貞夫：サルコペニア判定, GLIM による低栄養判定における eGFR 比 (eGFRcys/eGFR) と Cre/Cys 比 (クレアチニン/システタチン C) の診断精度の比較. 日臨栄会誌 **44**:145-152, 2022.
8) Chen LK, Woo J, Assantachai P, et al : Asian Working Group for Sarcopenia : 2019 consensus update on sarcopenia diagnosis and treatment. *J Am Med Dir Assoc* 2020 ; **21** : 300-307.
9) Cederholm T, Jensen GL, Correia MITD, et al : GLIM criteria for the diagnosis of malnutrition- A consensus report from the global clinical nutrition community. *Clin Nutr* 2019 ; **38** : 1-9.

重度の骨格筋量減少はどう判断する？

　重度の骨格筋量減少のカットオフ値については、欧米でも、日本でも、コンセンサスはありません。そこで、中等度の基準値より 10％程度低い値などを用いるといった提案が行われています[1)2)]。SMI で 10％低い値となると、男性 6.3 kg/m²、女性 5.1 kg/m²あたりになるでしょうか。

　GLIM 体組成ワーキンググループによる『GLIM 表現型項目の骨格筋量評価のガイダンス』[3)4)]に沿って、ふくらはぎ周囲長から重度の骨格筋量減少を評価する場合のために、このガイダンスのもとになった NHANES（National Health and Nutrition Examination Survey）のデータをもとに、NHANES のデータによる回帰式[5)]に、SMI の中等度のカットオフ値から 10％を差し引いた値を代入し、算出した値[(※)]を計算してみました（表 1）。女性の中等度のカットオフ値 32 cm の 10％減とすると、29 cm とやや低い値となりますが、SMIに基づいて計算すると 31 cm とやや高い値となりました。

　以上のようなことを参考に、各施設で **カットオフ値** を設定することになると思います。急性期病院で検討されたカットオフ値は、『GLIM 表現型項目の骨格筋量評価のガイダンス』や、上記で計算した値よりも低い値のことが多いようです。

　カットオフ値を設定する際、あまり低い値を設定すると低栄養の診断率は低下します。つまり、『低栄養の見逃し』のリスクが増加することになります。逆に高い値を設定すると、低栄養と診断される対象者の数は増加します。しかし、個別の栄養ケアが必要な対象者以外も抽出される可能性があり、マンパワーが不足するといった弊害を生む可能性があります。

　カットオフ値は、急性期病院、リハビリテーション病棟、高齢者施設などでも異なる可能性があります。また、がん患者、糖尿病、慢性腎臓病などの慢性疾患患者、健康な地域在住高齢者など、対象者の状況によっても異なる可能性があります。

　今後、ケアや対象者の特性によって、どのようなカットオフ値を使用すべきかについての議論が行われると思われます。

表 1 『GLIM表現型項目の骨格筋量評価のガイダンス』によるふくらはぎ周囲長のカットオフ値の１例（文献3〜5より筆者作成）

ふくらはぎ周囲長	男性	女性
骨格筋量減少	33 cm未満	32 cm未満
重度骨格筋量減少[※]	30〜31 cm未満	31 cm未満

BMIが25〜30 kg/m²の場合は測定値から3 cmを引く。BMIが30 kg/m²を超える場合は測定値から7 cmを引く。

※文献5の回帰式に、骨格筋指数（SMI）の骨格筋量のカットオフ値から10％を差し引いた値を代入して算出。

参考文献

1) Mori N, Maeda K, Fujimoto Y, et al：Prognostic implications of the global leadership initiative on malnutrition criteria as a routine assessment modality for malnutrition in hospitalized patients at a university hospital. *Clin Nutr* 2023；**42**：166-172.

2) 日本栄養治療学会：重症度判定に関するＱ＆Ａ. https://www.jspen.or.jp/glim/glim_severityqa（2024年9月24日閲覧）

3) Barazzoni R, Jensen GL, Correia MITD, et al：Guidance for assessment of the muscle mass phenotypic criterion for the global leadership initiative on malnutrition（GLIM）diagnosis of malnutrition. *Clin Nutr* 2022；**41**：1425-1433.

4) Compher C, Cederholm T, Correia MITD, et al：Guidance for assessment of the muscle mass phenotypic criterion for the global leadership initiative on malnutrition diagnosis of malnutrition. *JPEN J Parenter Enteral Nutr* 2022；**46**：1232-1242.

5) Gonzalez MC, Mehrnezhad A, Razaviarab N, et al：Calf circumference；cutoff values from the NHANES 1999-2006. *Am J Clin Nutr* 2021；**113**：1679-1687.

6) 吉田貞夫：骨格筋量減少のカットオフ値はどのように設定する？ 浮腫のある症例はどうすればよい？ ニュートリションケア 2024；**17**：37-40.

急性疾患にともなう炎症と慢性炎症の違い

(1) 急性疾患と慢性疾患、背景がぜんぜん違います

　急性疾患では、発熱、交感神経の興奮などがみられ、多くのエネルギーが消耗されます。組織の破壊や感染症のため、好中球、マクロファージ、リンパ球などからさまざまなサイトカインが放出され、免疫機能が撹乱されます。生命の維持に必要なたんぱく質（急性期たんぱく質）の合成が行われ、それ以外のたんぱく質の合成が抑制されます。コルチゾール、カテコラミン、グルカゴンなどが分泌され、インスリンが働きにくい状態（インスリン抵抗性）となり、蓄えられていた筋たんぱく質は分解され、エネルギー源として利用されます（**図 1a**）。

　慢性炎症では、持続する微熱などで長期にわたってエネルギーを消耗するほか、インスリン抵抗性により、糖質、脂質の代謝が障害され、低栄養へとつながります（**図 1b**）。最終的にはどちらもエネルギーを消費し、インスリン抵抗性により筋たんぱく質が失われることに違いはないのですが、急性炎症では**侵襲**が、慢性炎症では、**細胞の老化や腸内フローラの異常**（Dysbiosis）などが原因となっている点が大きな違いです。

(2) 侵襲と急性炎症

　多発外傷や熱傷、大きな外科手術、敗血症などの重度の感染症、そのほかのさまざまな疾患で体内の組織が傷害され、生体の恒常性（ホメオスタシス；homeostasis）の維持が困難となるような強いストレスを侵襲といいます。侵襲時には、一般的に体温や脈拍、呼吸数の上昇、白血球数の増加、あるいは著しい低下などが認められます。全身性炎症反応症候群

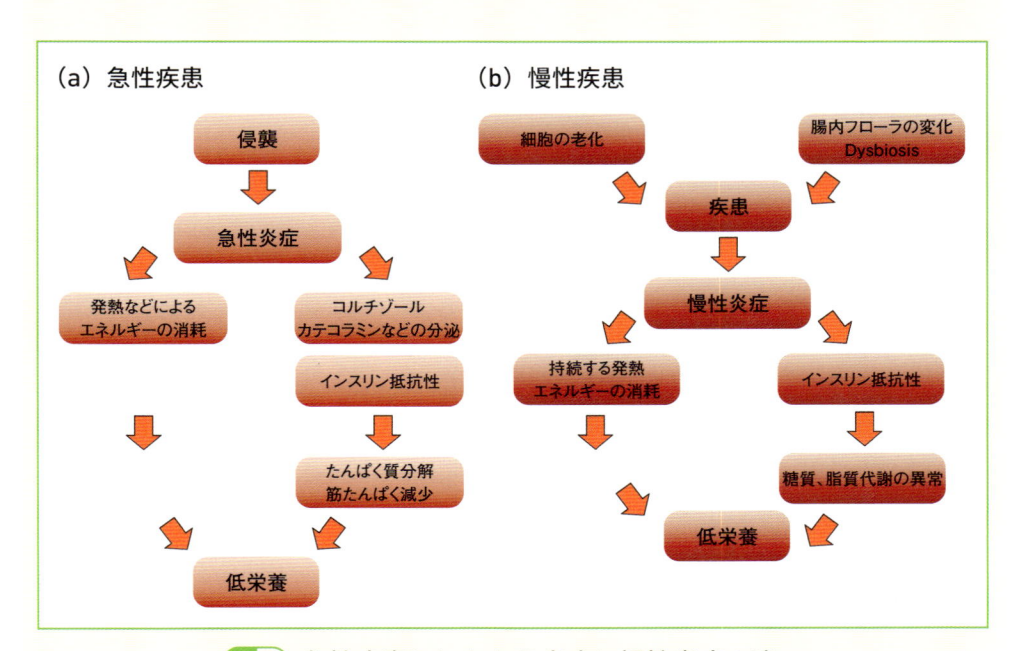

図 1 急性疾患にともなう炎症と慢性炎症の違い

表 1 SIRSの診断基準（文献1より）

侵襲に対する全身性炎症性反応で、以下の2項目以上が該当する場合
体温 　　　>38℃ or <36℃
心拍数 　　>90/分
呼吸数 　　>20/分 or $PaCO_2$<32 mmHg
白血球数 　>12,000/mm³または<4,000/mm³ or 未熟顆粒球>10%

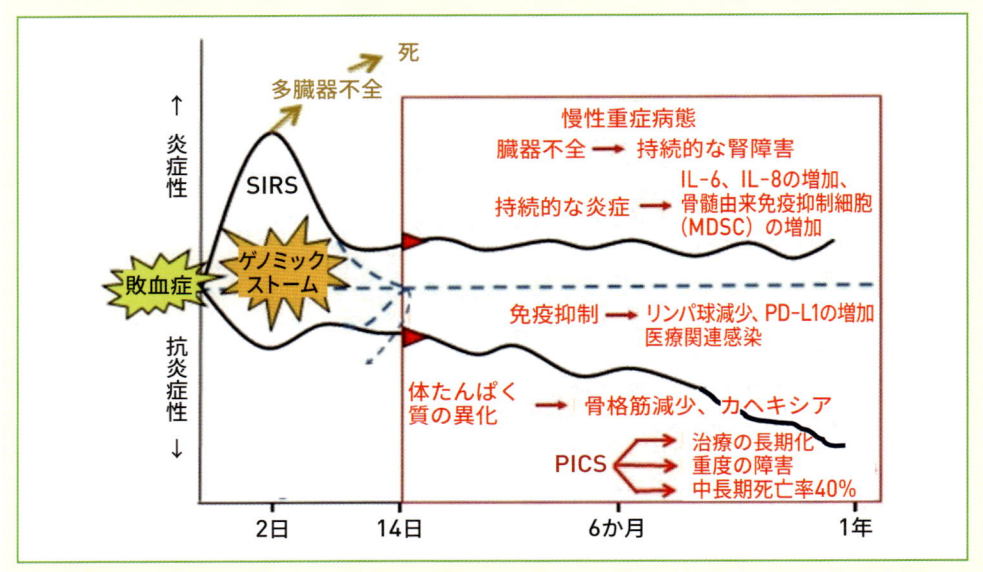

図 2 持続的炎症/免疫抑制異化症候群（文献5より一部改変のうえ翻訳引用）

（**SIRS**；Systemic Inflammatory Response Syndrome）はその典型です（**表1**）[1]。SIRS を発症後、抗炎症性サイトカインによって引き起こされる代償性抗炎症反応症候群（**CARS**；compensated anti-inflammatory syndrome）や、SIRS と CARS が併存する **MARS**（mixed antagonistic response syndrome）といった概念も提唱されています[2]。

　生体に侵襲が加わると、最初の6時間にさまざまな遺伝子の発現が増加します。外傷患者の白血球で 20,720 種類の遺伝子の発現を調べたところ、16,820 種類（81%）の遺伝子の発現が増加していたという報告があります。こうしたおびただしい遺伝子の発現増加を、**ゲノミック・ストーム**（genomic storm）（**図2**）といいます[3]。

　あらゆる遺伝子の発現が一気に増加することで、炎症と抗炎症が併存する複雑な病態を作り出すと考えられます。炎症が持続するうち、骨髄由来免疫抑制細胞（MDSC；myeloid derived suppressor cells）という、未成熟な細胞が増加します。

　MDSC は強力な免疫抑制能があります。PD-L1（Programmed cell Death ligand 1）というたんぱく質が増加し、免疫能が抑制され、感染症発症のリスクが増加します。こうした状

表 2 侵襲時の生体反応（文献6より一部改変のうえ引用）

代謝率	↑
たんぱく質異化	↑
たんぱく質合成	↑
たんぱく質ターンオーバー	↑
窒素バランス	↓↓
糖新生	↑↑
ケトン生成	↑
ブドウ糖ターンオーバー	↑↑
インスリン抵抗性	↑↑
血糖	↑
細胞外液貯留	↑↑↑
血清アルブミン	↓

態が数か月以上持続することもあり、体たんぱく質の異化が進み、骨格筋量が減少、カヘキシアを発症します。ゲノミック・ストームから始まり、炎症、抗炎症反応が長期に持続する病態を、持続的炎症/免疫抑制異化症候群（PIICS；persistent inflammation, immunosuppression, and catabolism syndrome）といいます[4)5)]。治療が長期化し、身体機能の重度の障害をきたし、死亡率も40％と高率だといわれています。

侵襲時には、急性期たんぱく質を中心にたんぱく質の合成が亢進します。一方で、筋たんぱく質などの分解も亢進し、エネルギー源、アミノ酸源として使用されます。たんぱく質は次々合成され、それと同時に分解されるので、たんぱく質のターンオーバーが亢進した状態です。分解されたたんぱく質が尿素となって尿などから排泄されるため、<mark>窒素バランス</mark>（1日の窒素の摂取量と排泄量のバランス）は、負の状態（排泄量が多い状態）となります。

分解されたアミノ酸のうち、アラニンなどの糖原性アミノ酸をブドウ糖へと変換する<mark>糖新生</mark>が行われ、インスリン抵抗性も亢進するため血糖が上昇します。侵襲時は、下垂体から副腎皮質刺激ホルモン（ACTH；adrenocorticotropic hormone）が分泌され、副腎からコルチゾールの分泌が増加し、レニン-アンジオテンシン-アルドステロン系（RAAS；Renin-Angiotensin-Aldosterone System）が活性化されます。これによって、細胞外の水分、ナトリウムの貯留が起きます（**表2**）[6)]。

（3）慢性炎症の原因となる細胞の老化

慢性炎症は、急性炎症とはやや違うメカニズムで発症します。慢性炎症というと、なんらかの原因による炎症が長く持続しているだけでは？と思う方もいるかもしれませんが、実はそんな単純な問題ではありません。

慢性炎症にはいくつかの原因がありますが、その一つとして注目されているのが<mark>細胞老化関</mark>

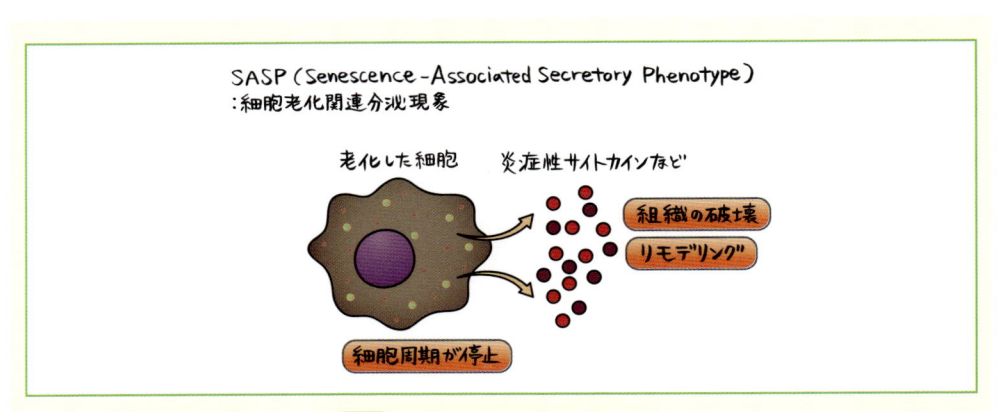

図3 細胞老化関連分泌現象

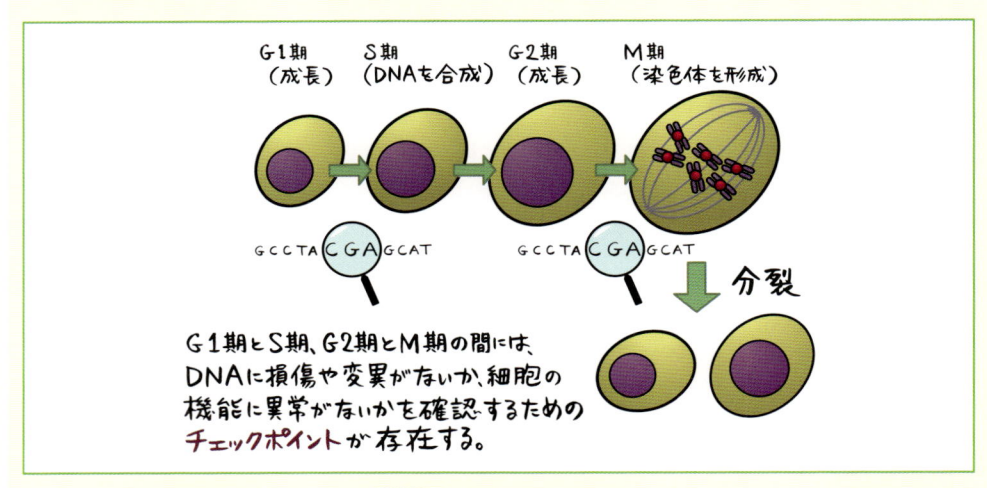

図4 正常な細胞周期

連分泌現象（SASP；Senescence-Associated Secretory Phenotype）です[7]。

『細胞の老化』ってどんな状態のことだと思いますか？ 細胞の老化は、本来、細胞がしわくちゃになるとか、細胞がしぼむといった形態の変化ではなく、細胞の分裂、増殖が停止した状態のことを指します（図3では、老化のイメージをわかりやすくするためにやむなく細胞をブヨブヨにしています）。英語では、Senescence といいます。

通常の細胞は、G1 期→S 期→G2 期→M 期→G1 期……と、分裂、増殖のサイクルを繰り返しています。これが細胞周期です。G1 期と S 期、G2 期と M 期の間には、DNA に損傷や変異がないか、細胞の機能に異常がないかを確認するためのチェックポイントが存在します（図4）。

テロメア（telomere、染色体の先端部分）の短縮もこの段階でチェックされます。この

チェックポイントで異常が検出されると、細胞は分裂、増殖を停止させます。これは、体のなかに異常のある細胞を増やさないためのメカニズムです。チェックポイントでの異常の確認ができず、異常な細胞が分裂、増殖を続ける典型が、がんです。

　チェックポイントで異常が検出され、分裂、増殖を停止した細胞からは、IL-1α、IL-6、IL-8、TGF-β などの**炎症性サイトカイン**が放出されます（**図 3**）。炎症性サイトカインによって、マクロファージ、好中球、NK 細胞、T 細胞などが活性化され、老化した細胞の周囲の組織は破壊されます。こうして、老化した細胞が原因の慢性炎症が引き起こされます。老化した細胞を取り除くための組織の破壊は、**リモデリング**（組織を新たに作りなおすこと）のために重要なステップと考えられていますが、組織の破壊によって、臓器の機能が低下していくリスクも合わせもっています。

（4）腸内フローラの異常（Dysbiosis）が引き起こす炎症

　人間の腸には、およそ 100 兆〜1000 兆個の細菌が棲息しているといわれています。これらの細菌の数や種類は、ある一定のバランスを保ちながら腸粘膜の上に分布しています。この様子を、色とりどりの花が整然と植えられた花畑にたとえて、**腸内フローラ**（腸内細菌叢）とよんでいます。

　腸内フローラを形成する細菌は、人体への影響という視点から、善玉菌、悪玉菌、日和見菌に分類されます。悪玉菌は、たんぱく質などを分解し硫化水素やアンモニアといった毒性のある物質を作り出します。腸の粘膜は、悪玉菌や悪玉菌が産生した有害な物質を体内に取り込まないように粘液層を形成し、隣りあう細胞同志を強固に接合させる**タイトジャンクション**を形成しています（**図 5**）。善玉菌のなかには、酪酸などの短鎖脂肪酸（SCFA；short chain fatty acid）を産生し、腸粘膜の活動を支援する菌もいます[8]。

　腸内フローラのバランスが乱れ、悪玉菌の割合が増加するなどの変化をきたすことを Dysbiosis といいます。Dysbiosis などによる腸内環境の変化や化学物質、薬物、アルコール摂取、感染症、抗菌薬の使用などが原因で、腸粘膜の防御機能が破綻すると、タイトジャンクションが破壊され、細胞と細胞の隙間から細菌や細菌の毒素、真菌などが侵入しやすくなることがあると考えられており、リーキーガット症候群（Leaky Gut Syndrome）とよばれています[9]。

　侵入した細菌や細菌の毒素、真菌などは、血液中に入り、体内で慢性炎症を引き起こすと考えられています。こうした慢性炎症がインスリン抵抗性を引き起こし、2 型糖尿病、慢性腎臓病（CKD）などの、さまざまな疾患を引き起こす可能性があります。

　また、慢性炎症は心身の老化を促進するといわれています。炎症「inflammation」という語と、加齢「aging」という語を合わせて、「inflammaging」という言葉も作られています（**図 6**）[10]。

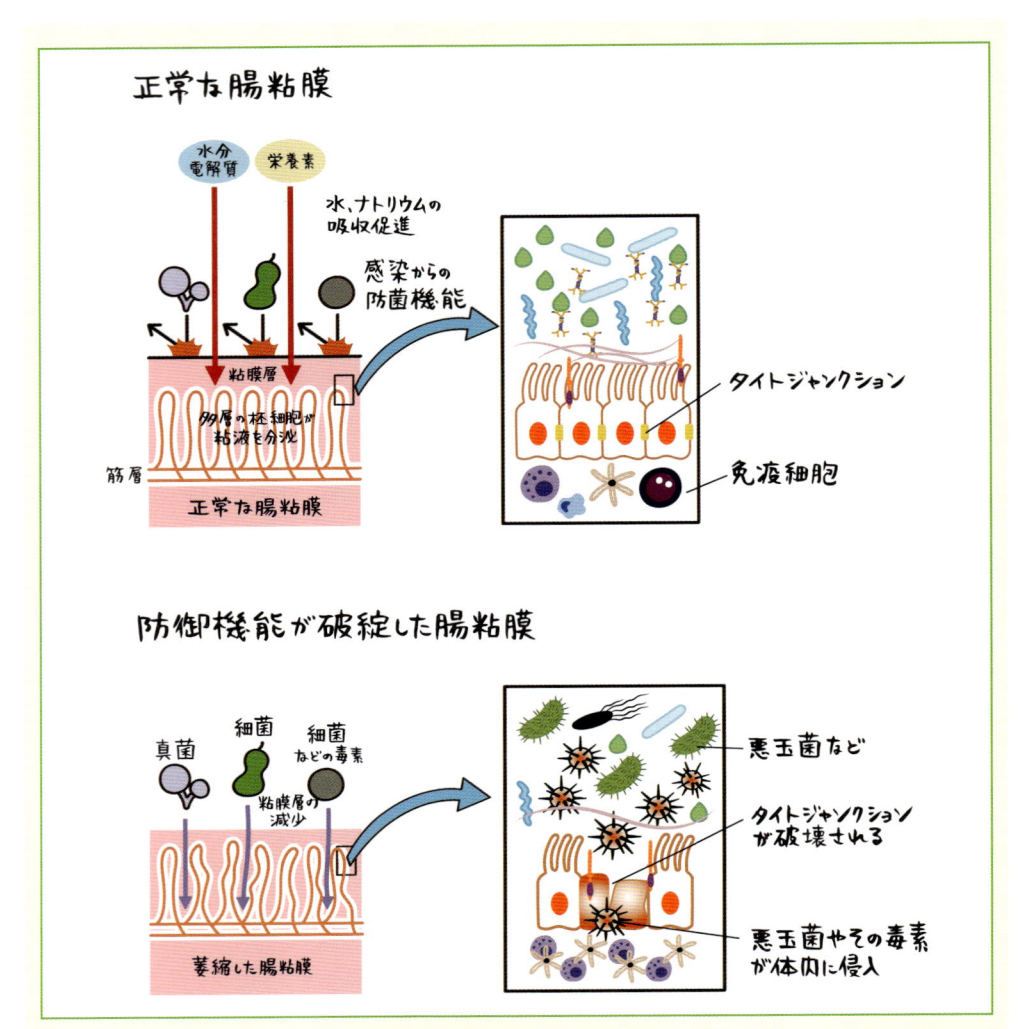

図 5 腸粘膜の防御機構

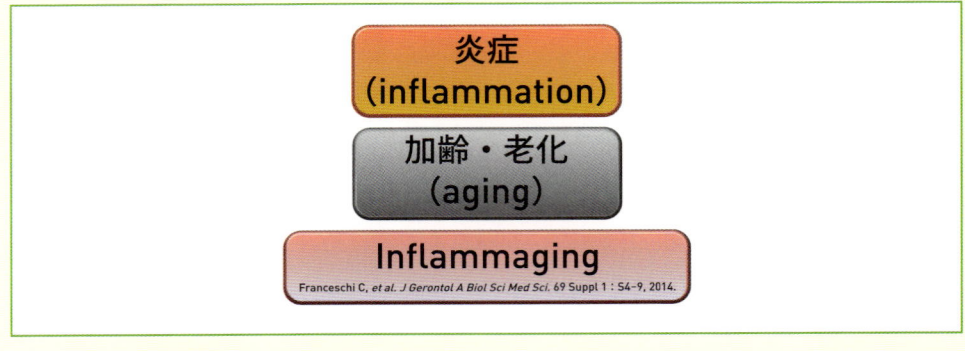

図 6 「inflammation」＋「aging」＝「inflammaging」

参考文献

1) Bone RC, Balk RA, Cerra FB, et al：Definitions for sepsis and organ failure and guidelines for the use of innovative therapies in sepsis. The ACCP/SCCM Consensus Conference Committee. American College of Chest Physicians/Society of Critical Care Medicine. *Chest* 1992；**101**：1644-1655.

2) Novotny AR, Reim D, Assfalg V, et al：Mixed antagonist response and sepsis severity-dependent dysbalance of pro- and anti-inflammatory responses at the onset of postoperative sepsis. *Immunobiology* 2012；**217**：616-621.

3) Xiao W, Mindrinos MN, Seok J, et al：A genomic storm in critically injured humans. *J Exp Med* 2011；**208**：2581-2890.

4) Gentile LF, Cuenca AG, Efron PA, et al：Persistent inflammation and immunosuppression；a common syndrome and new horizon for surgical intensive care. *J Trauma Acute Care Surg* 2012；**72**：1491-1501.

5) Hawkins RB, Raymond SL, Stortz JA, et al：Chronic critical illness and the persistent inflammation, immunosuppression, and catabolism syndrome. *Front Immunol* 2018；**9**：1511.

6) Barendregt K, Soeters P, Allison S：Basics in clinical nutrition；simple and stress starvation. *E spen Eur E J Clin Nutr Metab* 2008；**3**：e267-e271

7) Zhang L, Pitcher LE, Yousefzadeh MJ, et al：Cellular senescence；a key therapeutic target in aging and diseases. *J Clin Invest* 2022；**132**：e158450.

8) 吉田貞夫：腸内フローラとシンバイオティクス．消化・吸収・代謝と栄養素のすべてがわかるイラスト図鑑（ニュートリションケア秋季増刊）．2022年.

9) Wang F, Roy S：Gut homeostasis, microbial dysbiosis, and opioids. *Toxicol Pathol* 2017；**45**：150-156.

10) Franceschi C, Campisi J：Chronic inflammation（inflammaging）and its potential contribution to age-associated diseases. *J Gerontol A Biol Sci Med Sci* 2014；**69**：s4-s9.

低栄養の指標といえば、アルブミン？　ではないの…？

(1) 血清アルブミン値

　かつて、低栄養の指標としてよく用いられていたのが血清アルブミン値です。ワタクシも、20年くらい前の講演ではよく使わせていただいていました。自分の症例でも、血清アルブミン値がどのくらいなので……とご紹介していましたし、高齢者の血清アルブミン値の平均が、入院、外来、在宅、人間ドックという治療・ケアの領域別で異なるという、国立健康・栄養研究所からの調査結果[1]をご紹介させていただきました。『国立』の研究所が、そういうデータを発表していたのですから当時はそれでよかったのです。

　以前、といってもたった数年前ですが…、大腿骨近位部骨折の栄養管理に関するレビューを作成した際にも参考にした文献で、採用された19件の報告のうち、13件は血清アルブミン値を使用していました[2]。

　しかし、時代は変わりました。現在では、血清アルブミン値を栄養の指標として使用するには、いくつかの問題があるといわれています。

　1つは半減期の問題です。アルブミンは血中の半減期が14〜21日と長いため、数日以内に起こった変化を検出することが困難です。「あ、アルブミン値は下がっていないな…」と油断していると、それは2週間前に合成されたアルブミンで、2週間後に痛い思いをしてしまうかもしれないということです。

　より迅速に変化を検出するために、半減期の短い RTP（Rapid Turnover Proteins）が用いられます。トランスサイレチン（プレアルブミンといわれることもあります）は、血中の半減期が2〜3日でたんぱく質、エネルギーの摂取量の変化を反映しやすいといわれています。

　レチノール結合たんぱくは、トランスサイレチンより半減期が短いですが腎機能が低下した症例では高値となり、栄養状態を正確に反映しないことが知られています。トランスフェリンは鉄欠乏性貧血の症例で高値となることが知られています。

　もう1つは、侵襲、急性炎症の症例は、血清アルブミン値で栄養状態を評価することが困難という点です。侵襲、急性炎症の症例では、血清アルブミン値が低下しますが、これは低栄養によって低下するのではありません。

　カナダの研究で、放射性同位元素で標識したフェニルアラニンを敗血症の症例に投与し、アルブミンの動態を調べた報告があります[3]。敗血症の症例では、血清アルブミン値は有意に低下していましたが、アルブミン合成能は健常人と差がなかったと報告されています。敗血症の症例で、血清アルブミン値が低下するのは血管透過性の亢進によって血管外に漏出してしまうことが原因で、合成能が低下しているわけではないようです。侵襲、急性炎症の症例では、おそらく同じメカニズムで血清トランスサイレチンも低下するため、こちらも栄養状態の評価に使用することは困難です。

　3つ目の理由は、肝硬変などの症例（4章-5、p.129参照）で、低栄養以外の原因でアルブミンの合成能が低下する場合があることです[4,5]。

　そうはいっても、血清アルブミン値がまったく意味がなくなったわけではありません。急性

表 1　血清たんぱく質の半減期

血清たんぱく	半減期
アルブミン（Alb）	14〜21日
トランスフェリン（Tf）	7〜10日
トランスサイレチン〔プレアルブミン（PA）〕	2〜3日
レチノール結合たんぱく（RBP）	12〜14時間

疾患を発症していない、例えば施設に入所中の高齢者やリハビリ中の症例などでは、1か月後、あるいは数か月後の検査で、入所・入院時より血清アルブミン値が低下している場合、やはり低栄養が進行していることが疑われます。

　血清アルブミン値は、その特性をよく理解したうえで使用することが大切です。

（2）血清アルブミン、RTP以外に栄養状態に関連する指標は？

　栄養の指標としてよく参考にされるのが**総リンパ球数**です。先ほど，ご紹介した大腿骨近位部骨折の文献でも19件のうち4件は総リンパ球数を使用していました[2]。低栄養の症例で、免疫能が低下することとも関連が深いと思われます。しかし、総リンパ球数も低栄養のみを反映するわけではありません。例えば敗血症の症例では、リンパ球のアポトーシス、T細胞機能の抑制などによって総リンパ球数が減少すると考えられています[6]。

　血中ヘモグロビン濃度も、低栄養の際に低下することが知られています。血中ヘモグロビン濃度の低下はすなわち貧血です。ご存じのように貧血にはさまざまな原因があります。鉄欠乏、銅欠乏、ビタミン B_{12} 欠乏、葉酸欠乏、白血病や骨髄異形成症候群……。したがって、血中ヘモグロビン濃度が低下しているから低栄養とはいいにくいため、これも栄養の指標というには若干の問題があります。

　血清総コレステロールもしばしば、栄養状態との関連が指摘されてきました。そこで、以前よく行われていたのがCONUT（controlling nutritional status）です（**表2**）。『コニュート』と読むのが正しいそうです。CONUTは、血清アルブミン、血清総コレステロール、総リンパ球数の値から栄養状態を判定しようというアセスメント法です。しかし、上記のように、血清アルブミン、総リンパ球数もさまざまな要因で変動するほか、血清総コレステロールも遺伝、体質などの影響を受けます。

　また、近年、LDL-コレステロールとHDL-コレステロールをそれぞれ測定することが多くなり、総コレステロールは測定されていないこともあるため使用が限られるようになりました。

表 2 CONUT（文献7より筆者翻訳のうえ引用）

ALB (mg/dL) スコア①	≧3.50 0点	3.00～3.49 2点	2.50～2.99 4点	<2.50 6点
TLC (/μL) スコア②	≧1,600 0点	1,200～1,599 1点	800～1,199 2点	<800 3点
T-cho (mg/dL) スコア③	≧180 0点	140～179 1点	100～139 2点	<100 3点
栄養レベル CONUT値（①＋②＋③）	正常 0～1点	軽度異常 2～4点	中等度異常 5～8点	高度異常 9～12点

参考文献

1) 杉山みち子：高齢者の栄養状態の実態と栄養管理の意義 高齢者の栄養状態の実態 nation-wide study. 栄養-評価と治療 2000；**17**：553-562.

2) Li S, Zhang J, Zheng H, et al：Prognostic role of serum albumin, total lymphocyte count, and mini nutritional assessment on outcomes after geriatric hip fracture surgery；a meta-analysis and systematic review. *J Arthroplasty* 2019；**34**：1287-1296.

3) Omiya K, Sato H, Sato T, et al：Albumin and fibrinogen kinetics in sepsis；a prospective observational study. *Crit Care* 2021；**25**：436.

4) 日本消化器病学会，日本肝臓学会：肝硬変診療ガイドライン（改訂第3版）．南江堂，2020年．

5) 吉田貞夫：パズルで紐解く病態別栄養療法．肝硬変の症例に適切に対応するために必要なピースはどれ？ 月刊薬事 2024；**66**：137-144.

6) Venet F, Davin F, Guignant C, et al：Early assessment of leukocyte alterations at diagnosis of septic shock. *Shock* 2010；**34**：358-363.

7) Ignacio de Ulíbarri J, González-Madroño A, de Villar NG, et al：CONUT；a tool for controlling nutritional status. first validation in a hospital population. *Nutr Hosp* 2005；**20**：38-45.

認知症患者の栄養管理と GLIM 基準

(1) 認知症は栄養管理の最難関

　ワタクシが栄養サポートチーム（NST）の運営を始めたころ（かれこれ、もう 20 年近く前です…。）は、スクリーニングで検出された症例や、コンサルテーションにより依頼された症例の栄養状態や病態を評価して、「この症例では、エネルギーが○○○○ kcal 必要、たんぱく質は○○ g 必要なので、あとこのくらい追加してください」といったコメントを記載し、投与ルートや投与方法のアドバイスを行う……というのが主なミッションでした。

　しかし慣れてくると、必要量の計算などは病棟スタッフでもできるようになります。わざわざ NST に相談する必要がなくなってきます。むしろ NST には、「認知症の患者さんが必要な量の食事を食べてくれないが、どうしたらよいか？」といった相談が多く寄せられるようになりました。現在、ちゅうざん病院の NST でも、認知症の症例の食事摂取量が増加しないという相談はかなりの割合を占めます。

　体調の維持のためにこのくらいの量は必要で、なんとか食べてもらいたいのになかなか食べてもらえない……、検査などで異常はないのに食べたくないといわれてしまう、日によって食事摂取量が大きく変動する、集中力低下、不穏、暴言、暴力など、認知症の症状のために食事介助も困難……、認知症の症例の栄養管理に悩みはつきません。

　近年は、認知症の症例が疾患や外傷などで入院することも少なくないと思います。認知症のケアを専門としていない現場で適切なケアを行うことは、困難をともなうことが非常に多いのではないでしょうか。

(2) 認知症患者にも GLIM 基準による低栄養の診断は必要？

　まず先に答えから書きますが、認知症の症例にも低栄養の診断は必要だと思います。ただ、低栄養と診断されてからの私たちのアクションが、認知症以外の場合と大きく変わってきます。図 1 に示すように、その患者さんの今後数か月〜数年の変化を想定した複雑なアクションが求められるのです。

　認知症患者では、体重減少を認めることが少なくありません。レビー小体型認知症の症例を 5 年間追跡したノルウェーの研究では、体重が減少するのにともない、認知機能も低下することが報告されています[1]。同じ著者の研究で、アルツハイマー型認知症、レビー小体型認知症で GLIM 基準により低栄養と診断された群は、RDRS（Rapid Disability Rating Scale）という方法で評価した身体機能、移動、排泄などの ADL が有意に低下しました。GLIM 基準による低栄養は、身体機能、ADL 低下の予測因子となると報告されています[2]。

　認知症の症例で、体重減少が認められた、低栄養と診断されたということは数カ月〜数年後、認知機能や身体機能、ADL が低下し、現在の生活が維持できなくなる可能性があることを予測していると考えていいようです。**将来の生活を見据えたケア**の計画を立てる必要があります。また家族にも、認知機能や身体機能、ADL が低下し、現在の生活の維持が困難になることを理解してもらう必要があります。

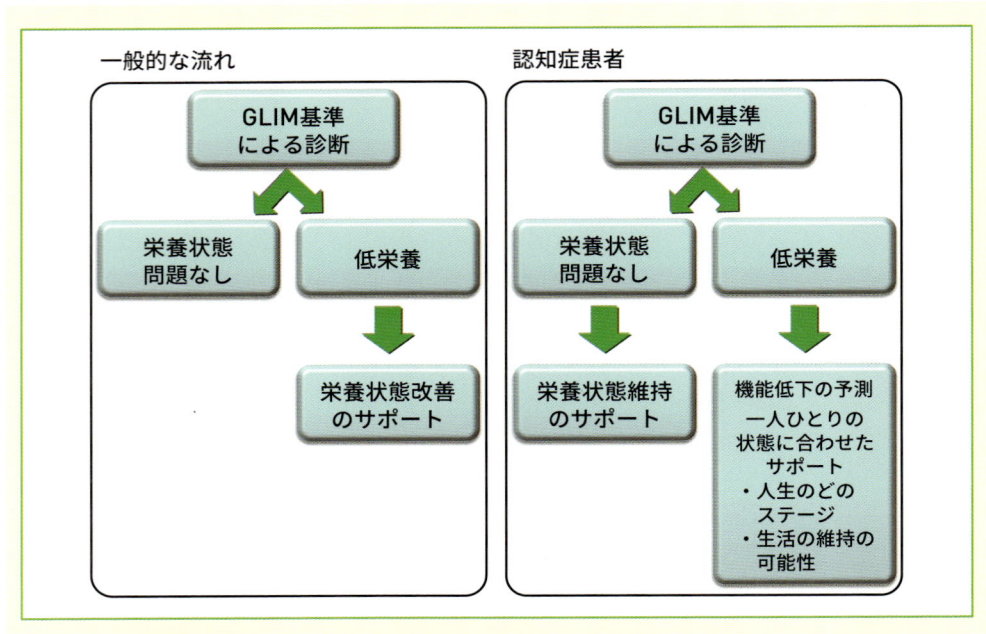

図① 認知症患者でのGLIM基準による低栄養の診断後の対応

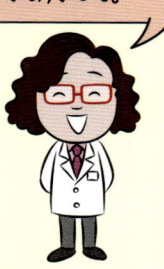

認知症患者では、GLIM基準による低栄養 → 即座に栄養状態改善のサポートというわけではありません。

（3）認知症の進行と摂食障害

　認知症の原因疾患には、アルツハイマー型認知症、血管性認知症、レビー小体型認知症などがありますが、いずれの疾患が原因だったとしても、認知症が進行すると食事摂取が困難となることが少なくありません。

　米国の研究では、認知症高齢者を1年ほど経過観察するうち、85.8％と高率に**摂食障害**が認められ（**図2**左）、摂食障害が認められた群は生存率が著しく低下しました（**図2**右）[3]。1年後の生存率が30％前後というと、膵臓がんなど、予後の悪いがんよりもさらに低い生存率で白血病でも進行の早いタイプに匹敵するレベルです。

　食事摂取量が低下すると、低栄養が進行しやがて誤嚥性肺炎、敗血症などの感染症を発症します。抗菌薬などの治療で一命を取り留める場合もありますが、一部は死へとつながります。

　先ほどのデータは、認知症高齢者にとって、食事摂取が生命に関わる大きな問題で、食事摂

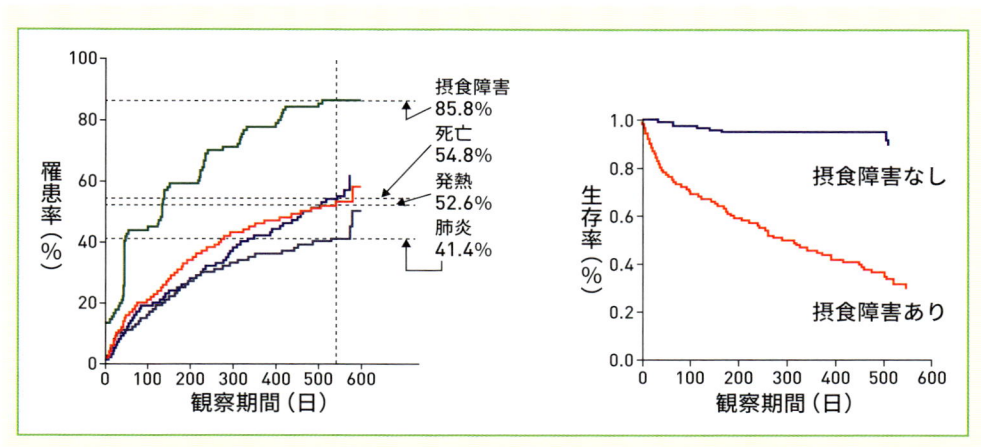

図 2 認知症高齢者における有害事象の罹患率（左）と摂食障害と生存率の関連（右）（文献3より一部改変のうえ引用）

取が困難になると、それは死が近づいている状態を意味するということを如実にあらわしています。厳しい現実をあらためて強く突きつけられます。

（4）認知症の進行と人生のステージ

　いずれの疾患が原因であっても、いったん認知症を発症すると、その後、徐々に病状が進行しやがて死へとつながります。認知症患者が食事を摂れなくなった際には、まず、その患者が人生のどのステージにいるのか、本人、家族はどのようなことを希望しているのかを確認する必要があります（**図3**）[4]。GLIM 基準により低栄養と診断されたとしても、その患者が人生のどのステージにいるかによって、その後の対応が変わってくるからです。

　例えば、人生の最後の時期にさしかかっている患者さんでは、「なんとかして食べてもらおう」「家族の介助でこのくらいの量は食べさせてもらおう」と無理な目標を立てることによって、本人、家族の負担が大きくなります。GLIM 基準により低栄養と診断されたとしても、治療、ケアの目標は、低栄養の改善、進行防止ではなく、人生の最後の時期を有意義に過ごしてもらうためのサポートを行うことになります。苦痛なく、継続可能な食事内容を提案します。食事摂取量が著しく低下した状態でも、本人の好物などを食べてもらうなどの取り組みを継続します。

　その一方で、今後、少なくとも数か月〜数年は元気な状態で生活を続けることが見込まれる患者さんでは、後述するような、栄養状態の悪化をできるだけ防ぐことを目的としたサポートを提案します。エネルギーやたんぱく質を不足なく摂取できるように、食事内容を工夫し、補助食品（ONS；oral nutritional supplement）の使用も検討します。GLIM 基準により低栄養と診断された場合も、エネルギーやたんぱく質の摂取量を増加させることで、栄養状態の維持、改善を目指すことができるかどうかを検討してみる価値があります。

　その患者さんが人生のどのステージにいるのかを確認するには、主治医や他職種、家族と情報を共有することが大切です。

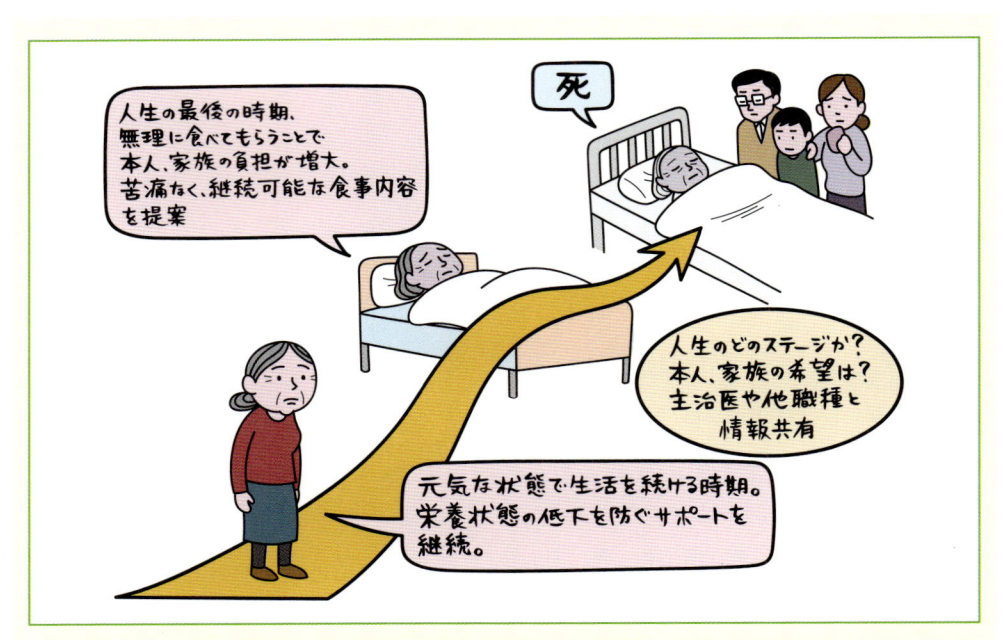

図3 認知症患者の病期と栄養管理の関わり方

(5) 栄養状態の悪化を防ぐサポート

低栄養の進行を防止するためには、まず、定期的に体重を測定し、体重減少を早期に検出することが重要です。状態が安定している場合でも、最低月1回程度は体重を測定します[5]。体重が減少している場合は、エネルギーやたんぱく質の摂取量が必要量を満たしているか、誤嚥性肺炎などエネルギー代謝を亢進させる病態がないかを評価します。MNA® などによるアセスメントも有用です。

摂取量が不足していると判明し、より多くの食事を提供したとしても、「提供した食事を思うように食べてもらえない」というのが認知症の栄養管理上の最大の問題点です。認知症患者が食事を摂取できない場合、一人ひとり、その症例ごとに特定の問題が潜んでいることが少なくありません。その原因が何かを鑑別し、それに応じた適切な対応を行うことが大切です[4)6)7)]。

しかし、食事を摂取できない原因を特定するのはとても困難な作業です。初回の評価で原因にたどり着き食事摂取量が改善するとは限りません。多くの場合、順にいくつかの方法を試し、食事摂取量が改善するかどうかを確認する試行錯誤が必要です[4)6)7)]。

(6) 認知症患者の摂食障害の原因とその対応法

表1 に認知症患者の摂食障害の原因とその対応法の例をまとめました[4)7)]。

食事を提供しても、手をつけることがなく反応がないなどの場合、意欲・自発性の低下、失認、失行などが原因と考えられます。

表 1 認知症患者の摂食障害とその対応 (文献4、7より作成)

チェック項目	対応
食事に無反応 食べ物をもてあそんでしまう 食器の使い方がわからない 意志疎通が著しく困難 食事動作が止まってしまう（失行） 食事に40分以上かかる	➡ 適切な食事介助が必要
口腔内に溜め込んでしまう 咽頭残留がある むせている ときおり発熱がみられる 膿性痰、痰の増加がみられる ときおり肺炎を発症する	➡ 食事内容の調整が必要
食事摂取量が増えない、ムラがある 食欲がない 体重が減少している 低体重が改善しない	➡ 味覚、嗜好を確認する
食事に虫がたかっていると言う（幻覚） 食事に毒が入っていると言う（妄想） 緑色のものは食べない 豆、コーンなど、粒状のものを吐き出す	➡ ゴマ、ふりかけなどの使用は避ける 本人の嫌がる食材は避ける 模様のついた食器の使用を避ける 食事に薬、粉末たんぱく質を混ぜない
食事時間中、座っていることができない 食事に集中できない 食事時間に覚醒が維持できない	➡ 手にもって食べられる食品 スナックフードを試してみる 夜間覚醒した際に食べられるものを準備する

　盛りつけを工夫したり、だしやソースなどの香りを活用し、視覚や嗅覚から食欲にアピールします。食事動作が進まないときは食事介助を行います。症例によっては、逆に、箸やスプーンをもってもらうことが刺激になり、自分から食べてくれるようになることもあります。

　失行により、口を開けたいと思っても開けることができない場合もあります（開口失行）。口唇の刺激や、食器を唇につけるなどの介助で開口を促せることがあります。認知症が進行すると、咀嚼することが困難などの口腔機能の低下も認められます。窒息、誤嚥などに配慮することが必要です。

　認知症患者は、料理の品数が多いと混乱してしまうことがあります。一品ずつ、コース料理のように食事を提供する、ワンプレートに盛りつける、弁当箱を使用するなどの工夫が有効な場合があります。

口腔内に溜め込んでしまう、咽頭残留がある、むせているなどの場合は、嚥下機能の低下が食事が摂れない原因と考えられます。こうした場合は、嚥下機能に応じてトロミをつけたきざみ食やペースト食、ゼリー食などを提供します。

　食事摂取量が増えない、食欲がないなどの場合、<mark>味覚障害</mark>が原因のことがあります。薬剤の影響、唾液分泌低下、口腔内不衛生、カンジダ感染、亜鉛欠乏などは味覚障害をさらに悪化させることがあります。甘みの強い食品や味つけをしっかりした食品を試し、摂取量を確認します。減塩食は、いったん通常の食塩量に戻し食事摂取量の変化を観察します。

　認知症を発症することにより、食品の嗜好が発症前と大きく異なっている場合があります。発症前の情報にとらわれずに、本人の好む味や食感などを根気よく探すことが必要です。食行動の障害は環境変化の影響を受けやすいといわれています。

　レビー小体型認知症では幻覚、錯視がみられることがあります。ゴマ、ふりかけなどが虫にみえたり、模様のついた食器が異物にみえることがあるようです。食事に毒が入っているという妄想が原因で、食事を摂らなくなる症例もしばしば見受けます。食事に粉末たんぱく質、トロミ剤などを混ぜる行為を目にしたことがきっかけで、このような妄想につながることもあります。認知症高齢者のみている前で食事に粉末たんぱく質、トロミ剤などを混ぜたりしないようスタッフや介護者に周知します。

　食事時間中、座位を保持することができない、食事に集中できないなどの場合には、手にもって食べられるおにぎりやサンドイッチなどの食品、スナックフードなどを試します。昼夜逆転や薬物の影響などで、食事時間に覚醒が維持できない場合は覚醒したタイミングで食事摂取を行えるよう、調理の必要のない補助食品などを準備しておくようにします。

　90歳を超えた超高齢者では、数日に1回のペースで覚醒するという事例もあります。覚醒しているチャンスを逃さないようにしましょう。

参考文献

1) Borda MG, Jaramillo-Jimenez A, Giil LM, et al：Body mass index trajectories and associations with cognitive decline in people with Lewy body dementia and Alzheimer's disease. *Health Sci Rep* 2022；**5**：e590.
2) Borda MG, Ayala Copete AM, Tovar-Rios DA, et al：Association of malnutrition with functional and cognitive trajectories in people living with dementia；a five-year follow-up study. *J Alzheimers Dis* 2021；**79**：1713-1722.
3) Mitchell SL, Teno JM, Kiely DK, et al：The clinical course of advanced dementia. *N Engl J Med* 2009；**361**：1529-1538.
4) 吉田貞夫：認知症で食べられなくなる原因は何？　食べられなくなったらどうすればいいの？ ニュートリションケア（2024年春季増刊）. 病院・介護保険施設・在宅で活用できる高齢者の栄養ケア ポイント BOOK. 2024年.
5) Volkert D, Chourdakis M, Faxen-Irving G, et al：ESPEN guidelines on nutrition in dementia. *Clin Nutr* 2015；**34**：1052-1073.
6) 吉田貞夫（編）：認知症の人の摂食障害 最短トラブルシューティング 食べられる環境，食べられる食事がわかる. 医歯薬出版，2014.
7) 吉田貞夫：認知症の原因疾患とその特徴，リハビリテーション栄養における対応のポイント. リハビリテーション栄養 2020；**4**：47-53.

知っておきたい『ちょい足し』栄養法

(1)『ちょい足し』栄養とは

　食事摂取量が不足し、低栄養状態となっている症例では、長期にわたりさまざまな栄養素の摂取が不足し欠乏状態となっていることがあります。近年、さまざまなサプリメント製品が市販され、不足している栄養素を選択的に補充することができます。GLIM 基準による低栄養と診断された症例にも、ぜひ応用していただきたいと思います。

(2) たんぱく質・アミノ酸の『ちょい足し』

　人体のなかで骨格筋はもとより、皮膚もさまざまな臓器もたんぱく質で作られています。また、たんぱく質はさまざまな体の機能をコントロールしています。

　たんぱく質の摂取が不足すると、骨格筋に貯蔵されたたんぱく質が分解、消費され、骨格筋量は減少します。これが、除脂肪体重（LBM；Lean Body Mass）の減少です。LBM が減少し健常時の量の 70% をきると、生命の維持が困難になり死に至ることもあるといわれています。これを、窒素死（nitrogen death）といいます。

　たんぱく質の不足によりアルブミンの産生が低下すると、血管内膠質浸透圧が低下、血管内の水分を維持することができなくなり浮腫や腹水、胸水などの原因となります。γグロブリンが減少し免疫力も低下します。鉄の吸収・輸送も障害され、ヘモグロビンが低下、貧血となることもあります。コラーゲンの合成も低下し創傷治癒が遷延します。手術後の患者さんでは、手術部位の感染症のリスクも高くなります[1]。

　ヒトは、たんぱく質合成に使用する 20 種のアミノ酸のうち、9 種は体内で合成できません（不可欠アミノ酸、または必須アミノ酸）。一部のアミノ酸が不足することにより、たんぱく質合成能が低下してしまいます。

　たんぱく質の不足を補うために、近年、たんぱく質の含有量の多い補助食品（ドリンクやゼリーなど）や、粉末のたんぱく質が市販されています（図 1）。不可欠アミノ酸のなかで、ロイシン、イソロイシン、バリンの分岐鎖アミノ酸（BCAA；Branched Chain Amino Acid）を強化した製品も市販されています。BCAA の 1 つ、ロイシンは m-TOR（mammalian target of rapamycin）という細胞内シグナル伝達系を介して、たんぱく質の合成を開始させる働きがあり、骨格筋量の維持のために使用されています。BCAA は、肝硬変患者のたんぱく質合成の低下、アミノ酸インバランスを改善する目的で薬剤としても使用されています[2]。進行した肝硬変の症例に BCAA を投与することで血清アルブミン値が改善し、合併症の発生率が低下、生存率が改善することが報告されています[3]。

　創傷治癒にはコラーゲンが合成されることが重要です。コラーゲンを加水分解したコラーゲンペプチドには、Pro-Hyp（プロリルヒドロキシプロリン）というジペプチドが含まれ、線維芽細胞の分化・増殖を誘導し、創傷治癒を促進すると考えられています[4]。

　アルギニン、グルタミンは、成人では通常体内で合成されるため必須アミノ酸ではありませんが、さまざまな病態において体内で不足となり食事から摂取することが必要になります（条

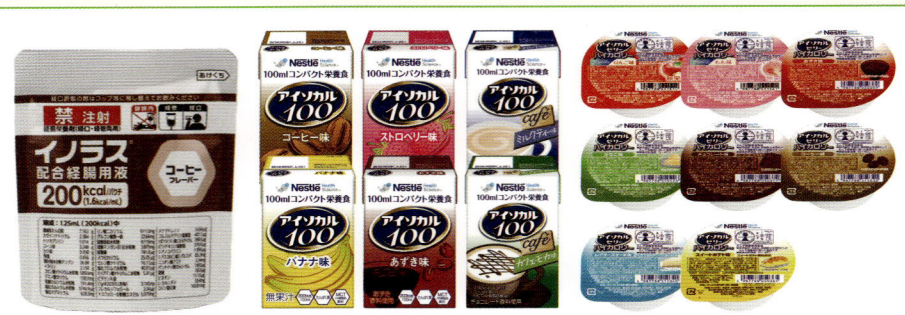

イノラス®配合経腸用液
（株式会社大塚製薬工場）

アイソカル®
（ネスレ日本株式会社 ネスレ ヘルスサイエンス カンパニー）

アイソカル® ゼリー ハイカロリー
（ネスレ日本株式会社 ネスレ ヘルスサイエンス カンパニー）

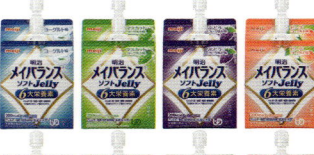
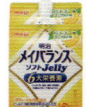
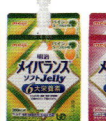
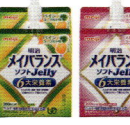
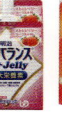
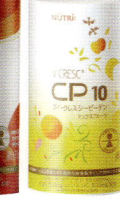
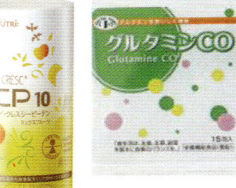

明治 メイバランス®ソフトJelly
（株式会社明治）

ブイ・クレス®CP10
（ニュートリー株式会社）

グルタミンCO
（アイドゥ株式会社）

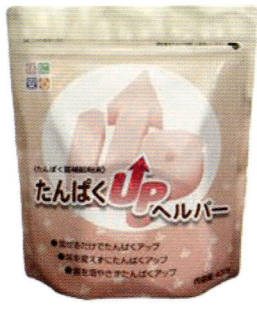
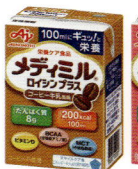
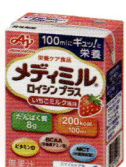
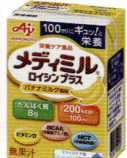
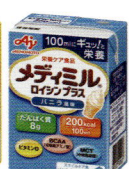
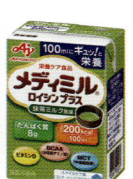

たんぱくUPヘルパー
（キッセイ薬品工業株式会社）

メディミル®ロイシンプラス
（味の素株式会社）

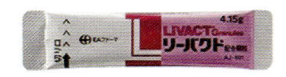

リーバクト®配合顆粒
（EAファーマ株式会社）

効能又は効果「食事摂取量が十分にもかかわらず低アルブミン血症を呈する非代償性肝硬変患者の低アルブミン血症の改善」
用法及び用量「通常、成人に１回１包を１日３回食後経口投与する。」

図 1 たんぱく質・アミノ酸の不足を補う薬剤・補助食品

件付き必須アミノ酸）。これらのアミノ酸は、免疫の維持など体の機能を維持する重要な働きがあります。アルギニン、グルタミンを選択的に強化した食品も市販されています。

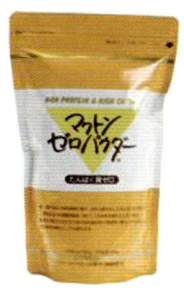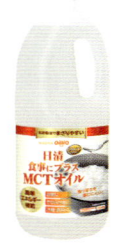

マクトンゼロパウダー®　　　　日清MCTオイル　食事にプラス
（キッセイ薬品工業株式会社）　（日清オイリオグループ株式会社）

図2 中鎖脂肪酸トリグリセリド（MCT）製品

（3）エネルギーの『ちょい足し』

　第4章でご紹介する糖尿病の症例（p.152）のように、ある程度のエネルギー量は摂取してほしいものの血糖の上昇が心配という場合や、高齢者や認知症患者などで、エネルギー摂取が必要なのに食事摂取量が少ないといった場合に、効率よくエネルギーを摂取できるのが**中鎖脂肪酸トリグリセリド**（**MCT**；Medium Chain Triglyceride）です。

　MCTは、小腸から吸収され、門脈を経て、直接肝臓に到達し、すみやかに代謝され、体内でエネルギー源として利用されやすいといわれています。MCTは、パウダー、オイルなどの形状で市販されているほか（**図2**）、多数の経腸栄養剤、ONSにも含有されています。

　消化管ホルモンのグレリンが活性型に変換されるためには、中鎖脂肪酸の1つ、カプリル酸（オクタン酸）が結合する必要があります。グレリンは、成長ホルモンの分泌促進作用、食欲増進作用、心血管系の保護作用、エネルギー代謝調節作用などのほか、除脂肪体重、握力などを改善させる作用があることが知られており[5]、骨格筋量低下の防止のために使用する施設も増えています。

（4）微量栄養素の『ちょい足し』

①亜鉛

　亜鉛は、健康な生活をしている人でも不足しがちです。食事摂取量が減少すると亜鉛が欠乏していることが推測されます[6]。亜鉛が欠乏すると、味覚異常、食欲減退、感染症のリスク、糖尿病の悪化などさまざまな悪影響が生じる可能性があります（第3章-1「GLIM基準の診断結果をどう活用する？」参照）。また、慢性肝疾患、糖尿病、慢性炎症性腸疾患、腎不全の症例で血中亜鉛濃度が低下している場合は、欠乏症状が認められなくても亜鉛補充を考慮してもよいとされています[7]。

　亜鉛欠乏の治療には、酢酸亜鉛水和物（ノベルジン）や、ヒスチジン亜鉛（ジンタス）が用いられます。また、胃潰瘍治療薬のポラプレジンクにも亜鉛が含まれているため臨床的に用いられることもあります。亜鉛は銅の吸収を阻害するため、亜鉛の補給を行う際には銅欠乏によ

る貧血、血球減少などに配慮が必要です。

②ビタミン D

ビタミン D は、骨粗鬆症の進行防止のほかサルコペニアの進行防止、転倒・骨折の防止、免疫機能の維持においても重要な役割があります。ビタミン D の補給には、きのこ類、魚介類、卵、乳製品などの食品を日ごろから欠かさず摂取するほか、天然型ビタミン D を強化した補助食品（ONS）やサプリメント、活性型ビタミン D 製剤の使用を検討します[6]。

③サルコペニアという言葉ができたのは 1980 年代

サルコペニアという言葉、概念を提唱したのは、ローゼンバーグ（Rosenberg）です[6]。加齢により骨格筋量が減少、代謝量も低下し、衰弱していき、転倒、骨折が増えるということは古くから知られていました。すでに、1977 年の論文でも、クレアチニンの排泄量が加齢によって減少することから、加齢によって骨格筋量は減少していくのだろうと報告されています[7]。

ローゼンバーグは、1988 年の学術会議で、こうした骨格筋量減少と身体機能の低下は加齢による現象のなかでも最も重大で、注目すべき変化であるとし、この現象に名前をつけるべきだと提案しました。そして、ギリシャ語の「肉（サルクス；sarx）」という言葉と、医学、生物学で「不足（penia）、もとはラテン語」という意味の接尾語を用いて、サルコペニアと名づけたそうです。

以後、サルコペニアの研究は急速に進みます。ローゼンバーグが提唱したときから、すでに骨格筋量、身体機能という、2 つの要素が取り入れられていたことに注目すべきです。

④ビタミン B1（チアミン）

ビタミン B1（チアミン）欠乏は、かつて、脚気（かっけ）としておそれられていました。全身倦怠感、食欲不振などをはじめとし、末梢神経障害や眼球運動障害、心不全症状を呈し、死亡することもあります。江戸時代、地方では玄米を食べるのが一般的でしたが、江戸などの都市部では白米が食べられていました。大名や武士が江戸に住むと体調を崩し、地方に帰り、もとの食事に戻ると体調が回復することから『江戸わずらい』ともよばれていました。

近年では、低栄養の症例やアルコール依存症の症例（ウェルニッケ-コルサコフ症候群）、若年者で偏食や摂食障害の症例でも問題となることがあります。とくに、コルサコフ症候群では回復が困難な記憶障害が認められます。ウェルニッケ脳症を疑った際は、ビタミン B1 を静注で 500 mg、1 日 3 回、2 日間投与し、徐々に減量し経口での補給を継続します。

⑤カルニチン

カルニチンは、長鎖脂肪酸のミトコンドリア内への輸送に必要でエネルギー代謝に重要なほか、さまざまな物質の代謝、解毒、炎症の抑制、生体膜安定化などの作用をもつと考えられています。低栄養、高齢者、食思不振症、重症疾患、肝硬変や肝不全の症例のほか、バルプロ酸を投与する症例、がん化学療法を行う症例、腹膜透析や透析中の症例、長期に経腸栄養や中心静脈栄養を行う症例などで欠乏するリスクがあります[6]。

カルニチン欠乏症が疑われる臨床症状としては、意識障害、けいれん、筋緊張低下、筋力低下、重度のこむら返り、重度の倦怠感、横紋筋融解症、脳症、空腹や感染で誘発される嘔吐、

頻回の嘔吐、呼吸異常、心肥大、心筋症、心機能低下、小児では、精神・運動発達の遅延、体重増加不良などがあります[8]。カルニチン欠乏症を治療する薬剤として、レボカルニチンが使用されます。カルニチンを含有するサプリメントも市販されています。

（5）食物繊維の『ちょい足し』

食物繊維の摂取不足は、慢性便秘、腸内フローラ（腸内細菌叢）の乱れ（Dysbiosis）、リーキーガット症候群（Leaky Gut Syndrome、コラム⑨「急性疾患にともなう炎症と慢性炎症の違い」、p.211 参照）などの原因になると考えられています[9][10]。食物繊維は便の水分量を維持し、粘性により便の形状を維持する働きがあります。便の量が増加することにより、直腸に貯留した便が直腸壁を伸展させ排便反射を誘発します。

腸内フローラ（腸内細菌叢）の乱れは、非アルコール性脂肪性肝疾患/非アルコール性脂肪肝炎（NAFLD/NASH）、慢性腎臓病（CKD）などの疾患のほか、肥満やメタボリック症候群とも関連があるのではないかといわれています[11]。

日本人の食事摂取基準2025[12]では、成人では1日に男性21 g以上、女性18 g以上（65歳以上は男性20～22 g以上、女性17～18 g以上）の食物繊維を摂取することを目標としています。しかし、現代の食事では食物繊維が不足しがちです。低栄養の症例、水分含有量が多い嚥下調整食を用いて経口摂取訓練を行っている症例などでは、食物繊維の摂取量が不足していると考えられます。

食物繊維には粘性をもつものが多く、糖質の消化・吸収を緩徐にし、食後の血糖の急激な上昇を抑制する作用があるといわれています。食事の際、まず野菜などから食べるようにするとよいといわれるのはこのためです（ベジファースト）。また、白米に比べ、玄米のほうが血糖が上昇しにくく、2型糖尿病の発症リスクを低下させるという報告もあります。

経腸栄養の最大の合併症は下痢です。食物繊維は、経腸栄養の下痢を改善するというメタ解析の結果が報告されています[13]。

食物繊維は、水に溶けやすい水溶性と溶けにくい不溶性の大きく2つに分類されます。水溶性食物繊維は、さらに腸内細菌によって分解・発酵される発酵性と、腸内細菌によって分解さ

発酵性食物繊維は、腸内細菌によって分解され、酢酸、プロピオン酸、酪酸などの短鎖脂肪酸（SCFA）を産生します。

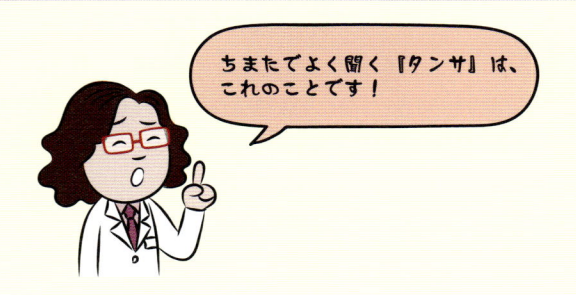

ちまたでよく聞く『タンサ』は、これのことです！

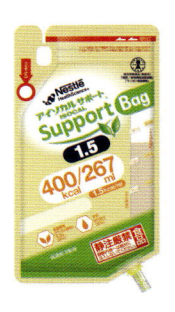
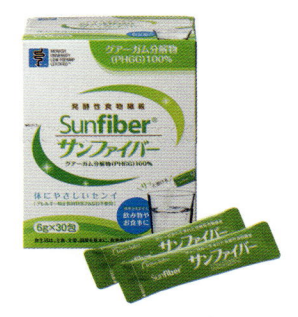

アイソカルサポート®
（ネスレ日本株式会社ヘルスサイエンスカンパニー）

サンファイバー®
（株式会社タイヨーラボ）

図 3 食物繊維の不足を補う経腸栄養剤・補助食品

れにくい非発酵性に分類されます。発酵性食物繊維には、難消化性デキストリン、グアーガム加水分解物（PHGG；Partially Hydrolyzed Guar Gum）、イヌリン、フラクトオリゴ糖、ガラクトオリゴ糖など、非発酵性食物繊維には、アガロース、アルギン酸ナトリウム、カラギーナンなどが含まれます[14]。

発酵性食物繊維は、腸内細菌によって分解され、酢酸、プロピオン酸、酪酸などの短鎖脂肪酸（SCFA；Short-Chain Fatty Acids）を産生します。SCFA のなかでも、酪酸は大腸粘膜上皮のエネルギー源となるほか、消化管ホルモン GLP-2 のほか、さまざまな遺伝子の発現を制御することにより、大腸粘膜の増殖、分化を促進し、細胞死（アポトーシス）を抑制、大腸上皮のクリプト（陰窩）を成長させます[15]。また、腸内の pH を酸性側に維持するため、*C. difficile* などの増殖を抑制し、乳酸菌やビフィズス菌などの善玉菌の増殖を促進し、腸内環境を改善するといわれています。

SCFA は、交感神経節細胞に存在する GPR41 という受容体を介してエネルギー代謝を亢進させるとともに、GPR43 という受容体を介して、白色脂肪細胞への脂肪の蓄積を抑制させることが知られています[16]。SCFA が、消化管ホルモン GLP-1 や PYY の分泌を促進することも知られており、食欲やインスリン分泌などの制御にも関与していると考えられています。

近年、PHGG（グアーガム分解物）などを配合した経腸栄養剤も市販されています。また、粉末の PHGG 製品を追加することにより食物繊維の不足を補うことも可能です（図 3）。お粥や汁物、水分摂取用のお茶などに粉末 PHGG 製品を追加する施設も多いようです。

PHGG は、血清 LDL-コレステロールを低下させ、脂質異常症を改善するというメタ解析の結果も報告されています[17]。腸内フローラの乱れが生じる可能性のある症例では、食物繊維とともに、ビフィズス菌、乳酸菌、酪酸菌などのプロバイオティクスの追加を検討します。

参考文献

1) 吉田貞夫：患者に話したくなる「たんぱく質」のすべて. メディカ出版, 2024年.
2) 日本消化器病学会, 日本肝臓学会：肝硬変診療ガイドライン2020（改訂第3版）. 南江堂, 2020年.
3) Muto Y, Sato S, Watanabe A, et al：Long-term survival study group；effects of oral branched-chain amino acid granules on event-free survival in patients with liver cirrhosis. *Clin Gastroenterol Hepatol* 2005；**3**：705-713.
4) Sato K, Asai TT, Jimi S：Collagen-Derived Di-Peptide, Prolylhydroxyproline（Pro-Hyp）；a new low molecular weight growth-initiating factor for specific fibroblasts associated with wound healing. *Front Cell Dev Biol* 2020；**8**：548975.
5) 吉田貞夫：高齢者におけるフレイル, サルコペニアとリハビリテーションでの栄養管理のポイント. 栄養 2019；**4**：199-206.
6) 吉田貞夫：低栄養で問題となる栄養素欠乏とその対応. ニュートリションケア 2023；**16**：17-21.
7) 日本臨床栄養学会（編）：亜鉛欠乏症の診療指針2018. 日臨栄会誌 2018；**40**：120-167.
8) 日本小児医療保健協議会栄養委員会：カルニチン欠乏症の診断・治療指針2018. 2018年11月
9) 吉田貞夫：食物繊維. ニュートリションケア編集室（編）：ニュートリションケア2020年秋季増刊 消化・吸収・代謝と栄養素のすべてがわかるイラスト図鑑. 2020；pp.122-125.
10) 吉田貞夫：腸内フローラとシンバイオティクス. ニュートリションケア編集室（編）：ニュートリションケア2020年秋季増刊 消化・吸収・代謝と栄養素のすべてがわかるイラスト図鑑. 2020.
11) Petersen C, Bell R, Klag KA, et al：Cell-mediated regulation of the microbiota protects against obesity. *Science* 2019；**26**：365（6451）：eaat9351.
12) 厚生労働省：「日本人の食事摂取基準（2025年版）」策定検討会報告書. https://www.mhlw.go.jp/content/10904750/001316585.pdf
13) Cara KC, Beauchesne AR, Wallace TC, et al：Safety of using enteral nutrition formulations containing dietary fiber in hospitalized critical care patients；a systematic review and meta-analysis. *JPEN J Parenter Enteral Nutr* 2021；**45**：882-906.
14) 吉田貞夫：患者に話したくなる「食物繊維・腸内環境」のすべて. メディカ出版, 2025年.
15) Tappenden KA, Albin DM, Bartholome AL, et al：Glucagon-like peptide-2 and short-chain fatty acids；a new twist to an old story. *J Nutr* 2003；**133**：3717-3720.
16) 木村郁夫：腸内細菌叢を介した食事性栄養認識受容体による宿主エネルギー恒常性維持機構. 薬誌 2014；**134**：1037-1042.
17) Setayesh L, Pourreza S, Zeinali Khosroshahi M, et al：The effects of guar gum supplementation on lipid profile in adults；a GRADE-assessed systematic review, meta-regression and dose-response meta-analysis of randomised placebo-controlled trials. *Br J Nutr* 2023；**129**：1703-1713.

　本書をお読みいただき、いかがだったでしょうか？　GLIM 基準の目指すところ、GLIM 基準での低栄養の概念などは理解できたでしょうか？　また、GLIM 基準を運用していくうえでの問題点、それを補う方法などについても理解していただけたでしょうか？

　とくに、GLIM 基準は感度が低くすべての低栄養を診断できるわけではないため、これまで栄養治療の対象となっていた症例が見逃される点については、しっかり脳裏に刻み込んでいただきたいと思います。

　冒頭でも書きましたが、これまでのアセスメント、治療の流れを維持しながら、上手に GLIM 基準を取り入れることが大切だと思います。本書の症例のところで、あれこれと悩みながら診断を行っていた『架空』NST メンバーのように、フレキシブルに対応していただければと思います。

　冒頭で、GLIM 基準が形骸的にならないようにと書きました。GLIM 基準の診断から、どのような栄養治療につなげていくのがよいかをいくつかの症例で示させていただきました。ぜひ皆さんの施設でも、GLIM 基準から始まる、一貫した栄養ケアの流れを作り上げていっていただきたいと思います。

　この書籍が売り出され、店頭に並んでいるうちに、やがて GLIM 基準が改定され、GLIM 2.0 が発表されるということもあるかもしれません。新しい情報が入り次第、また皆さんに役立つ情報をお届けできるよう、ワタクシ自身も研鑽を深めていきたいと思います。

　　令和 6 年初冬

ちゅうざん病院 副院長／沖縄大学健康栄養学部 客員教授

吉田 貞夫

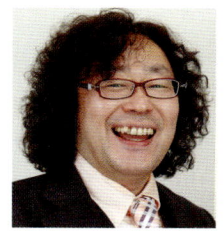

吉田 貞夫（よしだ さだお）

ちゅうざん病院 副院長
沖縄大学健康栄養学部 客員教授・金城大学 客員教授

職歴・経歴

1991年：筑波大学医学専門学群 卒. 医師免許を取得.
1997年：筑波大学大学院博士課程医学研究科 卒. 医学博士
2014年：金城大学 客員教授
2018年：現職
2023年：沖縄大学健康栄養学部管理栄養学科 客員教授 兼任

専門分野

低栄養のアセスメント、診断、高齢者の栄養管理、サルコペニア・フレイル対策、認知症のケア、栄養サポートチーム(NST)

著書など

45歳過ぎたらたんぱく質の朝ごはん TJMOOK (監修). 宝島社、2024年
患者に話したくなる「たんぱく質」のすべて. メディカ出版、2024年
患者に話したくなる「食物繊維・腸内環境」のすべて. メディカ出版、2025年
パズルで紐解く 病態別栄養療法. じほう、2025年
高齢者を低栄養にしない20のアプローチ─「MNA®」で早期発見 事例でわかる 基本と疾患別の対応ポイント(編著). メディカ出版、2017年　　など多数

資格

日本栄養治療学会 指導医、日本病態栄養学会 指導医、日本臨床栄養学会 臨床栄養指導医、一般社団法人日本栄養経営実践協会 副代表理事　　など

これですぐ始められる！
GLIMで低栄養診断　徹底解説

発　行	2025年1月25日　第1版第1刷 2025年3月20日　第1版第2刷 ©
著　者	吉田貞夫
発行者	青山　智
発行所	株式会社 三輪書店 〒113-0033 東京都文京区本郷6-17-9　本郷綱ビル TEL：03-3816-7796　FAX：03-3816-7756 https://www.miwapubl.com/
本文デザイン・装丁	吉成 美佐（株式会社オセロ）
印刷所	三報社印刷株式会社

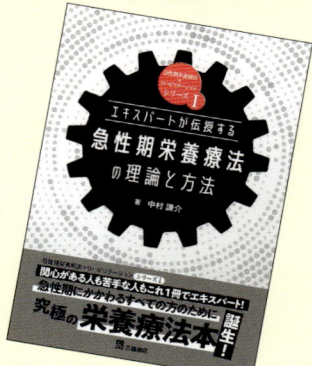

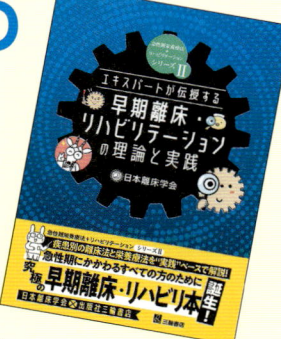

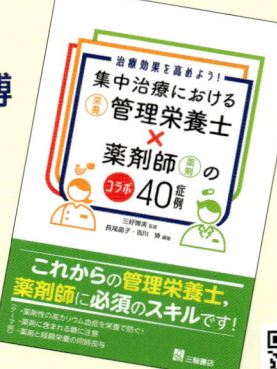